晩 不調知らず

りおきできる
助けスープ

岩﨑啓子

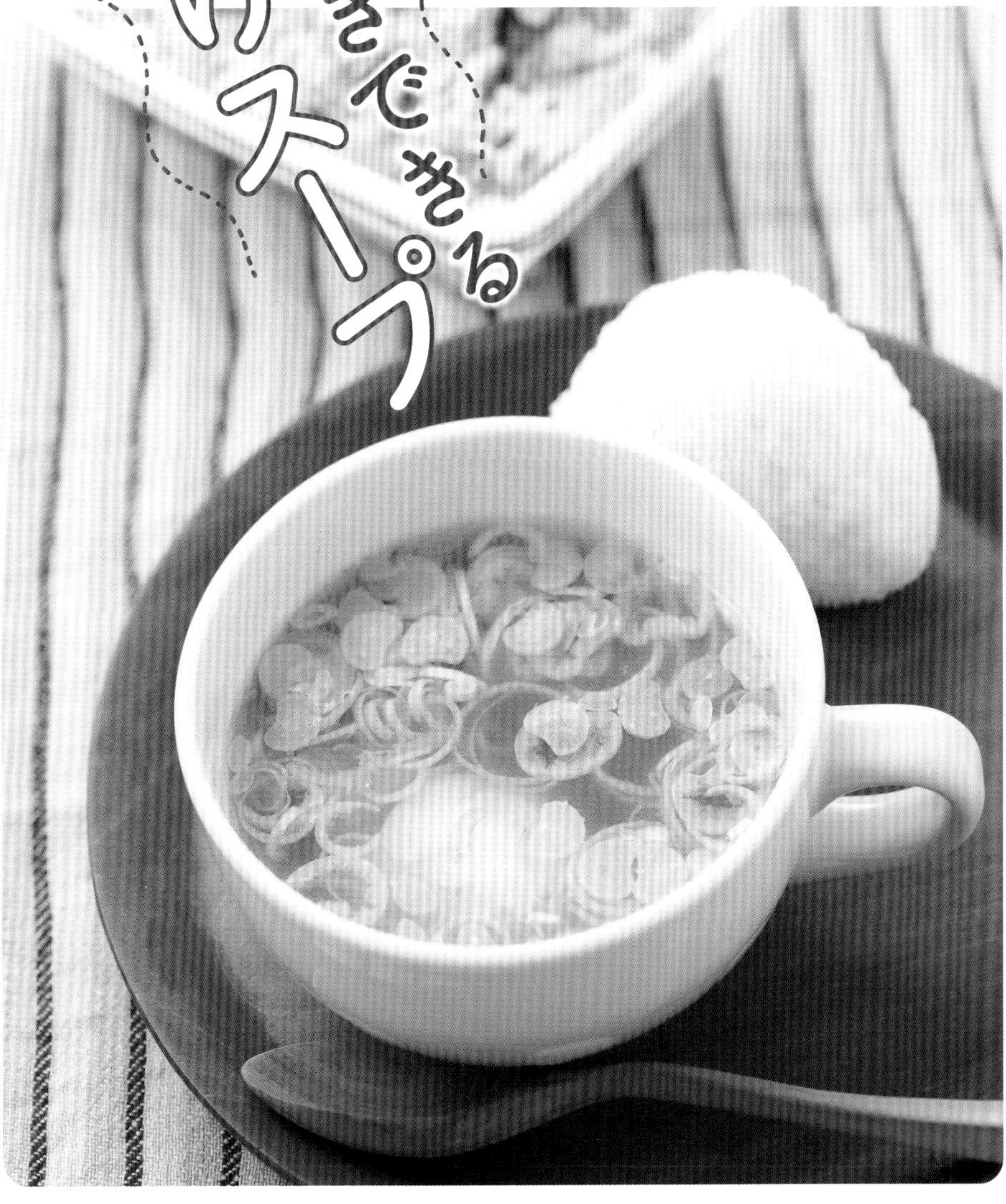

家の光協会

お助けスープはパワー無限大∞

朝、昼、夜、そして体調がすぐれないときは、
スープを飲んで体を温めるだけで、活力が出てきます

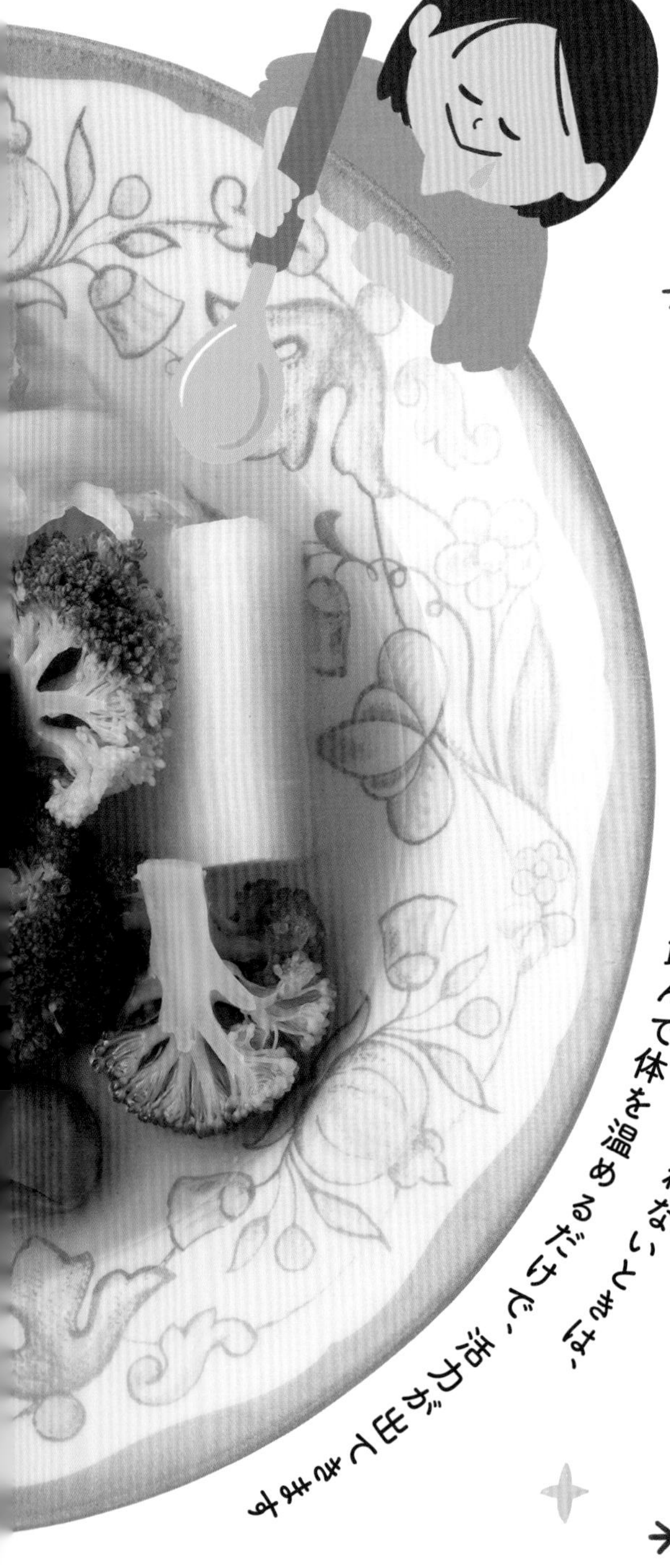

レンチン、スープジャー、冷凍ストックなど、
すぐに食べられるスープは、
時間がないときに大助かりです

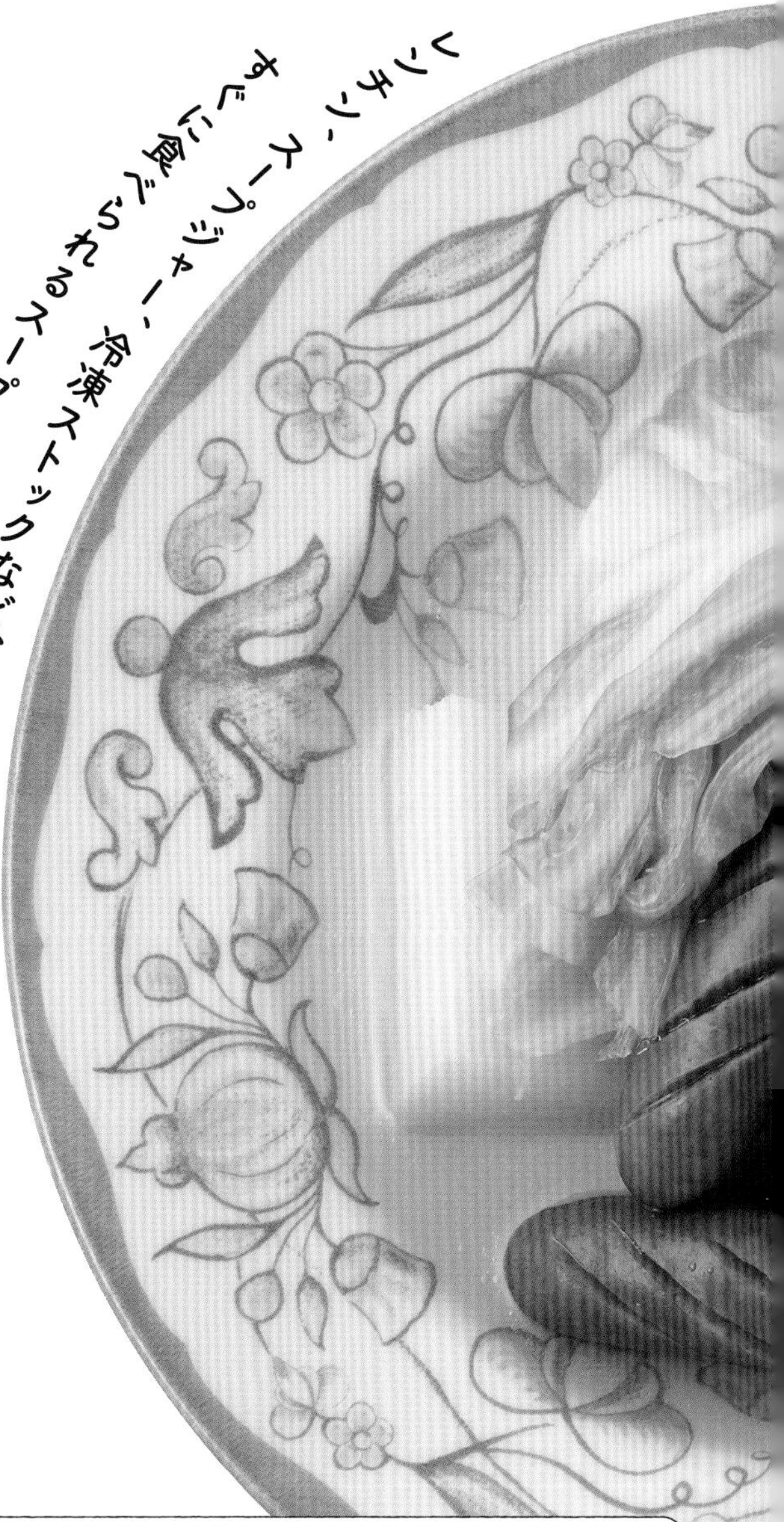

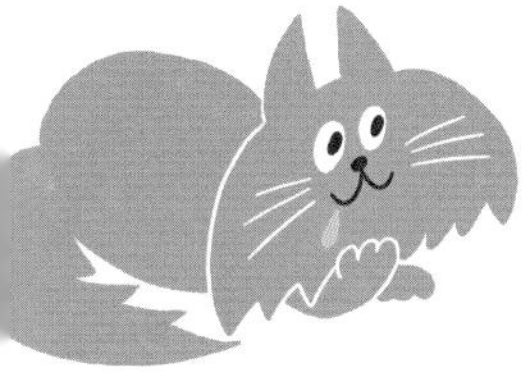

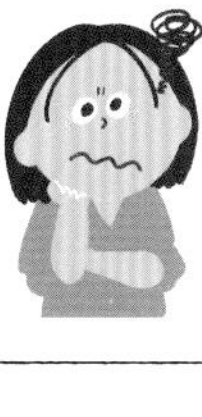

みくさん

ひとり暮らしの30代の女性。仕事が忙しくお疲れぎみで、乱れた食生活に危機感をもっているが、面倒で何もしていない。

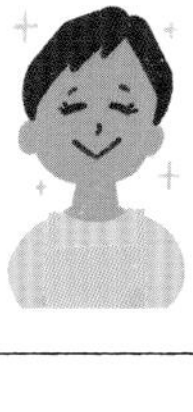

けいこさん

みくさんの近くに住み、心配でいつも世話をやく管理栄養士。食生活やレシピのアドバイスで健康面をサポートしている。

スープの心と体の

現代ではほとんどの人が起きてから眠りにつくまで、いろいろな緊張の中で生活しています。そんな毎日のストレスを体内から温め、体や心をおいしく、やさしく、じんわりとケアするのが、お助けスープです。

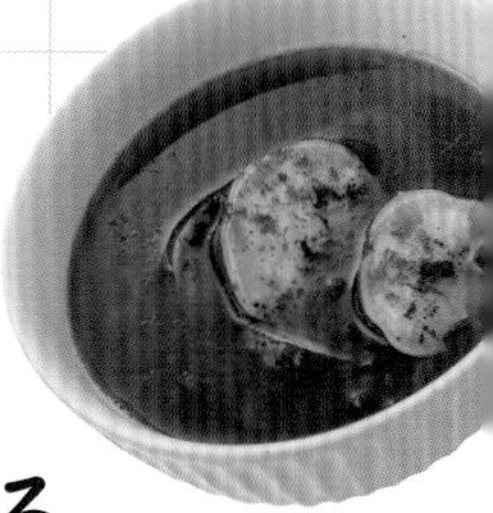

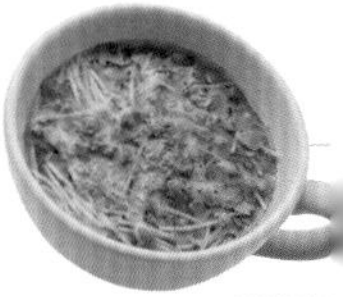

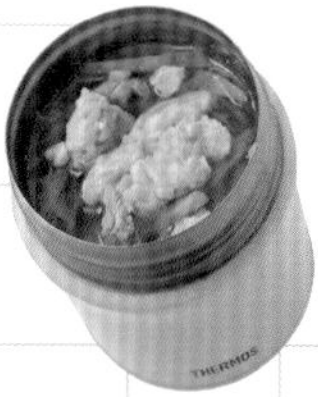

体調や気分に合うスープが選べる

お助けスープは、体や気分の不調を改善する効果のある食材を使い、症状をやわらげることを考えたスープです。その日の自分の状態に合ったものを選んで食べれば、活力の復活につながります

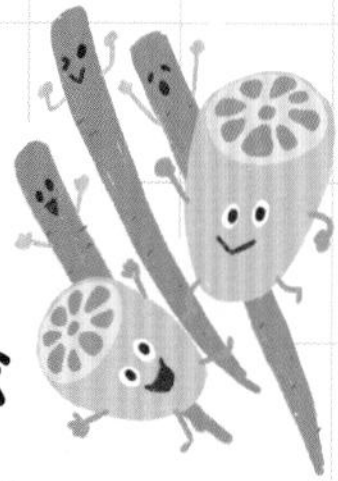

野菜とたんぱく質がたっぷり摂れる

たっぷりの野菜、肉や魚介、大豆製品などを無理して食べようとすると、ストレスになるだけ。スープにすれば、加熱とともに“カサ”が減るので、満足のいく量をリラックスしながら楽しめます

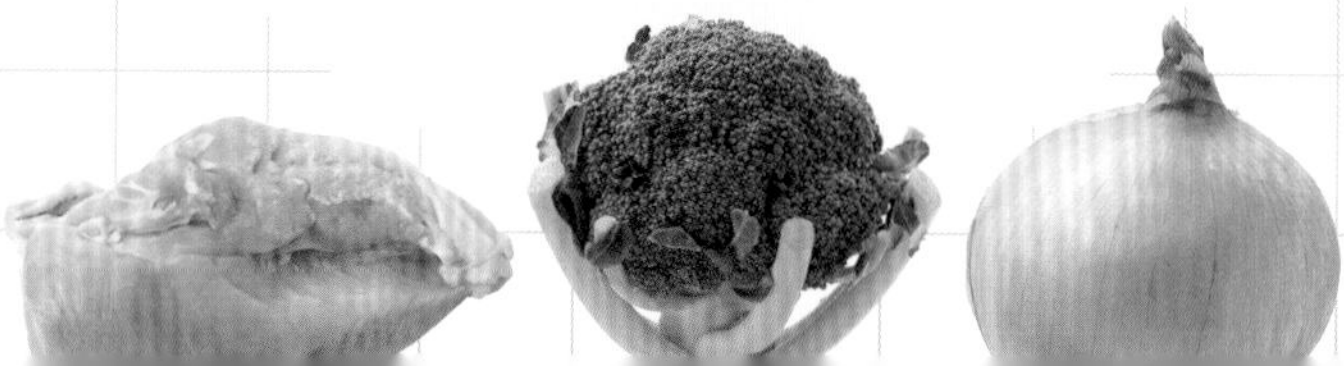

お助けポイント

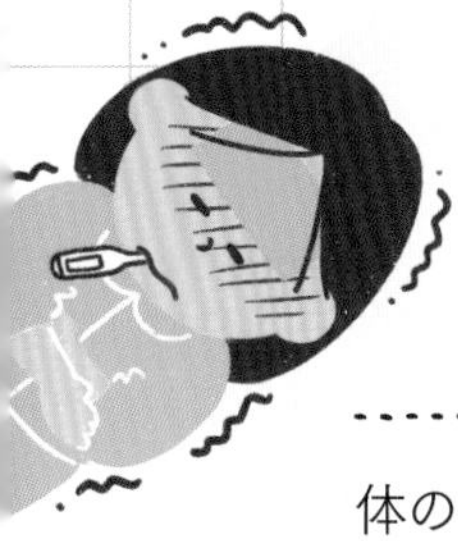

体を温めて免疫アップ

体の不調の多くは、自律神経の乱れがまねきます。これらを整えるには、食事で体内を温めて、水分や野菜をしっかり摂取することです。免疫力アップとともに、腸内環境や血行もよくなります

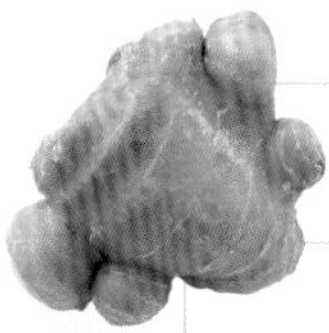

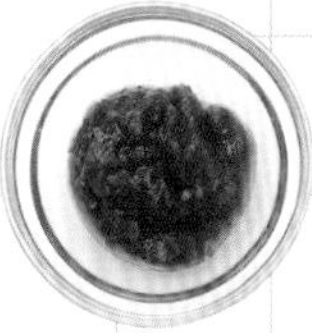

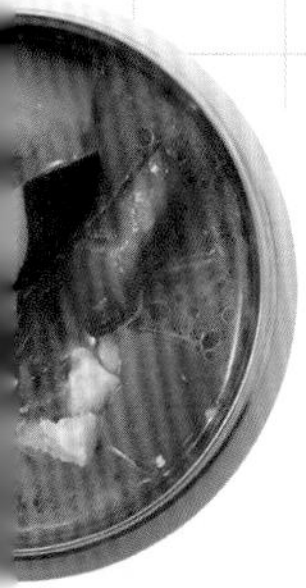

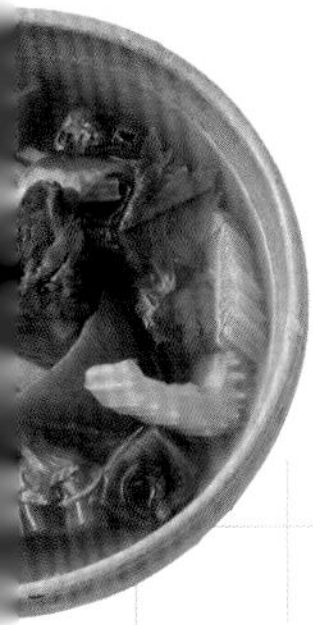

栄養バランスが簡単に整う

心と体の不調には、栄養バランスを整えることが大切。それには野菜＋肉や魚介などのたんぱく質を、きちんと摂りましょう。スープにすれば、栄養を一気に体内に取り込めるので、とても効率的です

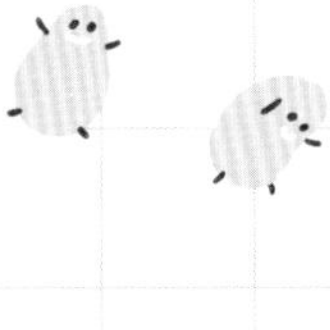

スープのクッキング

お助けスープは負担を感じることなく、
つくりおきで簡単にできるのが、一番のポイント。
使う食材や調理道具、調理時間は少なく、
たっぷり作って長く保存できる、
食材の栄養効果を大きく実感できる料理です。

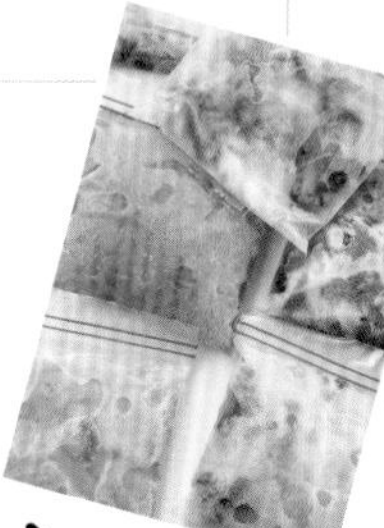

つくりおきできるからいつでもおいしい

カップやジャーで仕込むスープ以外は、ほとんどが冷凍可能。多めに作って冷蔵・冷凍保存しておくと便利です。スープは完成保存と、後から食材や調味料が足せるスープストックがあります

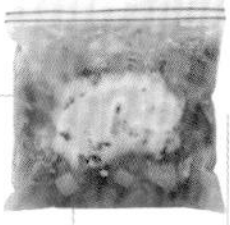
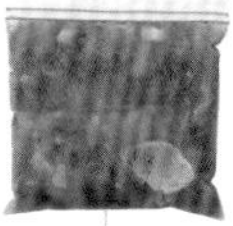
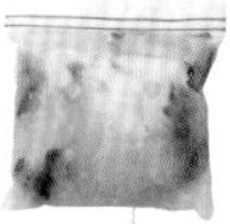
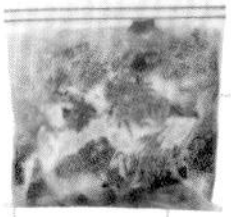

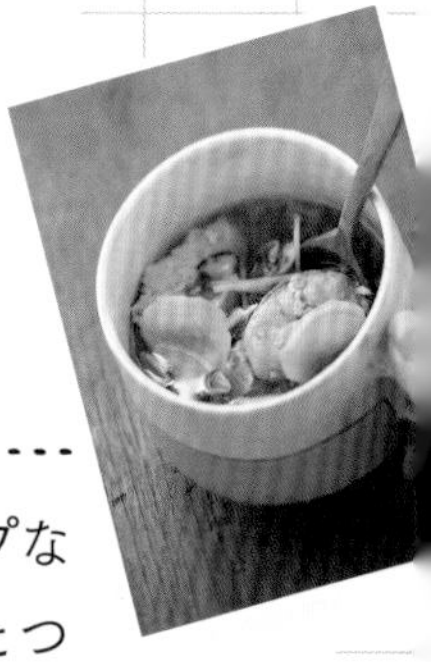

道具&洗いものが少しですむ

ひとつの鍋やコンテナ、カップなどで調理し、食べる食器もひとつですませられるのが、スープのよいところ。さらに後片づけに手間がかからないと、それだけでも得した気分になります

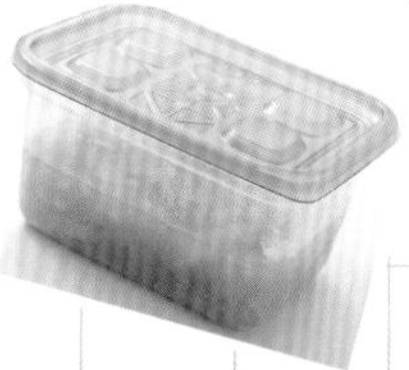

お助けポイント

いつもの食材を短時間加熱

スープの食材は、下準備がいらず、短時間でもおいしくなるものを使います。さらに食感を残しつつ、早く火が入る切り方、加熱のタイミングなどのひと工夫で、味わいアップ！

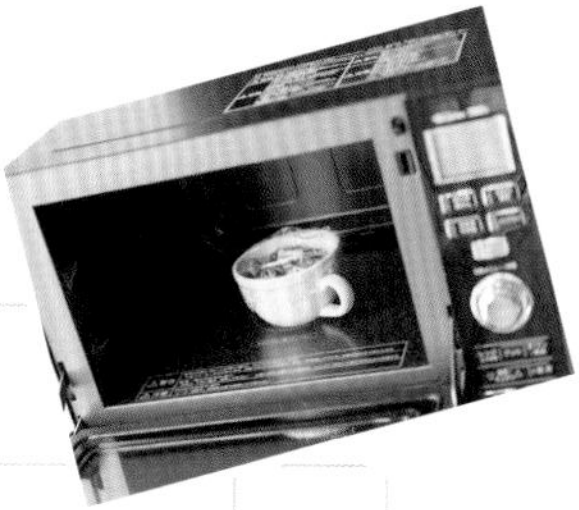

朝・昼・夜 食べる時間で選ぶスープ

スープを食べる時間帯で感じがちな不調に合わせ、より効果的な食材で体調改善をサポートします。またそれぞれの時間帯での作りやすさ＋食べやすさを考え、体調に合わせて選ぶだけでOKです

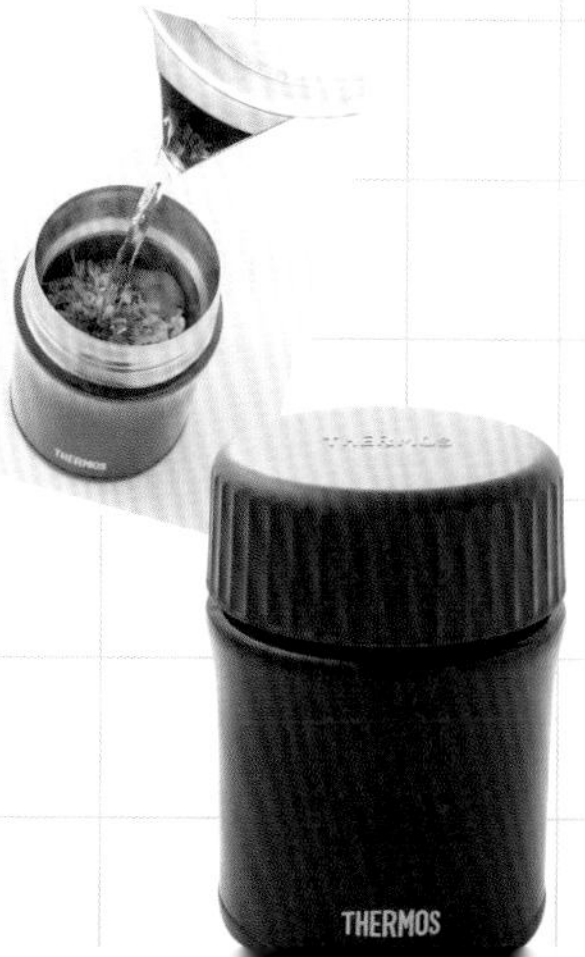

PART 1
一日を元気に過ごす！ 朝に飲みたいスープ

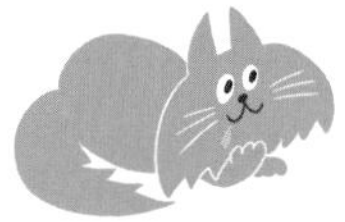

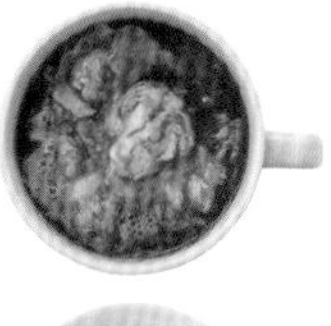

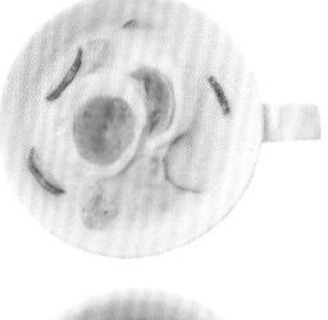

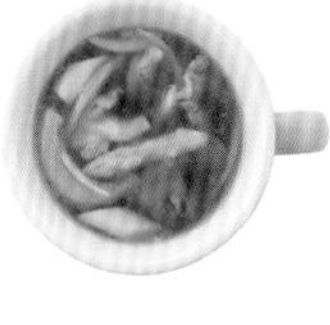

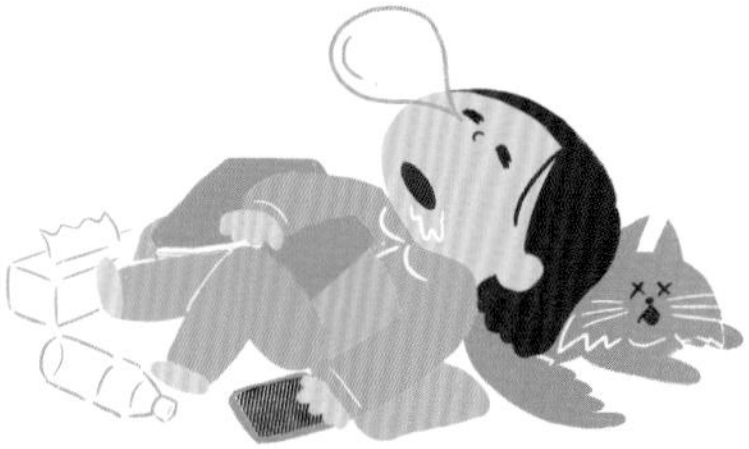

PART 2

午後もパワー全開！

昼に飲みたいスープ

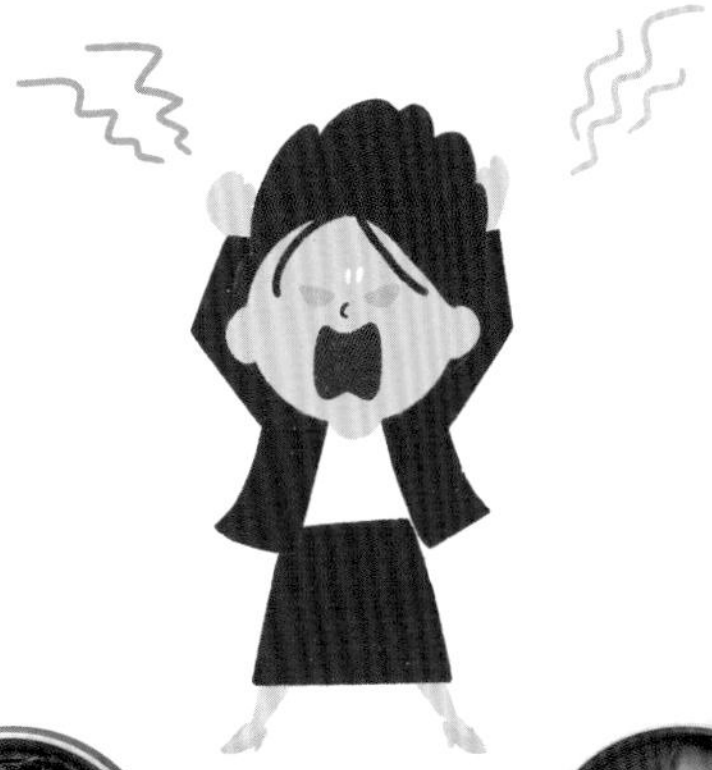

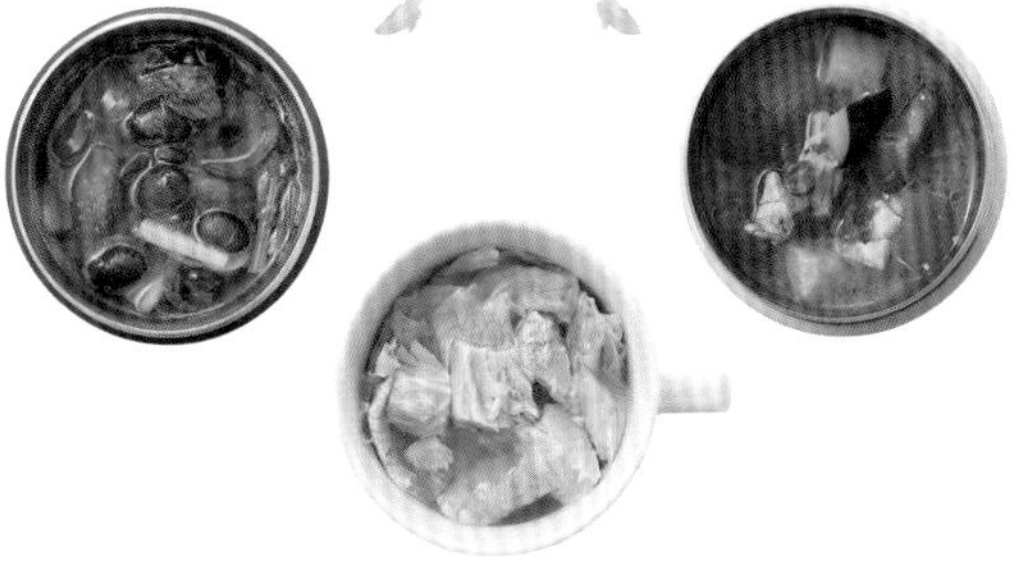

PART 3
のんびりゆったり……
夜に飲みたいスープ

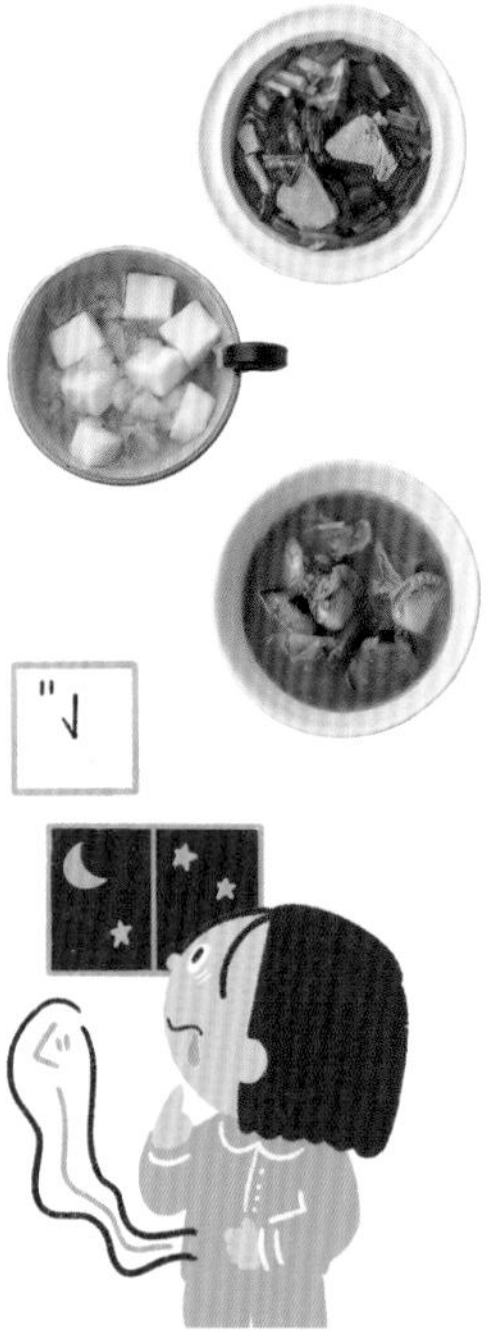

PART 4

つらいときにあるとうれしい！

スープの冷凍つくりおき

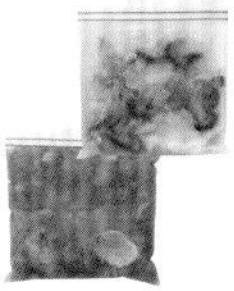

Soup column

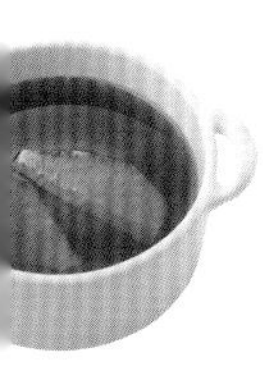

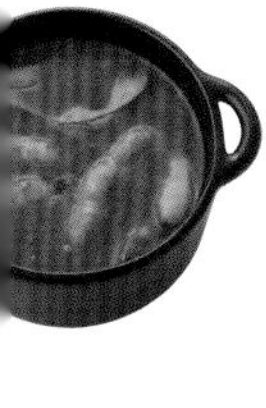

この本の使い方

PART 1　PART 2　PART 3

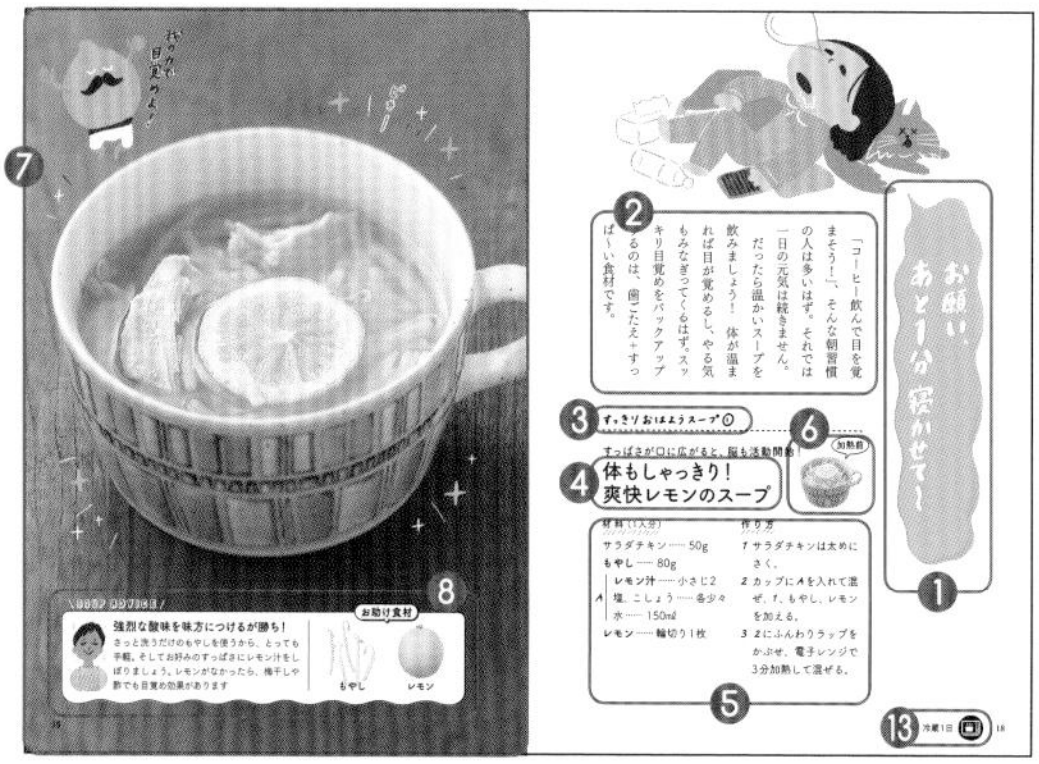

お願い、あと1分寝かせて～
すっきりおはようスープ①
体もしゃっきり！
爽快レモンのスープ

❶ 悩みの状態をわかりやすい話し言葉にしています
❷ 悩みの状況や解決策などを、やさしく解説
❸ スープの効果をあらわすタイトルです
❹ 料理名
❺ 材料は作りやすい分量、作り方はより簡単なプロセスです
❻ 加熱前の状態を写真でアイコン的に掲載
❼ 大きな写真＋イラストで、完成品のおいしさをお伝えします
❽ 食材の栄養や効果などを、わかりやすく解説

PART 4

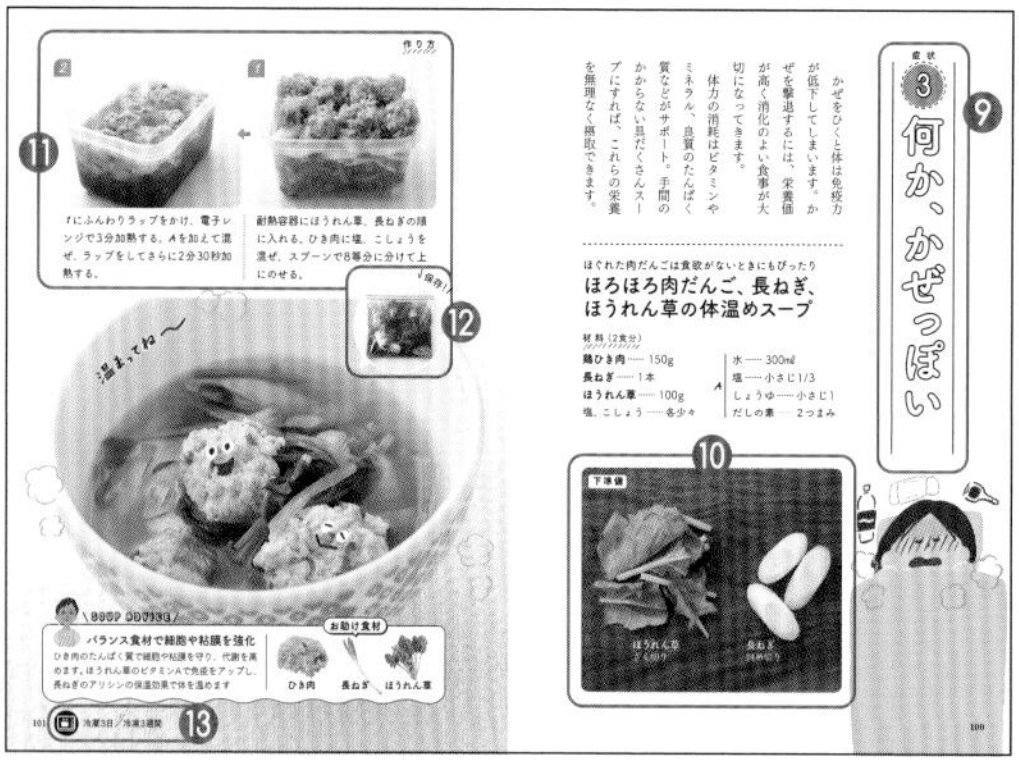

症状 3
何か、かぜっぽい
ほろほろ肉だんご、長ねぎ、
ほうれん草の体温めスープ
温まってね～

❾ つらい症状をわかりやすく
❿ 食材の切り方がひと目でわかります
⓫ 写真＋プロセスで、作り方をよりわかりやすく
⓬ 保存方法を写真でアイコン的に掲載
⓭ 冷蔵と冷凍での保存期間の目安を紹介

［レシピのルール］

- 小さじ1=5mℓ、大さじ1=15cc、15mℓ、1カップ＝200mℓです。
- 火加減は、とくに指定がない場合は中火です。
- 電子レンジの加熱時間は600Wの場合の目安です。500Wなら1.2倍、700Wは0.8倍に。機種により差があるので、様子を見ながら加熱してください。
- コンテナを使用する場合、汁が上辺から8分目を超えるときは、深めの耐熱容器を使用してください。
- 野菜類はとくに指定のない場合、洗う、皮をむくなどの作業をすませています。
- 冷凍保存したものを電子レンジで解凍する場合は、様子を見ながら加熱してください。
- だしの素は削り節、昆布、煮干しなどでとった和風だしの素、中華スープの素は鶏ガラスープの素を使用しています。

PART 1

一日を元気に過ごす！

朝に飲みたいスープ

朝の忙しい時間でも簡単に作れる、
その日の体調に合う、最適なスープをご紹介します。
電子レンジで加熱するカップスープなので、
調理をしながら、お出かけの準備ができます。

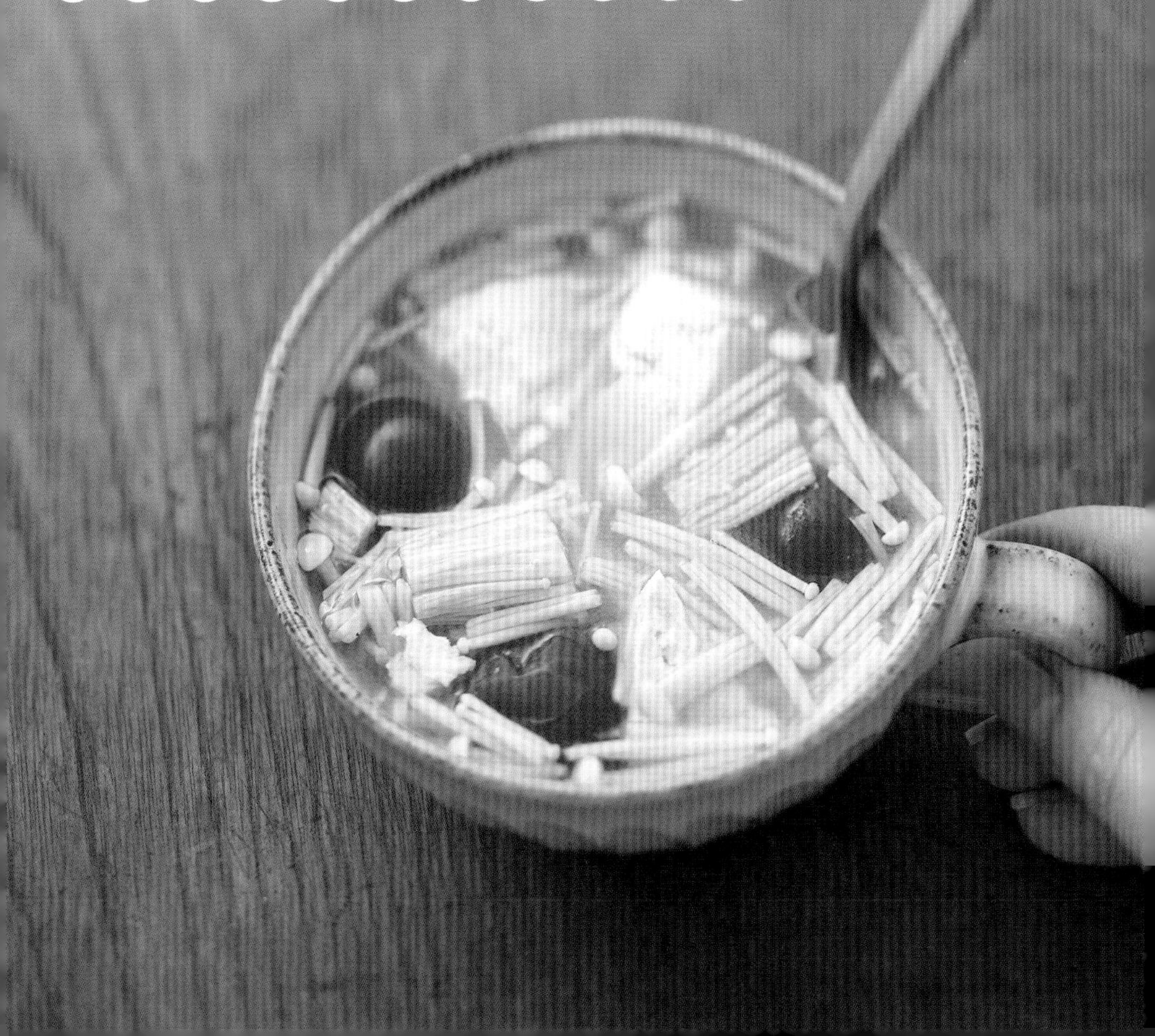

朝スープのセットアップ！スイッチ

ふとんから出るのがひと苦労の朝、
できることならば朝ごはんをパスして、
少しでも長く寝ていたいと思ってしまう。
起きるのはギリギリになってしまい、
もはや朝ごはんを用意するのも厳しい状況……。
そんなときは材料を全部カップに入れ、
短時間レンチンで完成のスープが便利！
カップ片手に飲みながら出かける準備ができます。
前夜につくりおきすれば、さらに効率的です。
しっかり目が覚め、やる気も出てきます！

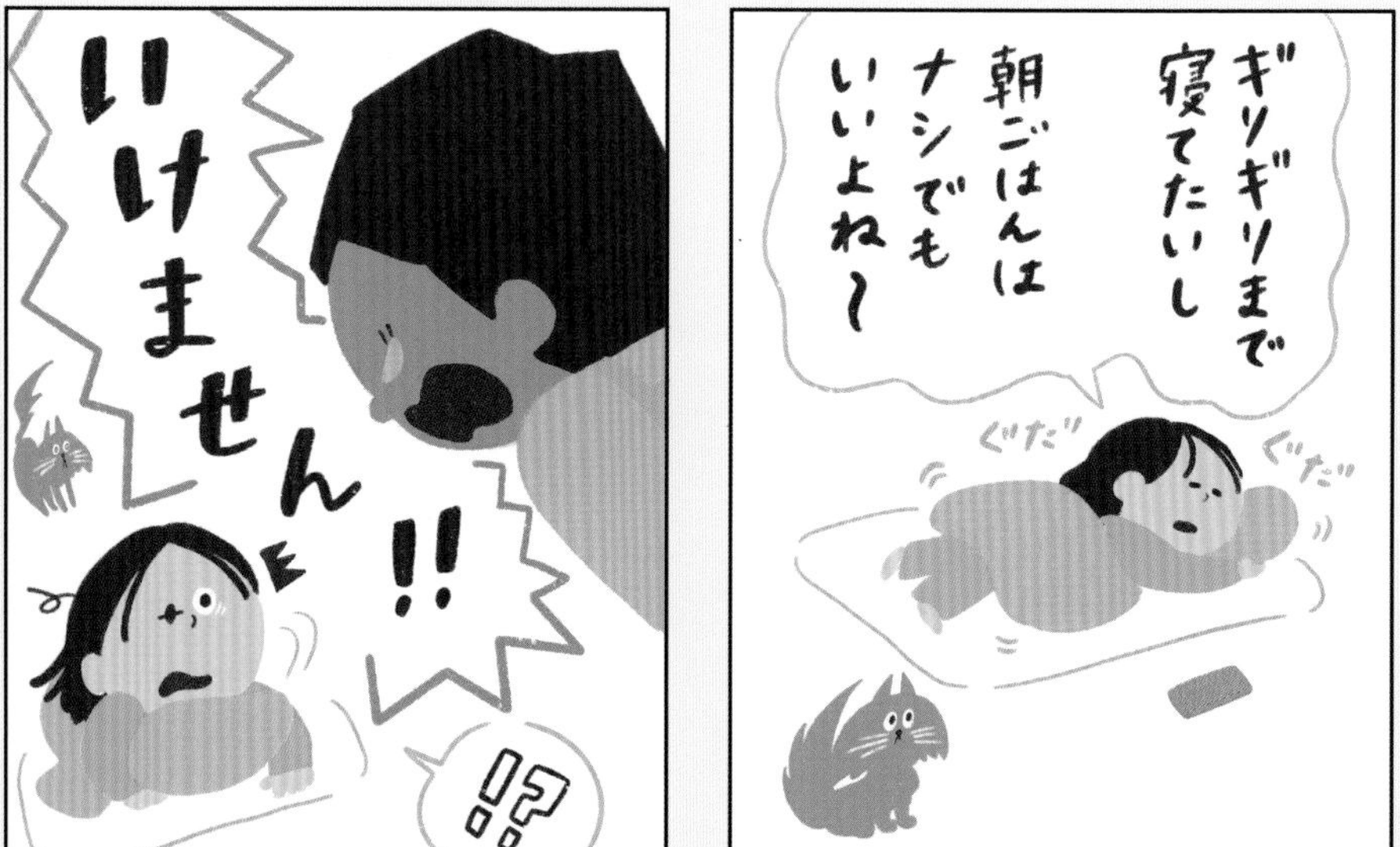

ギリギリまで寝てたいし
朝ごはんはナシでも
いいよね～
ぐだ〃
ぐだ〃
いけません!!
!?

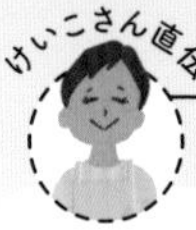
けいこさん直伝

朝のスイッチON

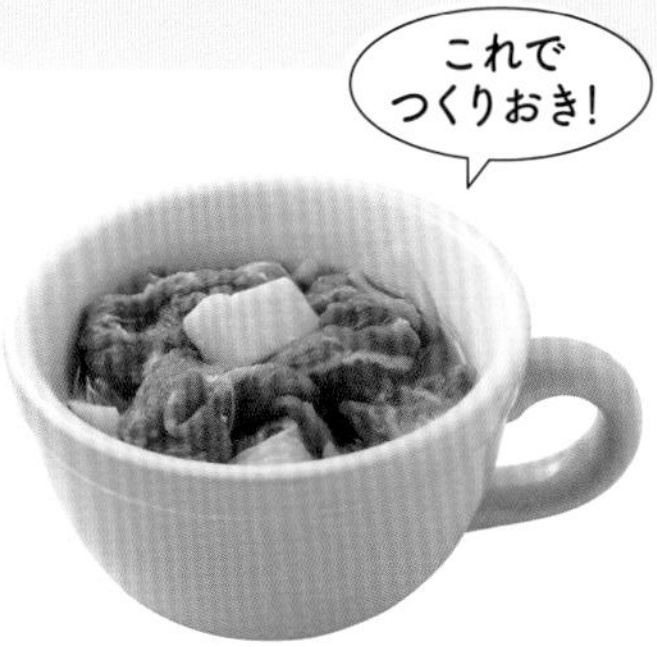
これで
つくりおき!

1 具の前日仕込みが朝時間の余裕につながる!

前夜に具材だけ切ってカップに入れ、冷蔵保存しておくと、朝の手間が少なくなります。カップはこぼれる心配の少ない、400mℓ程度がおすすめです

---

2 カップに水分を注いでレンチンするだけ

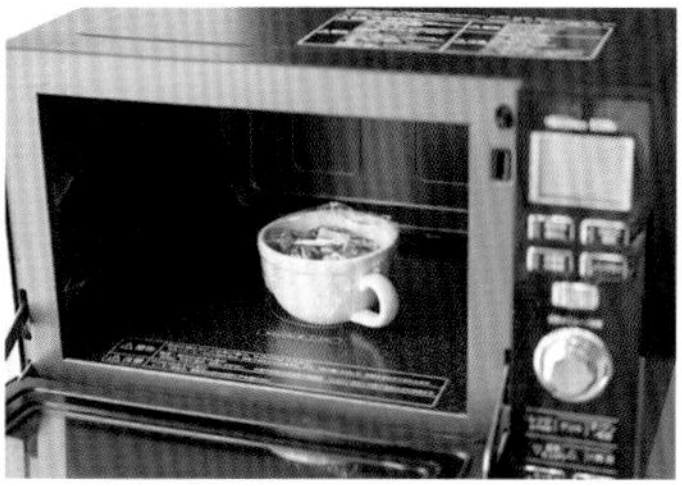

前夜に仕込んでおいた具に調味料と水分を加えて、レンチン!スタート。当日最初から作る場合は、はさみでカットOKの食材を使うとラクちん!

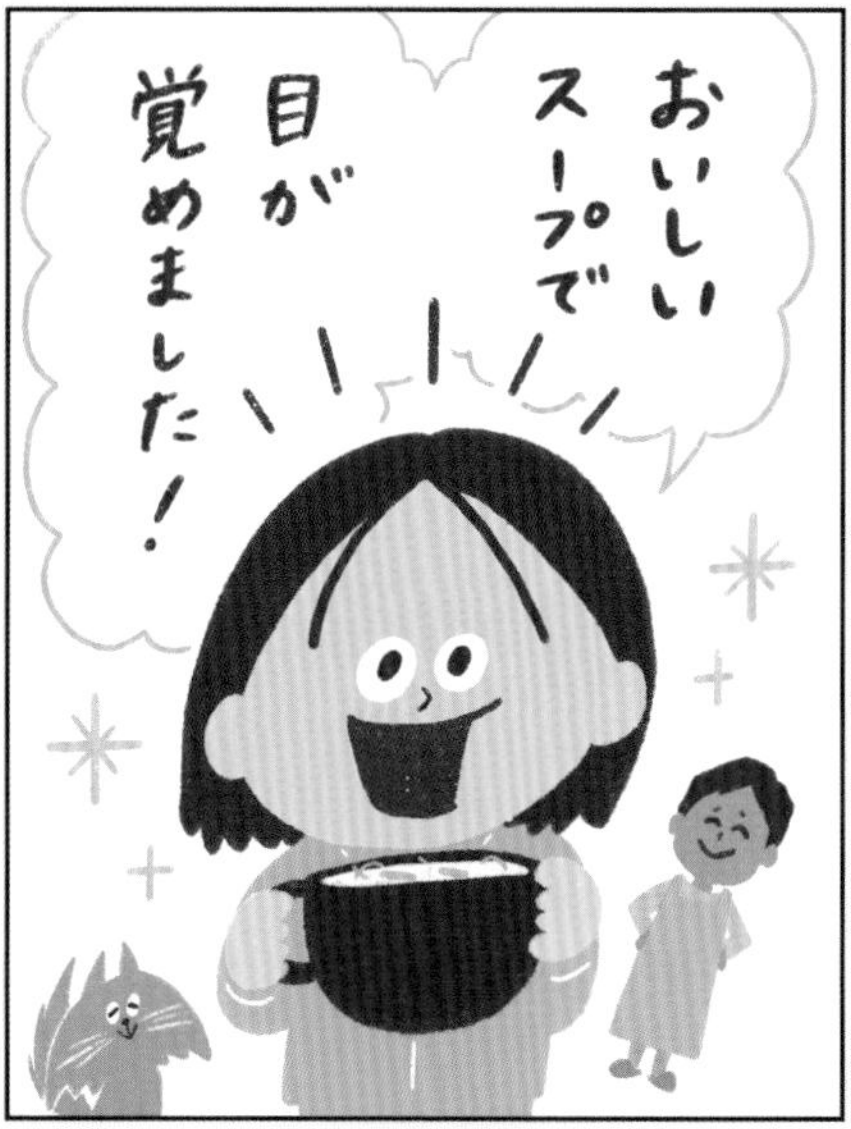
おいしいスープで目が覚めました!

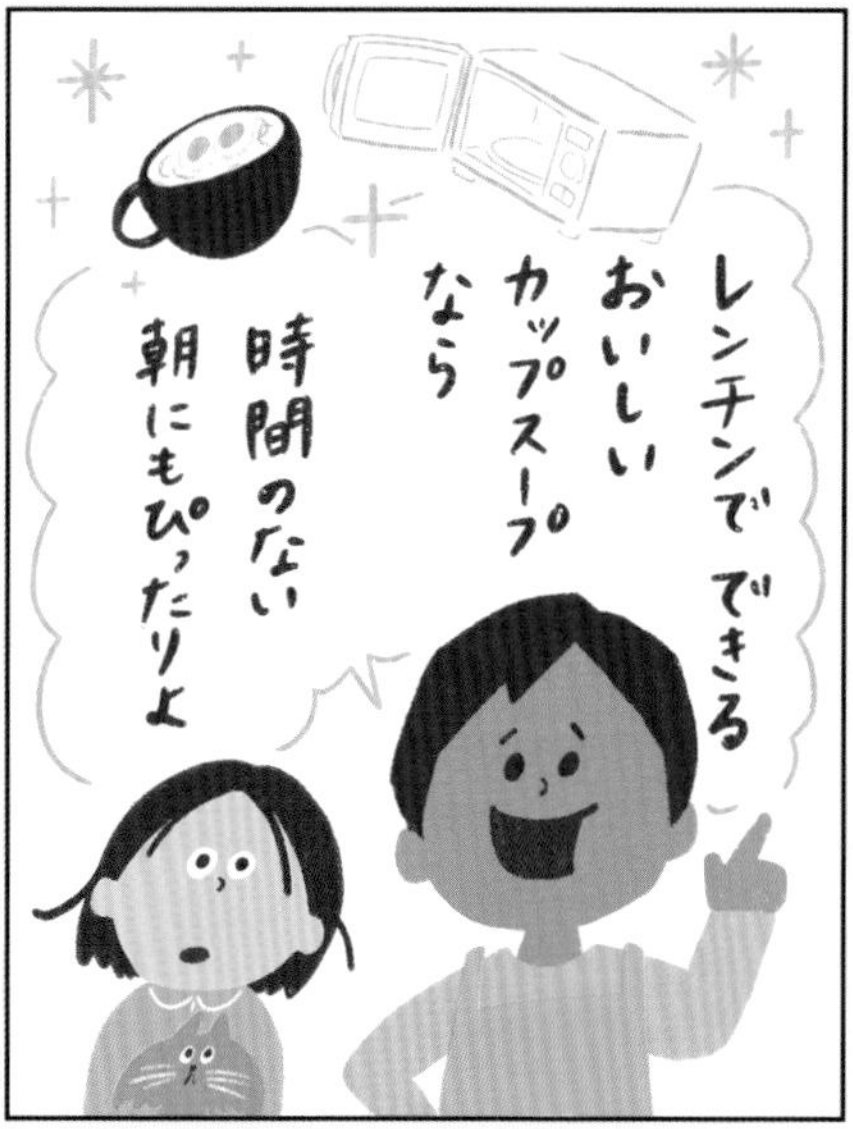
レンチンでできる
おいしいカップスープなら
時間のない朝にもぴったりよ

朝スープで、一日が快調にスタート♪

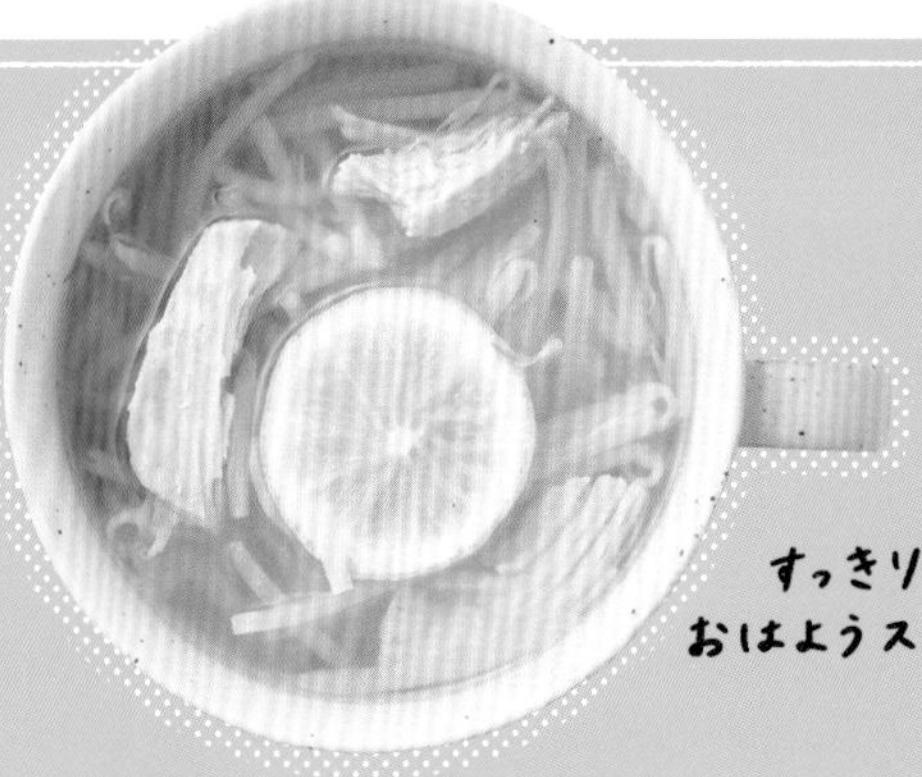

すっきりおはようスープ

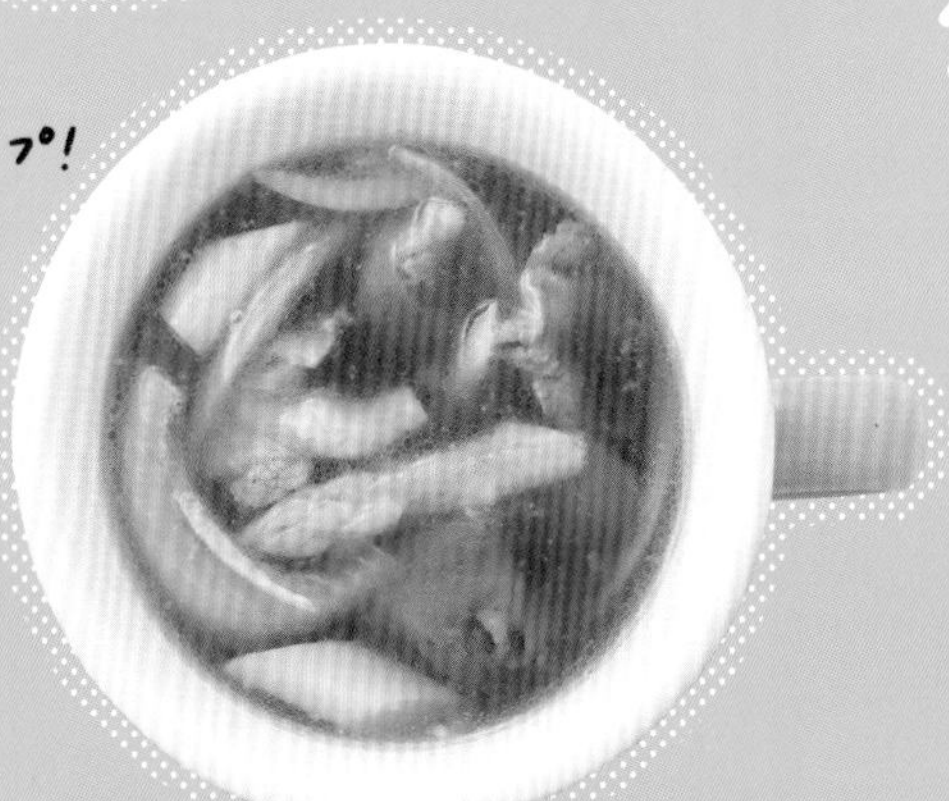

やる気をアップ！スープ

けいこさん

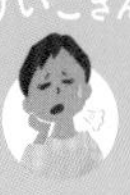

朝ごはんを食べないなんて、信じられなかったわ。食べると体内時計も動き出して、目が覚めるだけじゃなくて、全身の細胞も動き出すのよ

みく

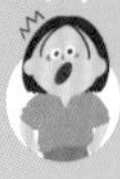

確かに朝スープを飲み出したら、だるさも感じにくくなった！

けいこさん

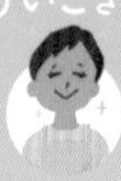

スープに噛みごたえや酸味のある食材を加えると、目覚めはすっきり！

みく

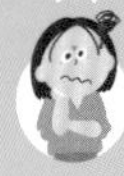

朝って、前の日の食べ過ぎとか、飲み過ぎの影響が体に出やすい。とくにむくみが大きな悩みだった

けいこさん

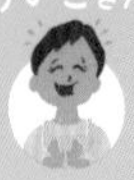

それには体に残った余分な水分や塩

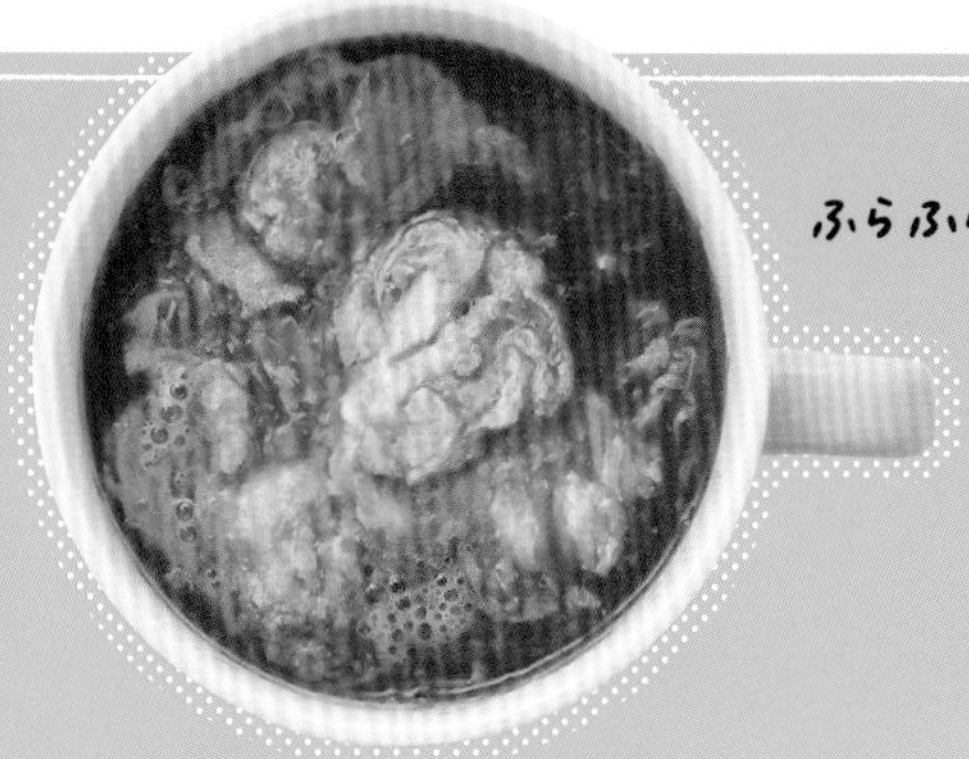

ふらふら復活スープ

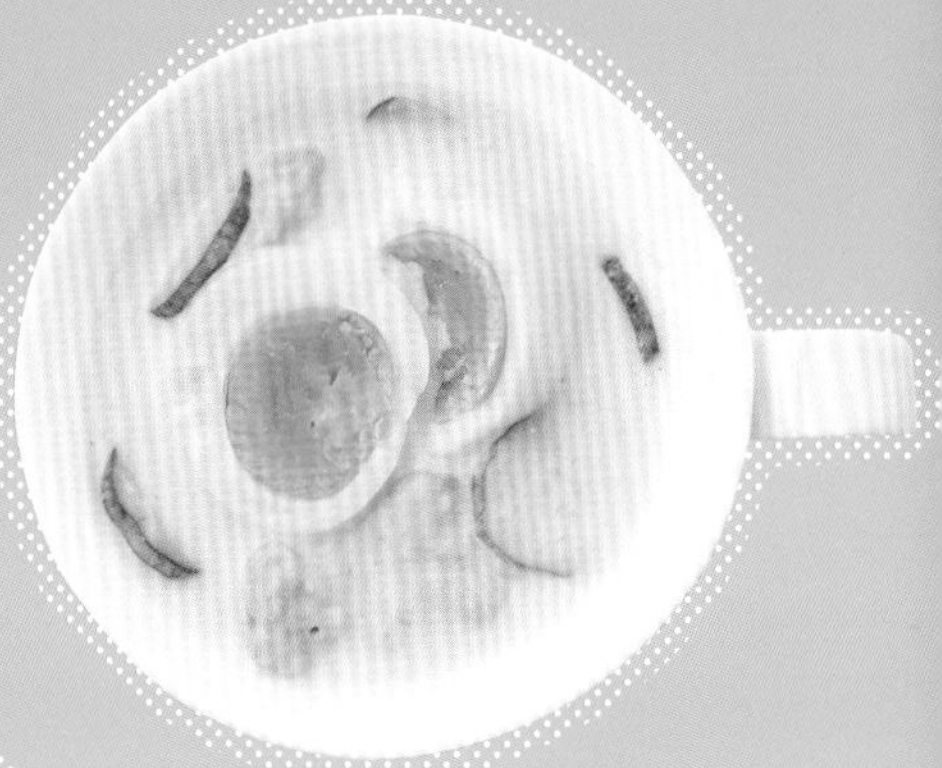

むくみ
追い出しスープ

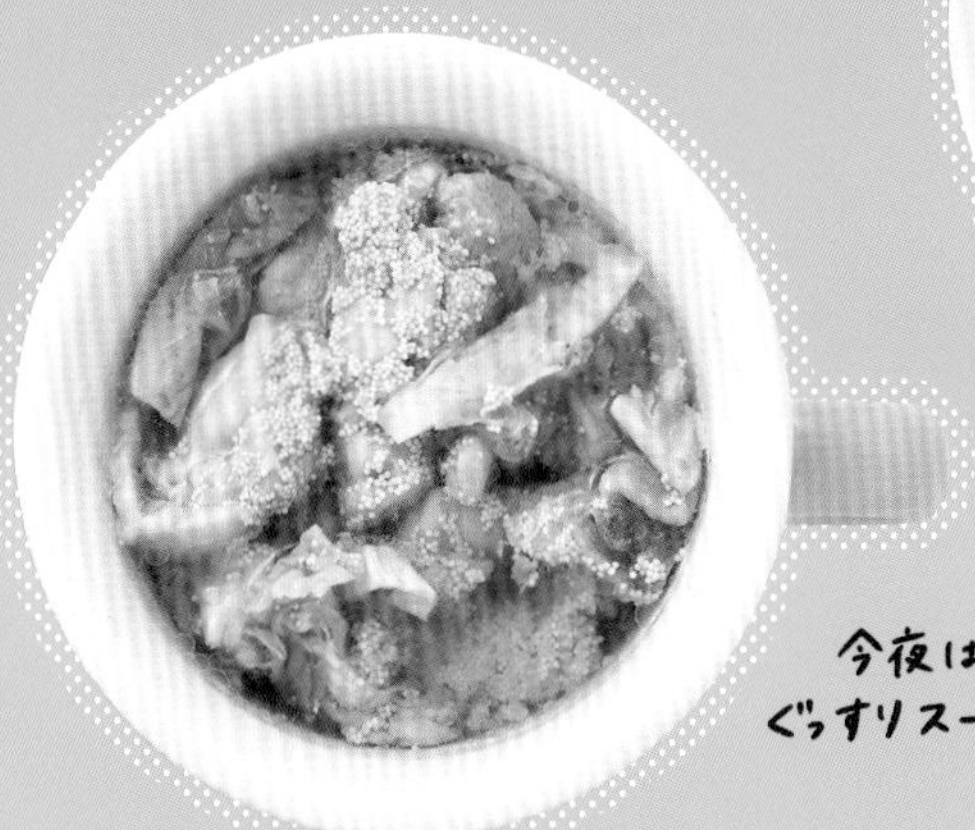

今夜は
ぐっすりスープ

分を体外に出すことが大切。カリウムの多い食材が効果的ね

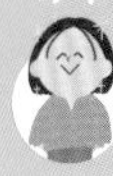

みく

温かいスープをカップ1杯飲むだけで、体が温まって血流もよくなるから、代謝がアップするよね

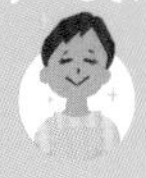

けいこさん

心地よく目覚めるためには、十分な睡眠を取ること。よく寝るためには、朝から準備が必要なの。夜に安眠を誘う食材を、スープに加えてね

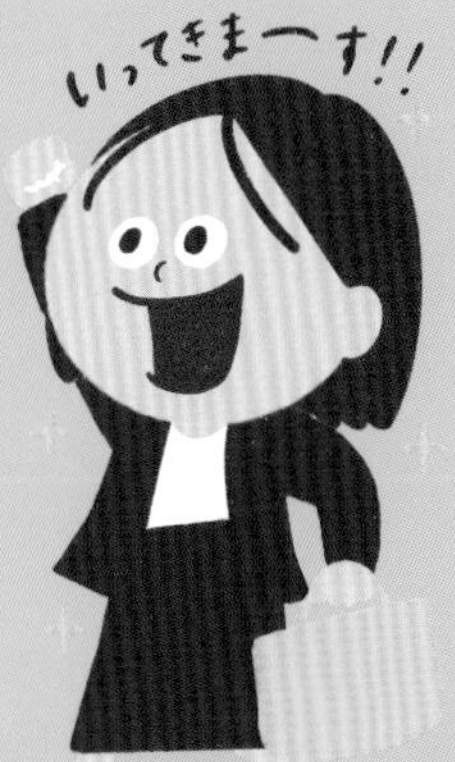

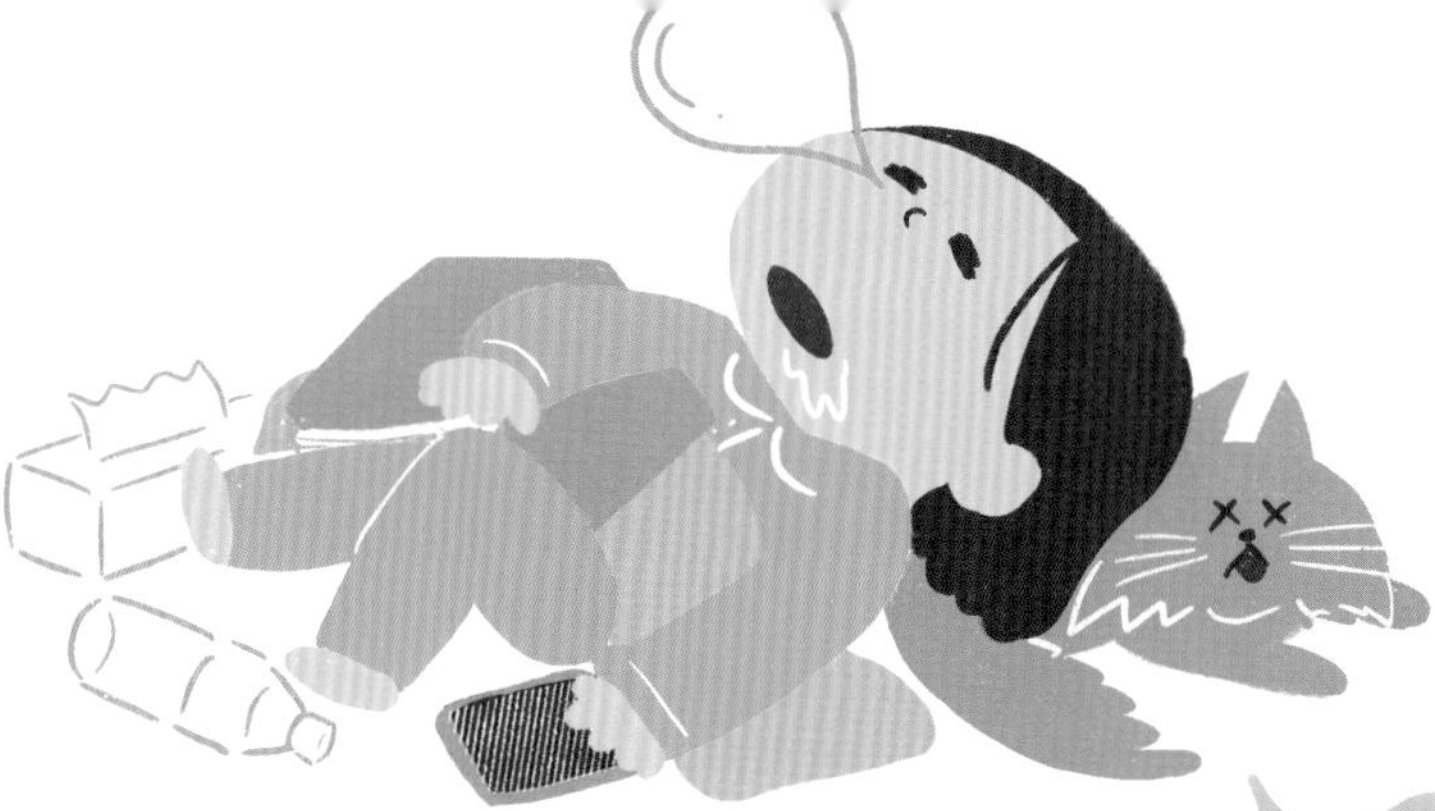

お願い、あと1分寝かせて〜

「コーヒー飲んで目を覚まそう！」、そんな朝習慣の人は多いはず。それでは一日の元気は続きません。だったら温かいスープを飲みましょう！　体が温まれば目が覚めるし、やる気もみなぎってくるはず。スッキリ目覚めをバックアップするのは、歯ごたえ＋すっぱ～い食材です。

すっきりおはようスープ①

すっぱさが口に広がると、脳も活動開始！

体もしゃっきり！爽快レモンのスープ

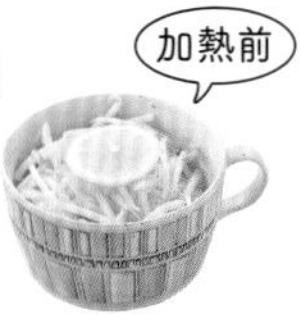

材料（1人分）

サラダチキン……50g

もやし……80g

A
- **レモン汁**……小さじ2
- 塩、こしょう……各少々
- 水……150mℓ

レモン……輪切り1枚

作り方

1 サラダチキンは太めにさく。

2 カップにAを入れて混ぜ、1、もやし、レモンを加える。

3 2にふんわりラップをかぶせ、電子レンジで3分加熱して混ぜる。

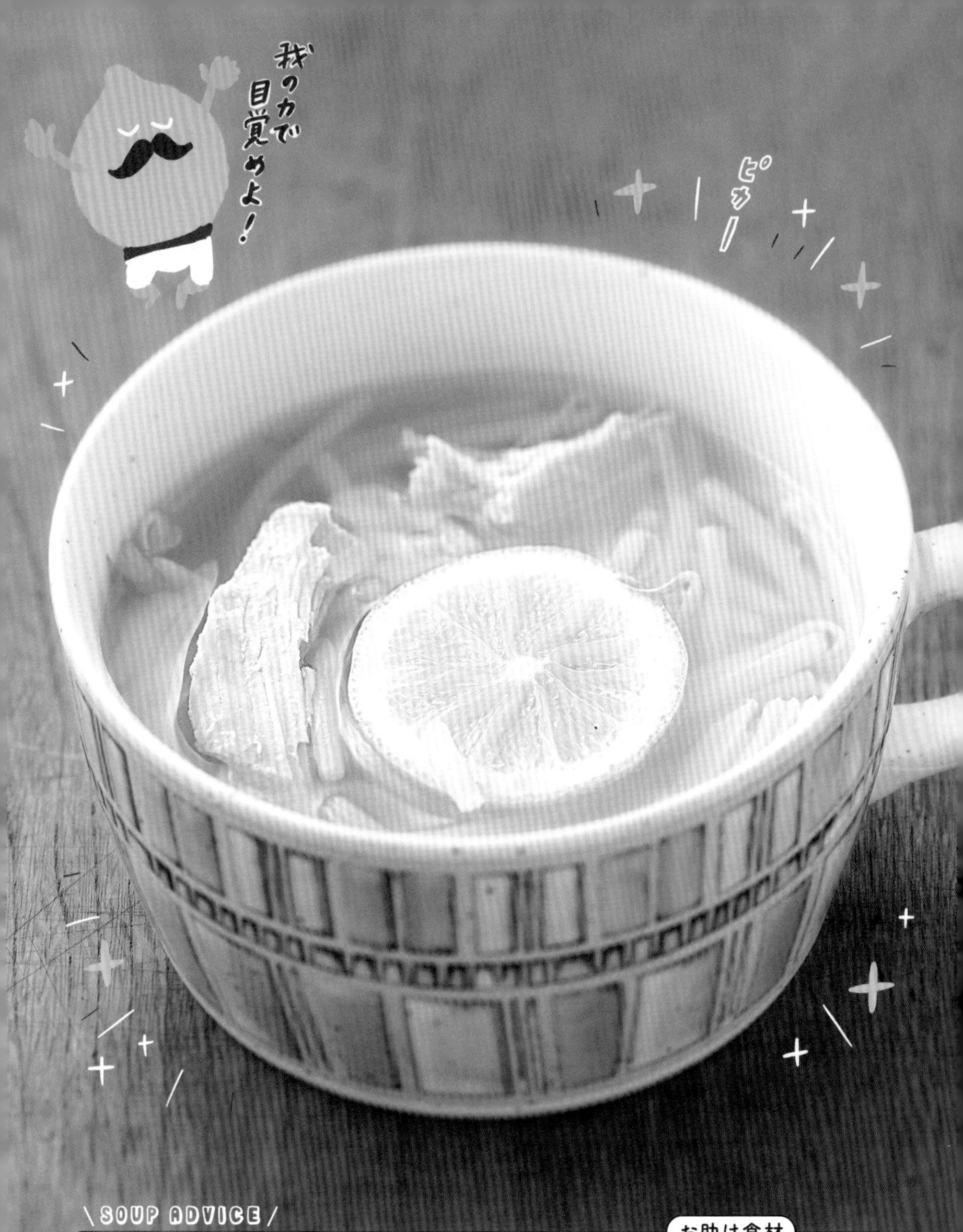
我の力で目覚めよ!
ピカー

\ SOUP ADVICE /

お助け食材

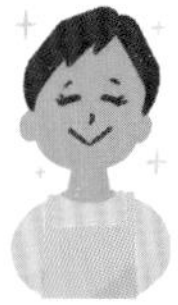

強烈な酸味を味方につけるが勝ち!

さっと洗うだけのもやしを使うから、とっても手軽。そしてお好みのすっぱさにレモン汁をしぼりましょう。レモンがなかったら、梅干しや酢でも目覚め効果があります

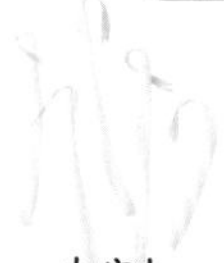

もやし

レモン

すっきりおはようスープ②

大胆に食材を手でカット！ それでもおいしい

ちぎってちぎって カップinスープ

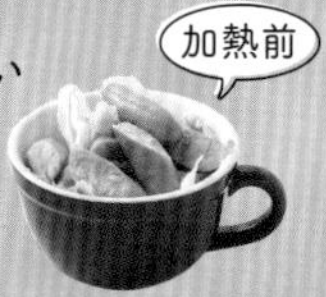

材料（1人分）

レタス……1枚
ウインナーソーセージ……3本

A
- おろししょうが……1/2かけ分
- コンソメ（顆粒）……少々
- 塩、こしょう……各少々
- 水……150mℓ

作り方

1 レタスは食べやすい大きさにちぎり、ソーセージははさみで半分に切る。
2 カップにAを入れて混ぜ、1を加える。
3 2にふんわりラップをかぶせ、電子レンジで3分加熱して混ぜる。

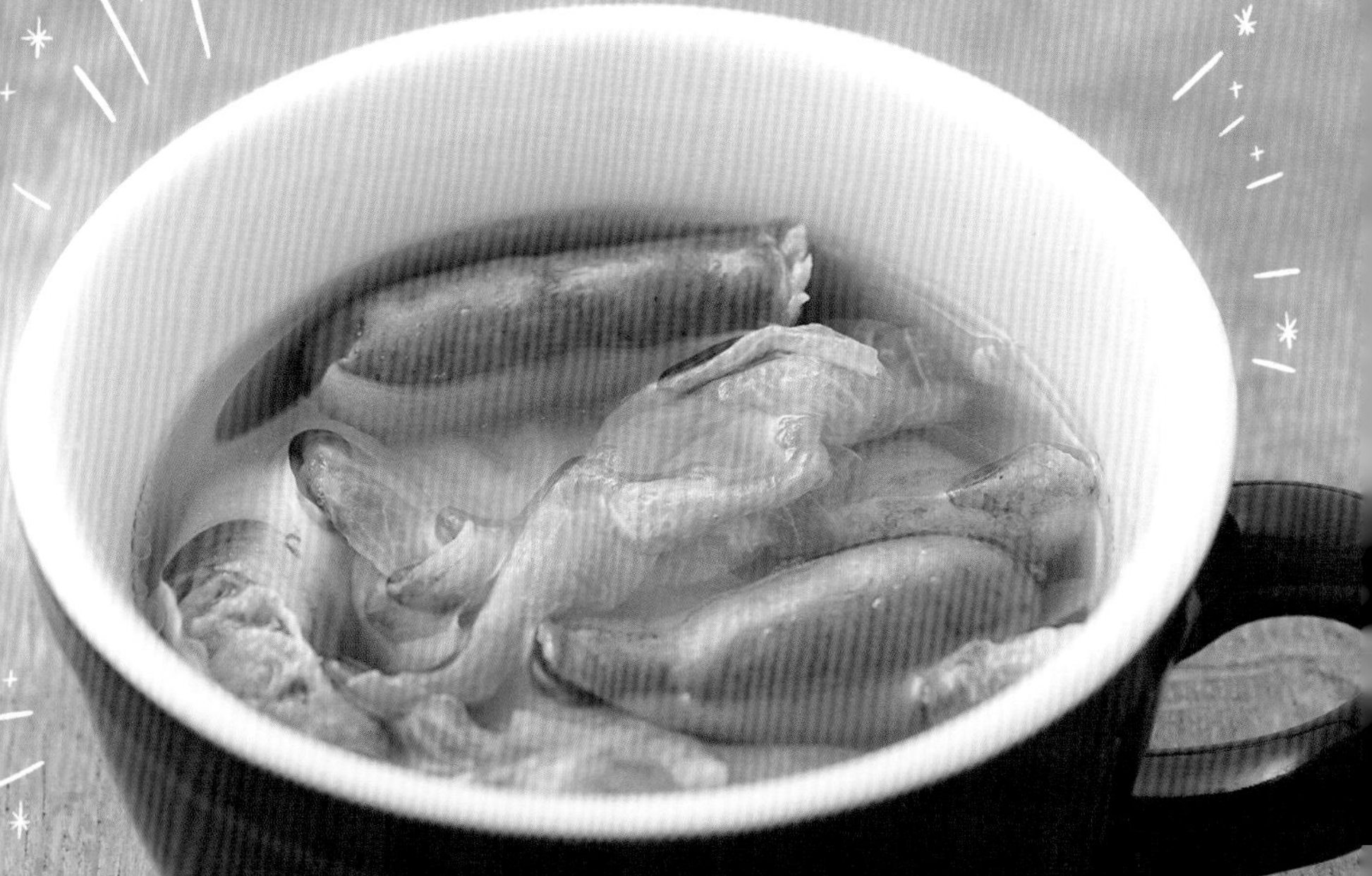

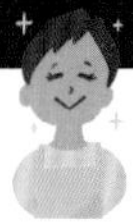

＼SOUP ADVICE／

ズボラな人にこそ おすすめのスープ

これは包丁がいらないラクちんスープ！ ソーセージのうまみと、しょうがの香りにレタスが包まれてる感じ。しょうがの辛み成分で、血行も◎

お助け食材

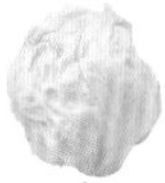
レタス

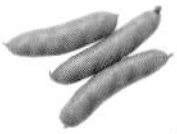
ソーセージ

すっきりおはようスープ③

食物繊維たっぷりでお腹も目覚めます

お出かけ前に お腹もすっきりみそ汁

加熱前

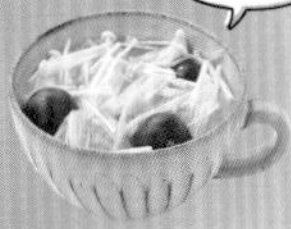

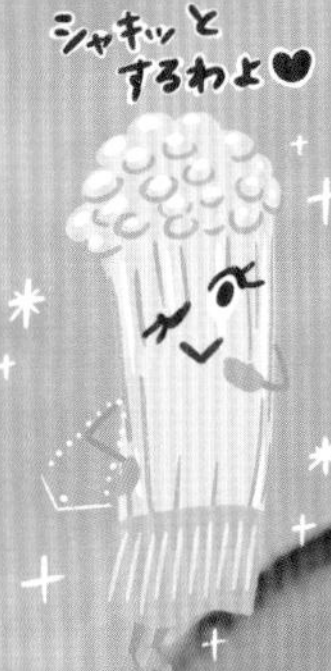

材料（1人分）

プチトマト……3個
えのきだけ……50g
木綿豆腐……小1/2丁
A | だしの素……2つまみ
A | みそ……小さじ1と1/2
A | 水……150mℓ

作り方

1 プチトマトはヘタを取り、えのきだけは根元を切って3等分の長さに切る。豆腐は適当な大きさにちぎる。
2 カップに*A*を入れて混ぜ、*1*を加える。
3 *2*にふんわりラップをかぶせ、電子レンジで3分加熱して混ぜる。

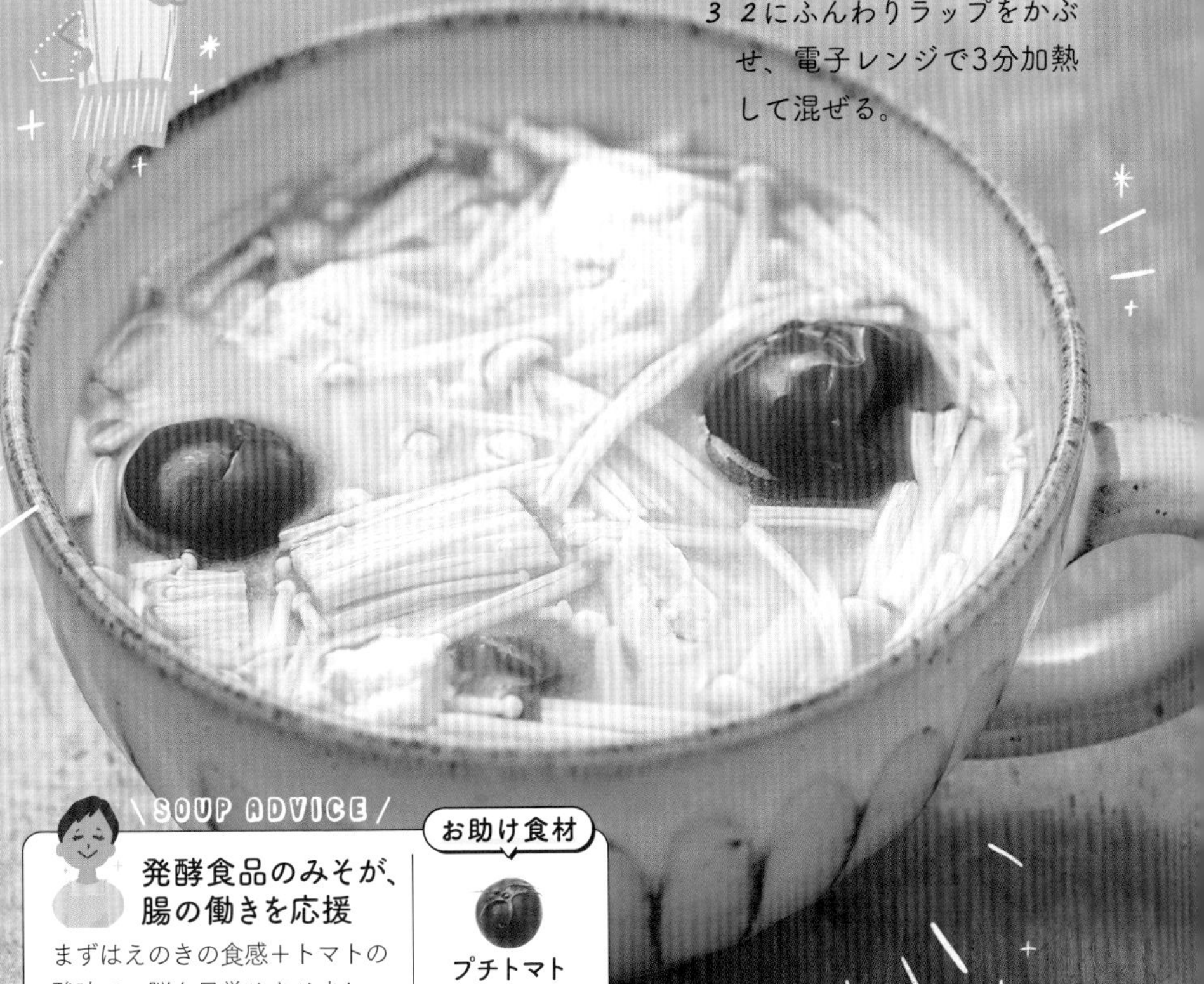

\ SOUP ADVICE /

発酵食品のみそが、腸の働きを応援

まずはえのきの食感＋トマトの酸味で、脳を目覚めさせましょう。そして発酵食品のみそで腸内環境を整えれば、腸も正常運転モードになります

お助け食材

プチトマト

えのきだけ

冷蔵1日

どこかが悪いわけではないけど、体がだるくてやる気がまったく出ない……。そんな日の朝には、肉や魚介、大豆製品、乳製品など、たんぱく質を加えた温かいスープをいただきます！
たんぱく質は体を作る源ですから、ムクムクとやる気が起きてくるはずです。

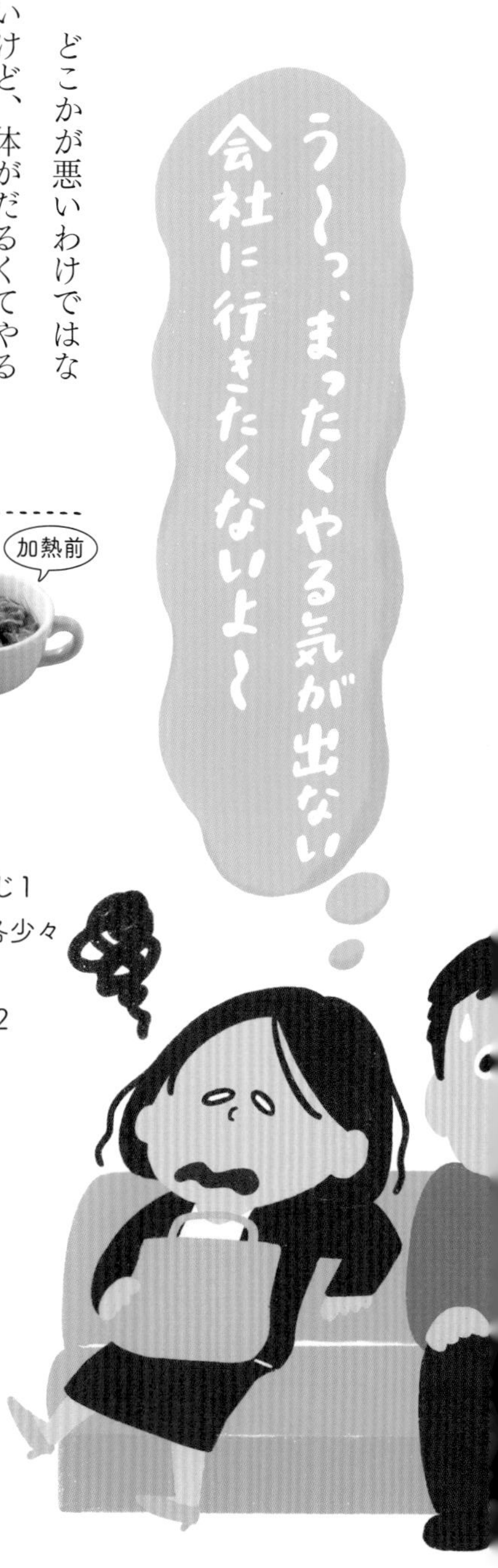
う〜っ、まったくやる気が出ない
会社に行きたくないよ〜

やる気をアップ！スープ①

豚肉とバターのコクが野菜を包みます

活力がわいてくる バター風味の豚汁

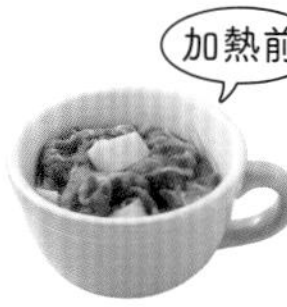
加熱前

材料（1人分）

豚切り落とし肉 …… 60g
玉ねぎ …… 1/4個
グリーンアスパラガス …… 2本

A
- コンソメ（顆粒） …… 小さじ1/5
- しょうゆ …… 小さじ1
- 塩、こしょう …… 各少々
- 水 …… 150mℓ

バター …… 小さじ1/2

作り方

1 玉ねぎは薄切り、アスパラガスは2cm長さに切る。豚肉はひと口大に切る。
2 カップにAを入れて混ぜ、1をアスパラガス、玉ねぎ、豚肉の順に加え、バターをのせる。
3 2にふんわりラップをかぶせ、電子レンジで3分加熱して混ぜる。

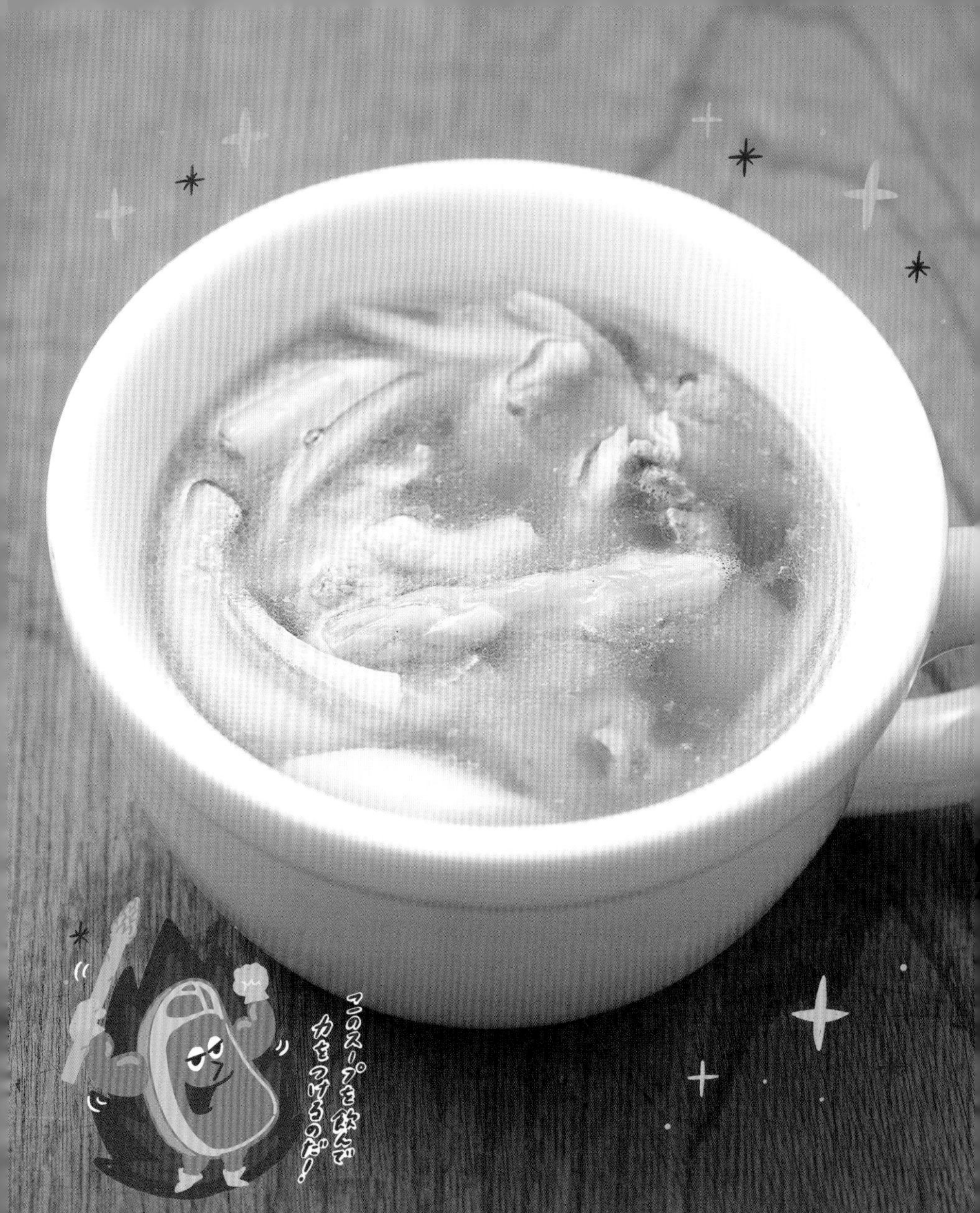
このスープを飲んで
力をつけるのだ！

\ SOUP ADVICE /

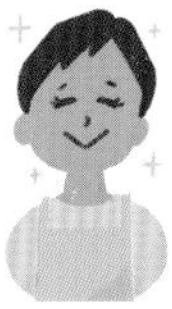

疲労回復食材が大集合です

体内でエネルギーを作る豚肉のビタミンB群＋玉ねぎのアリシンで、疲労回復やストレス解消効果が長く続きます。アスパラガスのアスパラギン酸は、筋肉疲労の緩和に効果的です

お助け食材

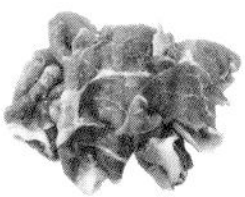
豚肉

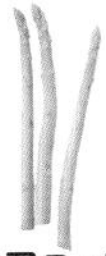
グリーンアスパラガス

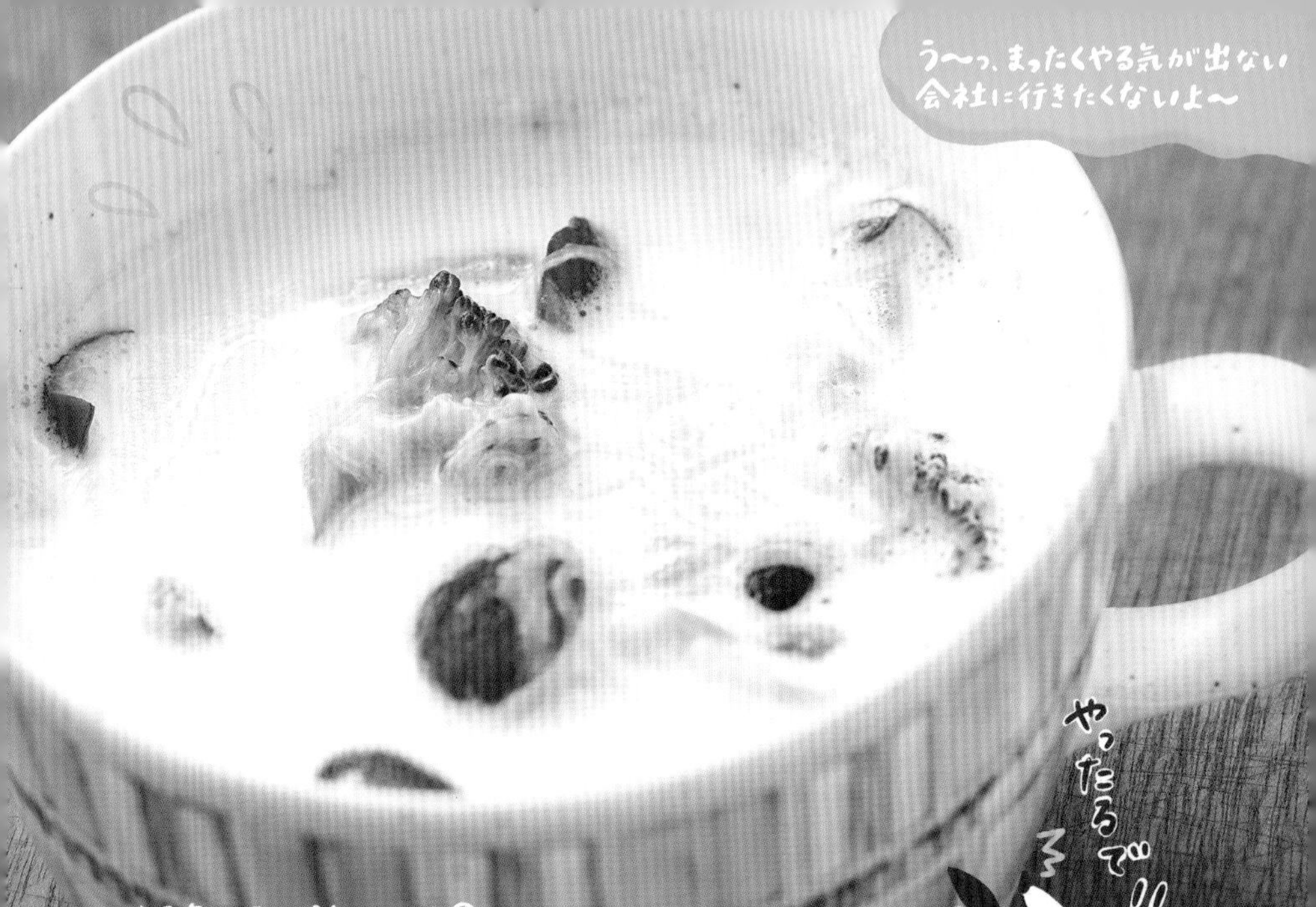
う〜っ、まったくやる気が出ない
会社に行きたくないよ〜

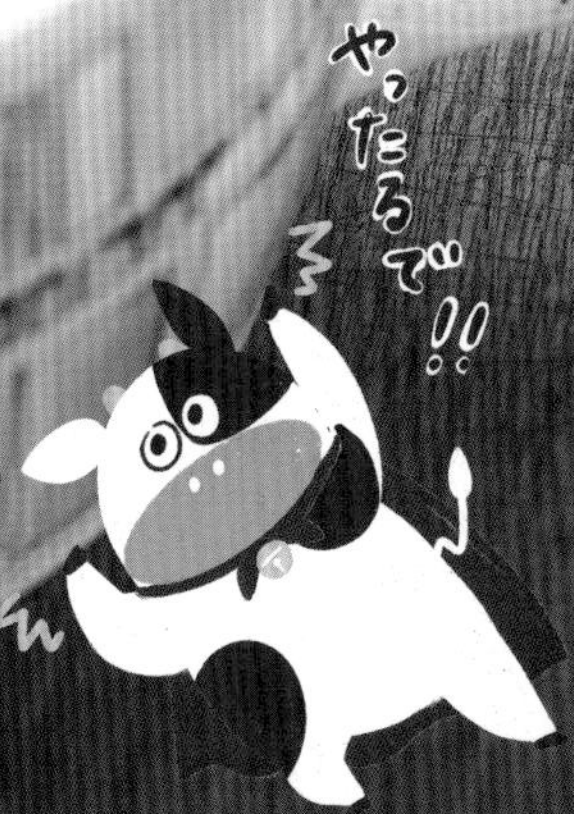
やったるで!!

やる気をアップ！スープ②

チーズと牛乳でこっくりやさしい味に

ビタミンACE豊富な エース級ミルクスープ

加熱前

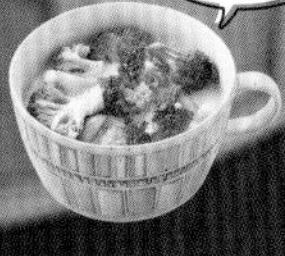

材料（1人分）

ブロッコリー……30g
ミックスビーンズ……50g
カットしめじ……30g

A
牛乳……150mℓ
顆粒コンソメ……小さじ1/5
塩、こしょう……各少々

ピザ用チーズ……20g

作り方

1 小房に分けたブロッコリーを1cm厚さに切り、ミックスビーンズは汁気をきる。
2 カップに*A*を入れて混ぜ、*1*、しめじを加える。
3 2にラップをかけずに電子レンジで3分加熱し、チーズを散らして余熱で溶かす。

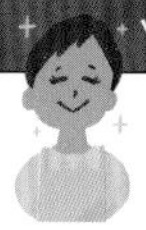

\ SOUP ADVICE /

ブロッコリーのビタミンを活かす

ブロッコリーには、健康維持に必要なビタミンA、C、Eが豊富。細胞作りや粘膜強化に役立つ乳製品、豆類のたんぱく質と一緒に摂るとより有効です

お助け食材

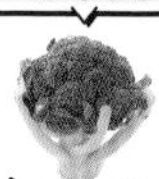

ブロッコリー

乳製品

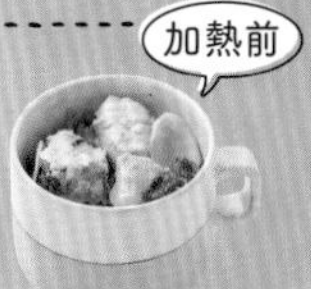

しょうがの風味が、さけのうまみを引き立てます

体ぽかぽかでやる気も上昇みそ汁

材料（1人分）

さけ缶（水煮）…… 小1缶

豆苗…… 1/2パック

しょうが…… 1/2かけ

A
- **みそ**…… 小さじ1と1/2
- 水…… 150mℓ

作り方

1 豆苗は根元を落として3等分の長さに切り、しょうがは薄切りにする。

2 カップにAを入れて溶かし、汁気をきったさけ缶、1を加える。

3 2にふんわりラップをかぶせ、電子レンジで3分加熱して混ぜる。

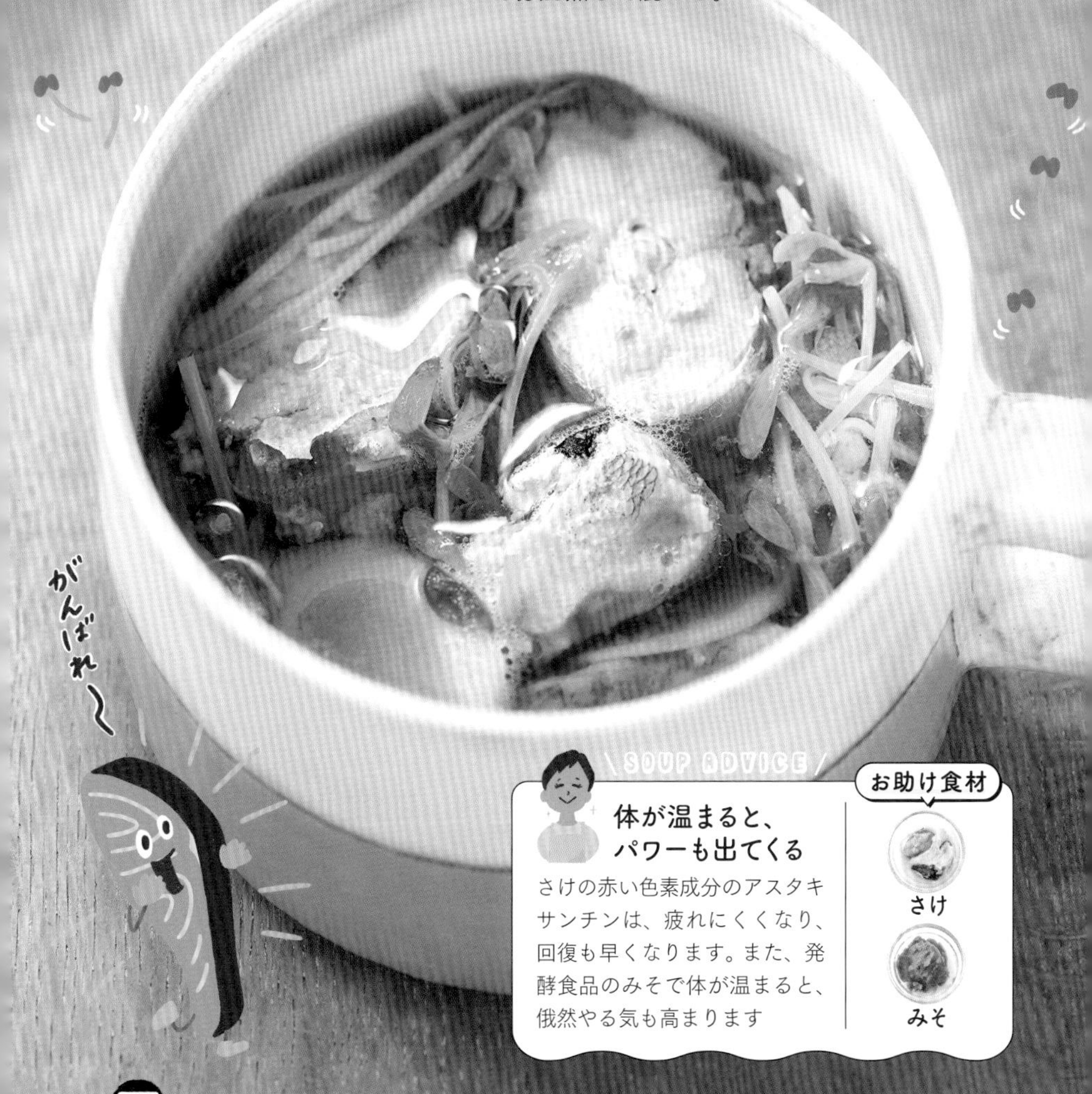

\ SOUP ADVICE /

体が温まると、パワーも出てくる

さけの赤い色素成分のアスタキサンチンは、疲れにくくなり、回復も早くなります。また、発酵食品のみそで体が温まると、俄然やる気も高まります

お助け食材

さけ

みそ

冷蔵1日

ゆうべの暴飲暴食がたたって、朝、鏡に映ったパンパンの顔に唖然。そんな残念な日の対策は、カリウムの多いスープで、水分と塩分の排出大作戦に取りかかりましょう。

きゅうりや青菜、海藻、きのこなどは、カリウムをたっぷりと含んでいます。また、たんぱく質とカリウムの量は比例するので、こちらもしっかり加えます。塩分は控えめに！

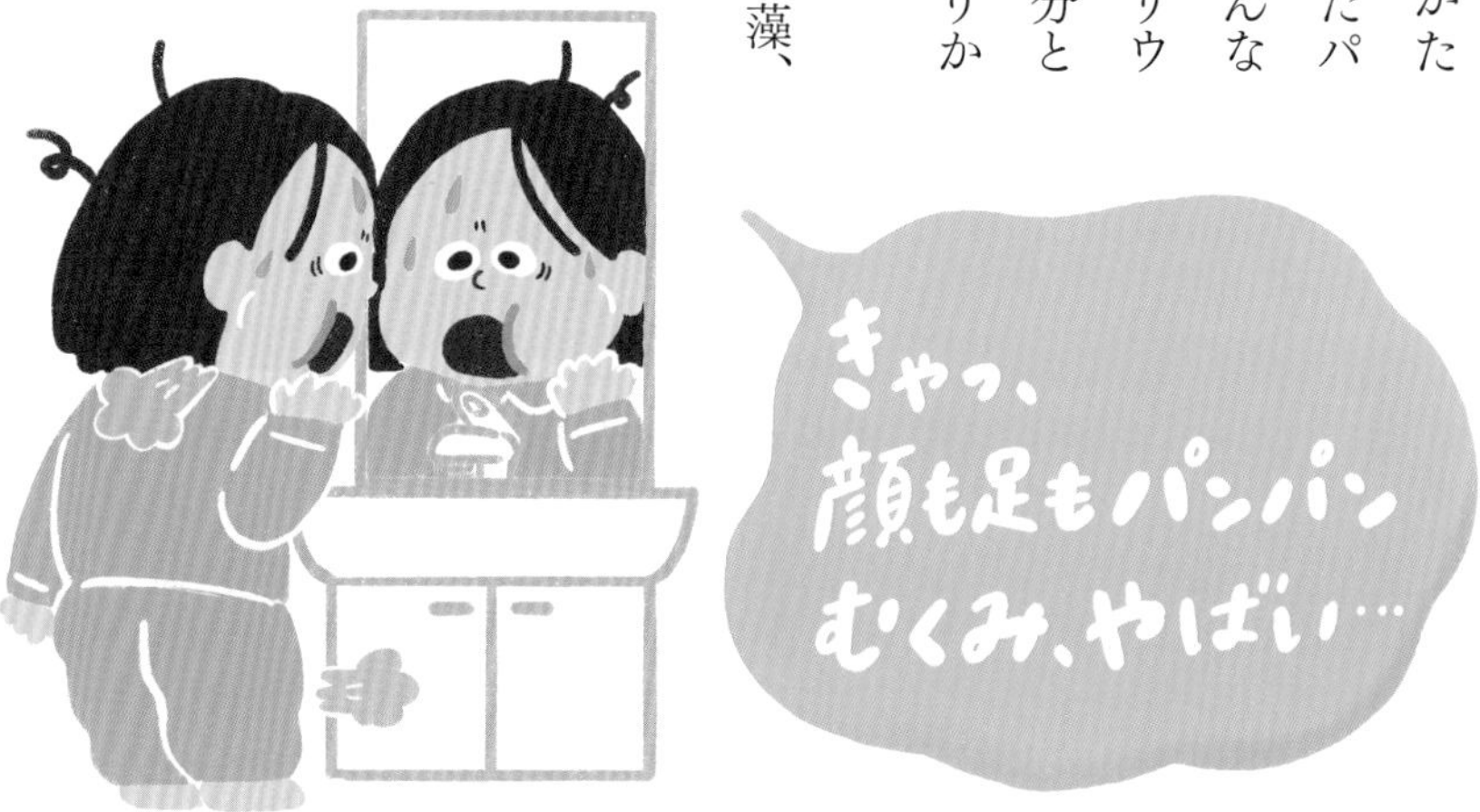
きゃっ、
顔も足もパンパン
むくみ、やばい…

むくみ追い出しスープ①

酸味のあるヨーグルト＋ゆで卵で腹もちよく

アボカドときゅうりで目覚めも体もすっきり冷スープ

材料（1人分）

アボカド……小1/2個
きゅうり……1/2本
A
- 牛乳……100㎖
- プレーンヨーグルト……100㎖
- レモン汁……小さじ1
- 塩、こしょう……各少々

ゆで卵……1個

作り方

1 アボカドはスプーンで粗くつぶし、きゅうりは小口切りにする。
2 アボカドとAを混ぜ合わせ、きゅうりを加える。
3 2をカップに入れ、半分に切ったゆで卵を添える。

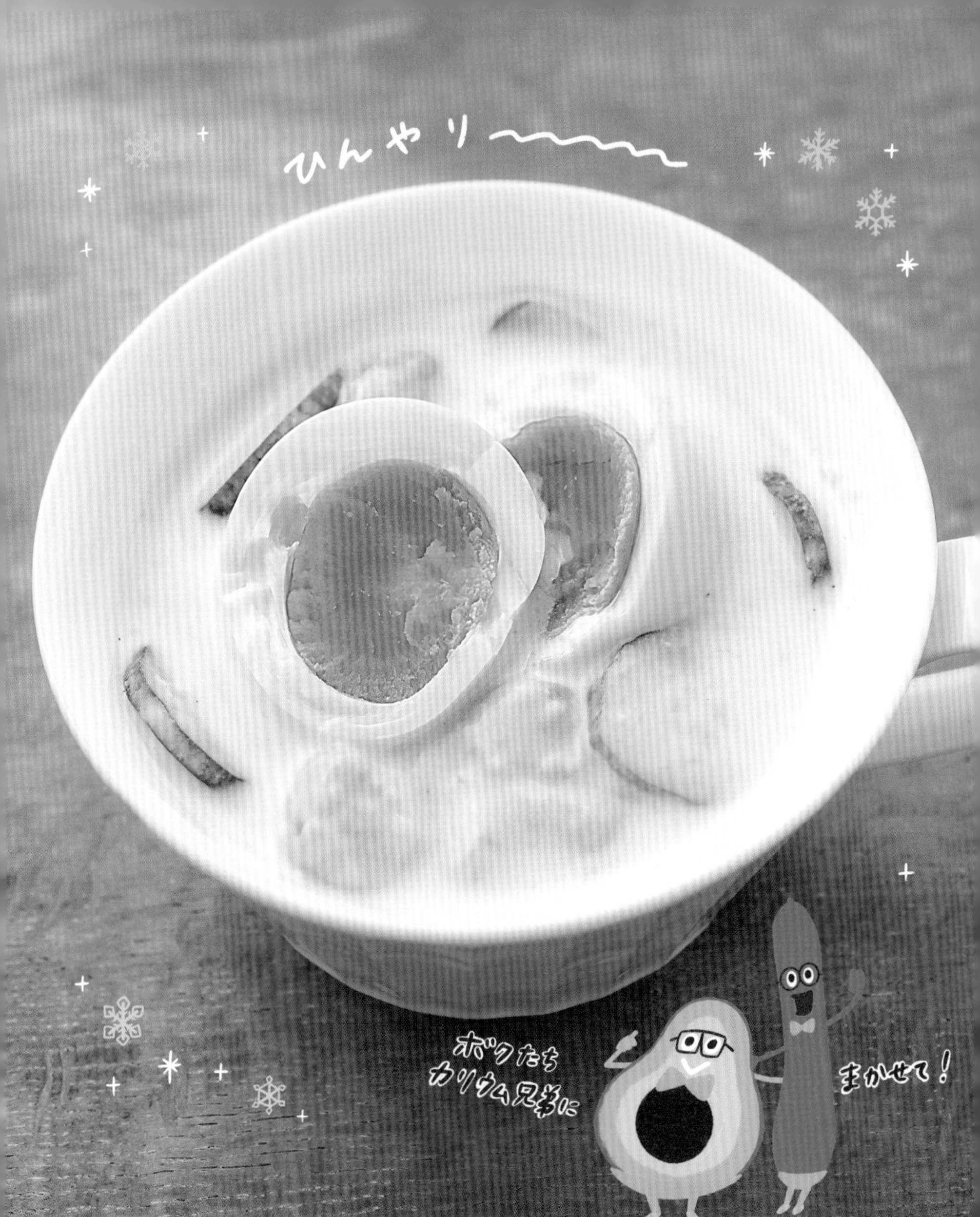
ひんやり〜
ボクたち
カリウム兄弟に
まかせて！

\ SOUP ADVICE /

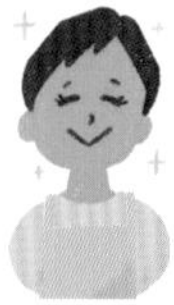

むくみ解消と免疫力UP効果が！

体内の塩分濃度を調節してくれるカリウムが豊富に含まれているので、むくみに解消には役立つ食材です。腸内環境を整えるヨーグルトに加えるので、免疫力アップも狙えます

お助け食材

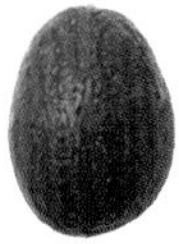

アボカド

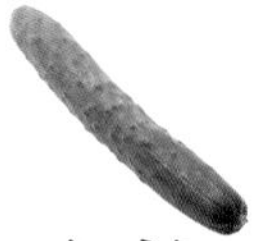

きゅうり

むくみ 追い出しスープ②

厚揚げの香ばしさで味わいを深めます

小松菜、しめじ、のりの和風デトックススープ

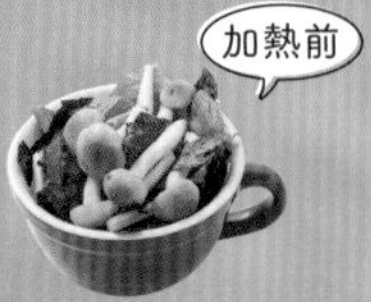
加熱前

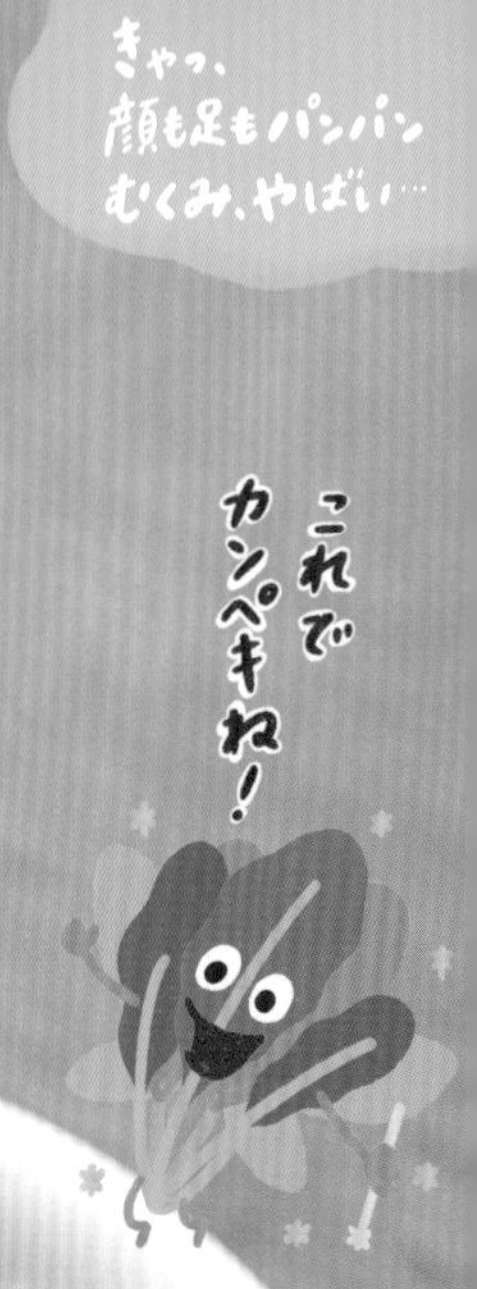
きゃっ、
顔も足もパンパン
むくみ、やばい…
これでカンペキね！

材料（1人分）

厚揚げ……60g

小松菜……60g

A
- しょうゆ……小さじ1/2
- だしの素……2つまみ
- 塩……少々
- 水……150mℓ

カットしめじ……40g

焼きのり……1/4枚

作り方

1 小松菜は2cm長さに切り、厚揚げは角切りにする。

2 カップにAを入れて混ぜ、1、しめじ、ちぎったのりを加える。

3 2にふんわりラップをかぶせ、電子レンジで3分加熱して混ぜる。

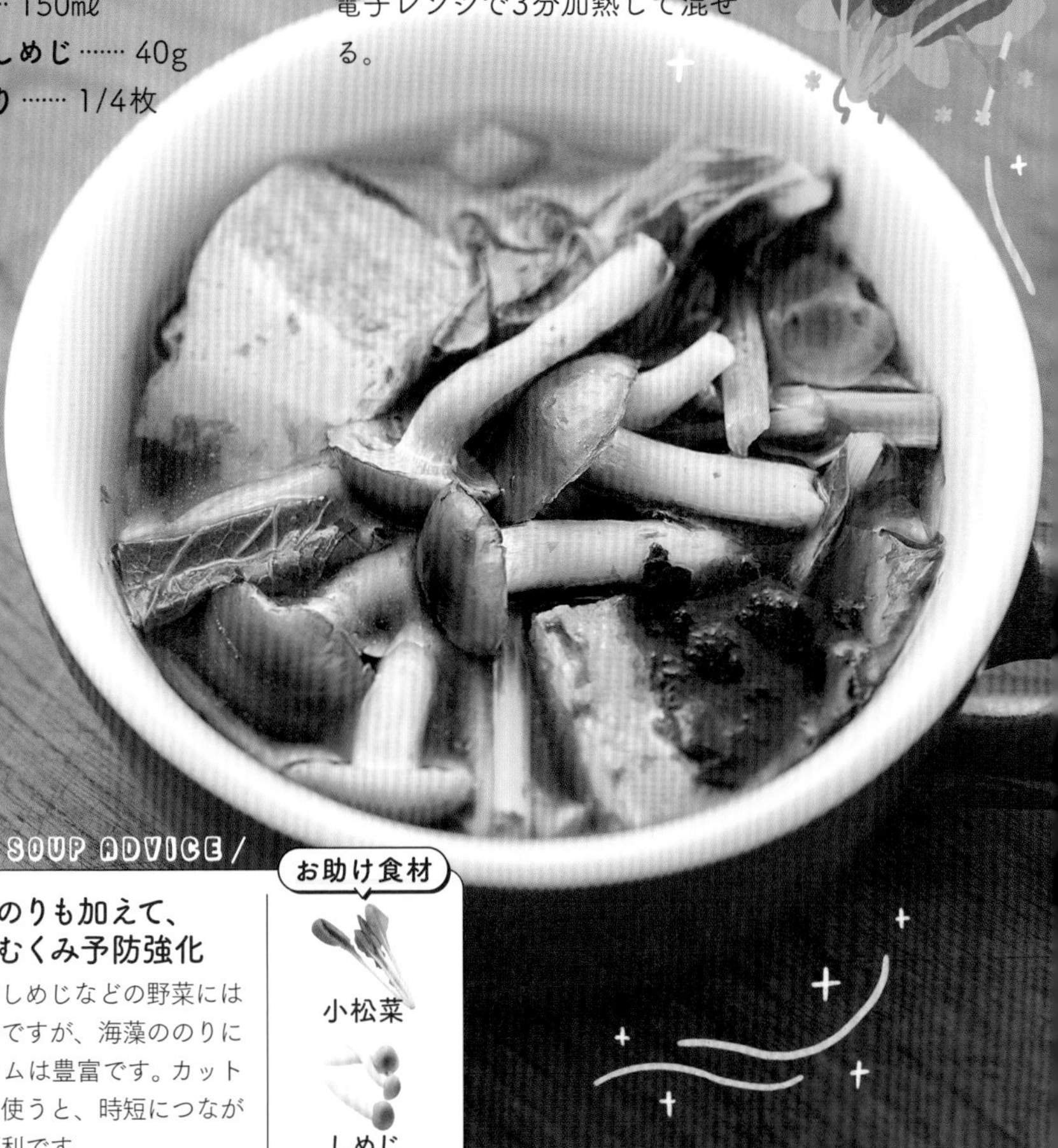

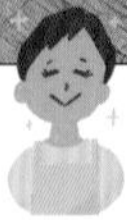

\ SOUP ADVICE /

のりも加えて、むくみ予防強化

小松菜やしめじなどの野菜にはもちろんですが、海藻ののりにもカリウムは豊富です。カットしめじを使うと、時短につながるので便利です

お助け食材

小松菜

しめじ

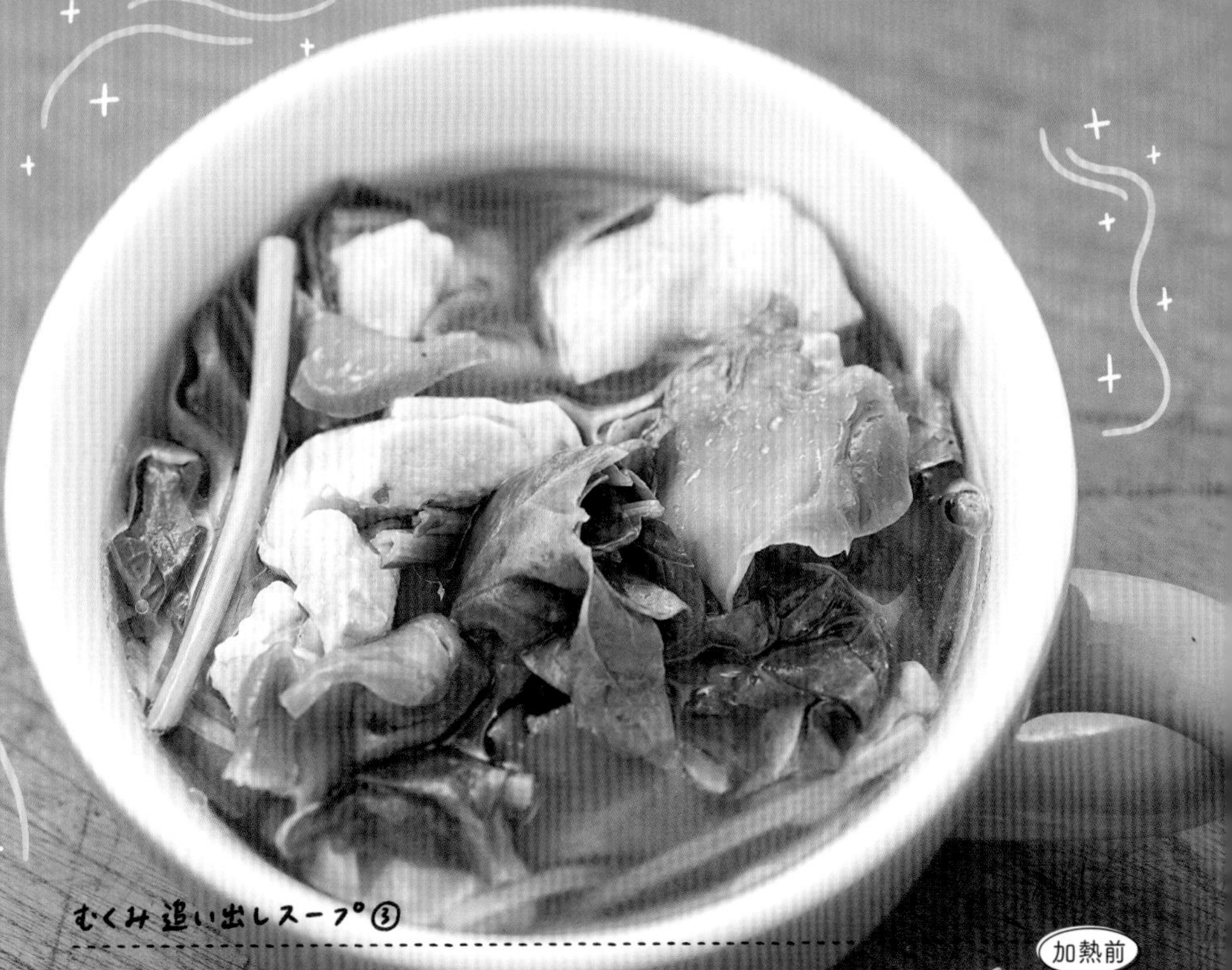

むくみ追い出しスープ③

ザーサイとごま油を加えるだけで、すぐに中華風

ほうれん草と鶏肉で塩分排出スープ

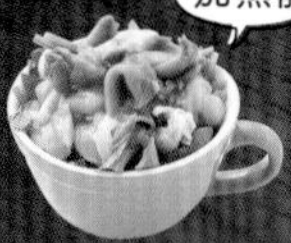

材料（1人分）

鶏こま切れ肉 …… 80g
ほうれん草 …… 50g
ザーサイ …… 10g
A
- ごま油 …… 小さじ1/2
- しょうゆ …… 小さじ1/2
- 中華スープの素（顆粒） …… ひとつまみ
- こしょう …… 少々
- 水 …… 150mℓ

作り方

1 ほうれん草を2cm長さに切る。
2 カップにAを入れて混ぜ、1を加えて鶏肉、ザーサイをのせる。
3 2にふんわりラップをかぶせ、電子レンジで3分加熱して混ぜる。

\ SOUP ADVICE /

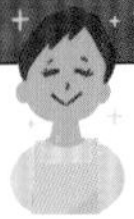

ザーサイの風味で塩分をカット

ほうれん草だけでなく、たんぱく質豊富な鶏肉もカリウムを含みます。むくみの原因となる塩分を控えるために、風味のよいザーサイを加えます

お助け食材

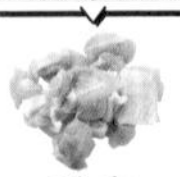
鶏肉

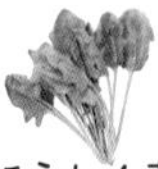
ほうれん草

冷蔵1日

今夜はぐっすりスープ①

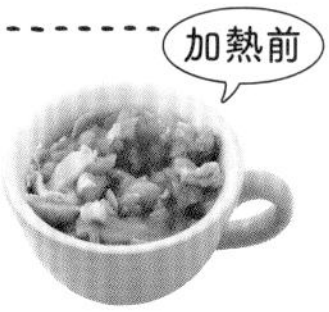
加熱前

いつもはごはんにのせるたらこが、スープのうまみに！

安眠にいざなうチキンたらこスープ

材料（1人分）

鶏こま切れ肉…… 80g
たらこ…… 20g
白菜…… 1/2枚
A
しょうゆ…… 小さじ1/2
だしの素…… 2つまみ
水…… 150mℓ

作り方

1 白菜は細切りにし、たらこは薄皮を除いてほぐす。
2 カップにAを入れて混ぜ、1、鶏肉を加える。
3 2にふんわりラップをかぶせ、電子レンジで3分加熱して混ぜる。

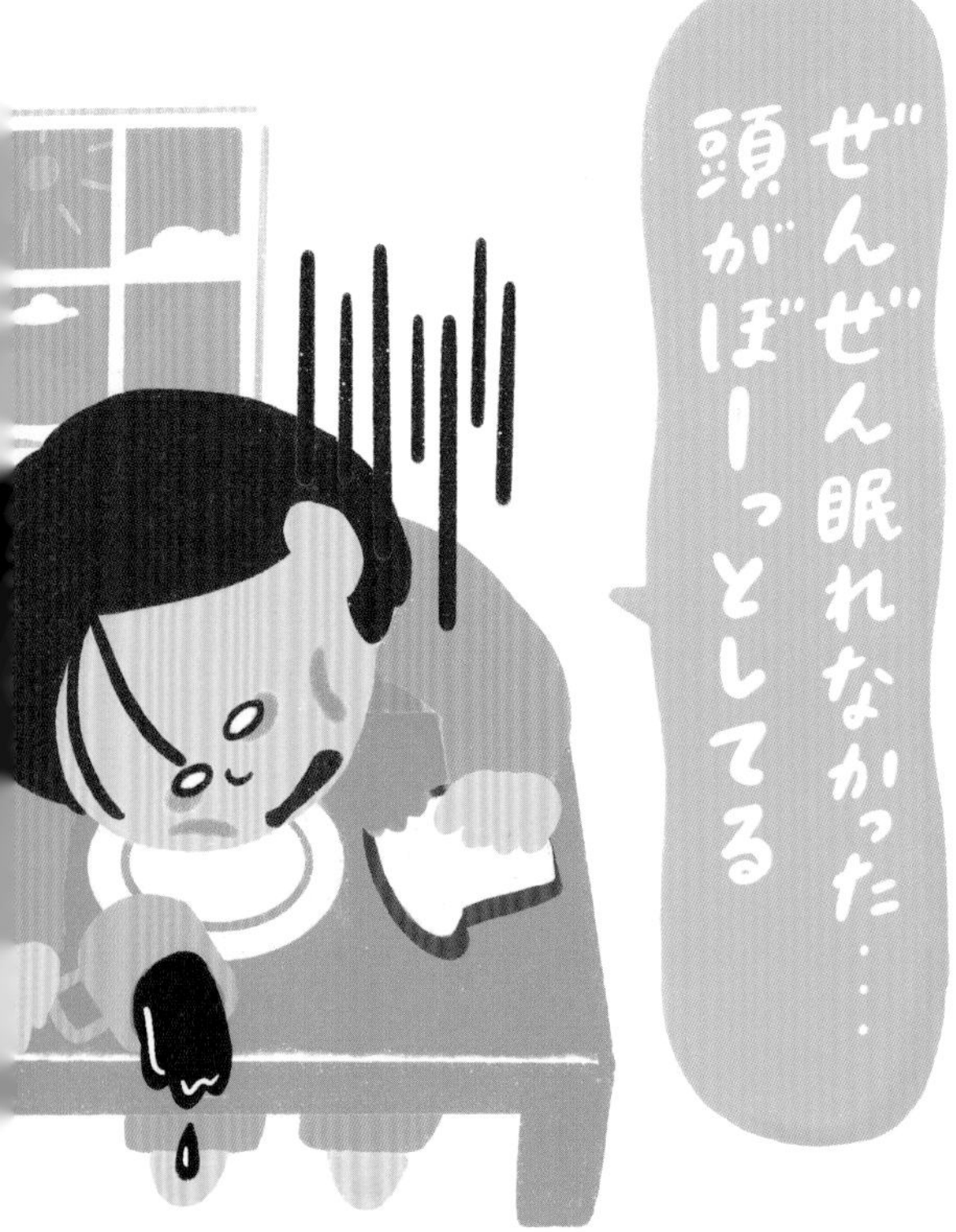
ぜんぜん眠れなかった…
頭がぼーっとしてる
しー

よく眠れずに迎えた朝は、頭はボーっとしているし、心身ともに不調を感じずにいられません。

まずは温かいスープで目を覚まし、眠れなかった分は今夜こそ熟睡できるよう準備をしましょう。

良眠を得るために、たんぱく質やトリプトファンたっぷりの食材をスープでいただきます。

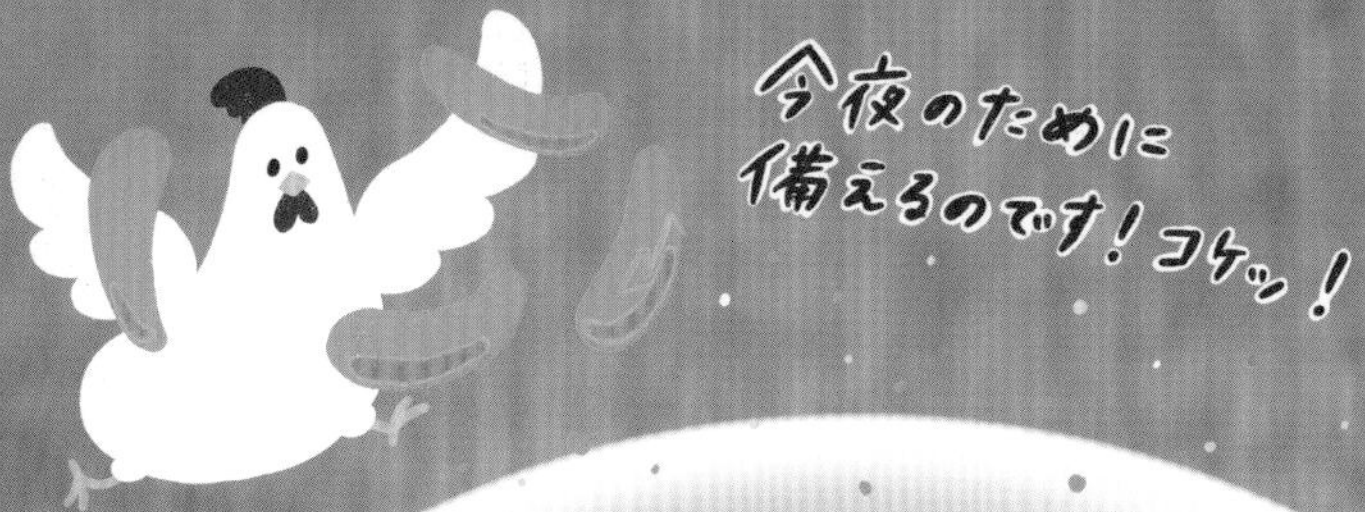
今夜のために
備えるのです！コケッ！

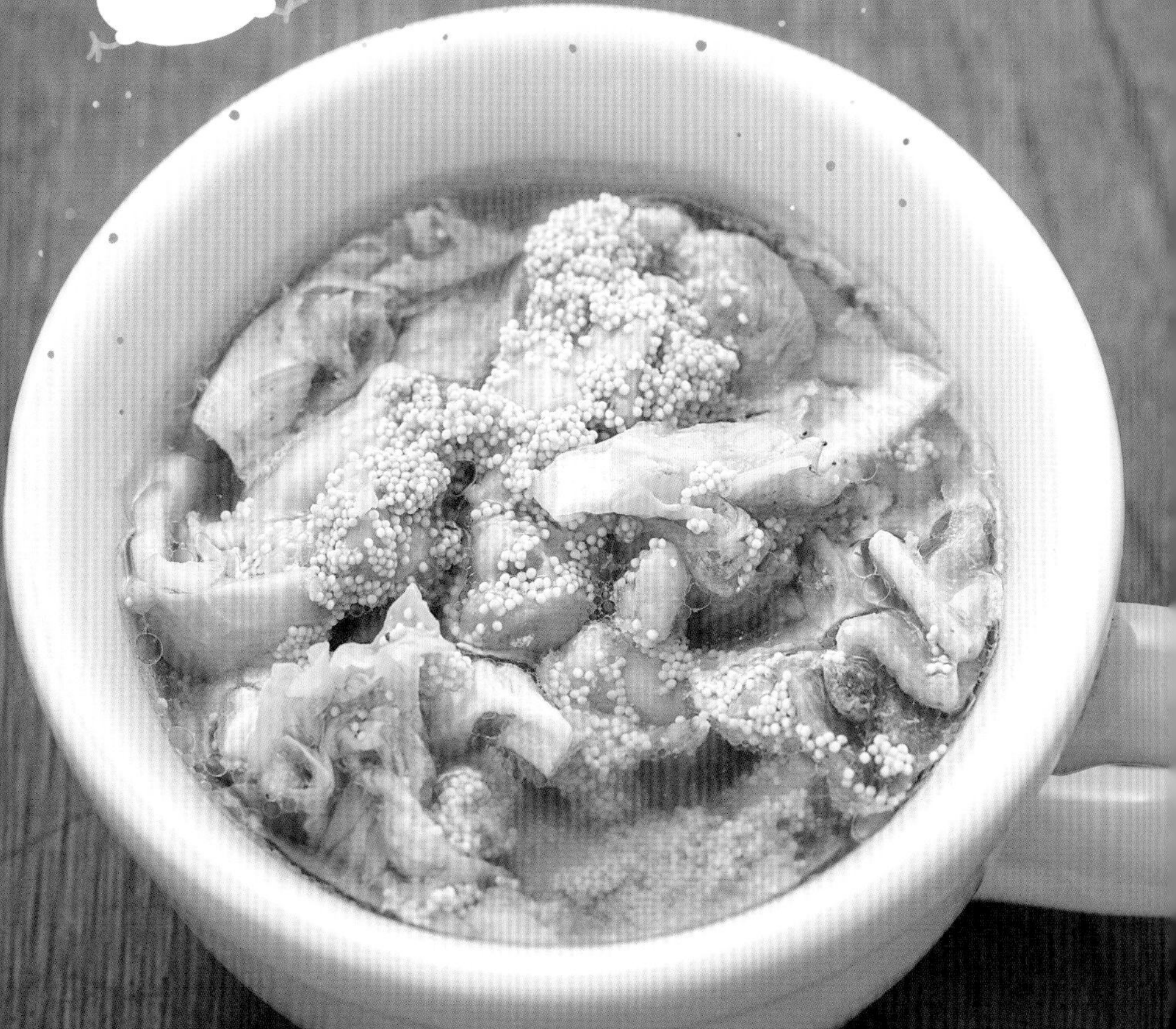

\ SOUP ADVICE /

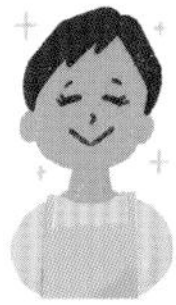

今宵の眠りへ鶏肉とたらこがご招待

鶏肉とたらこに含まれるトリプトファンが、心地よい眠りを招いてくれます。うまみ成分たっぷりの白菜を加えれば味のバランスがよくなり、やわらかになるほどやさしい味に

お助け食材

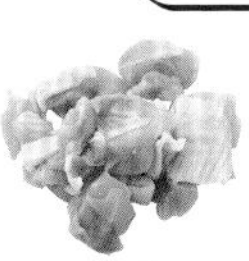

鶏肉

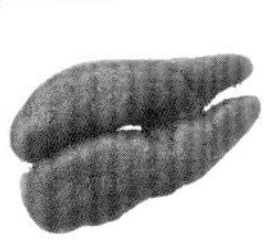

たらこ

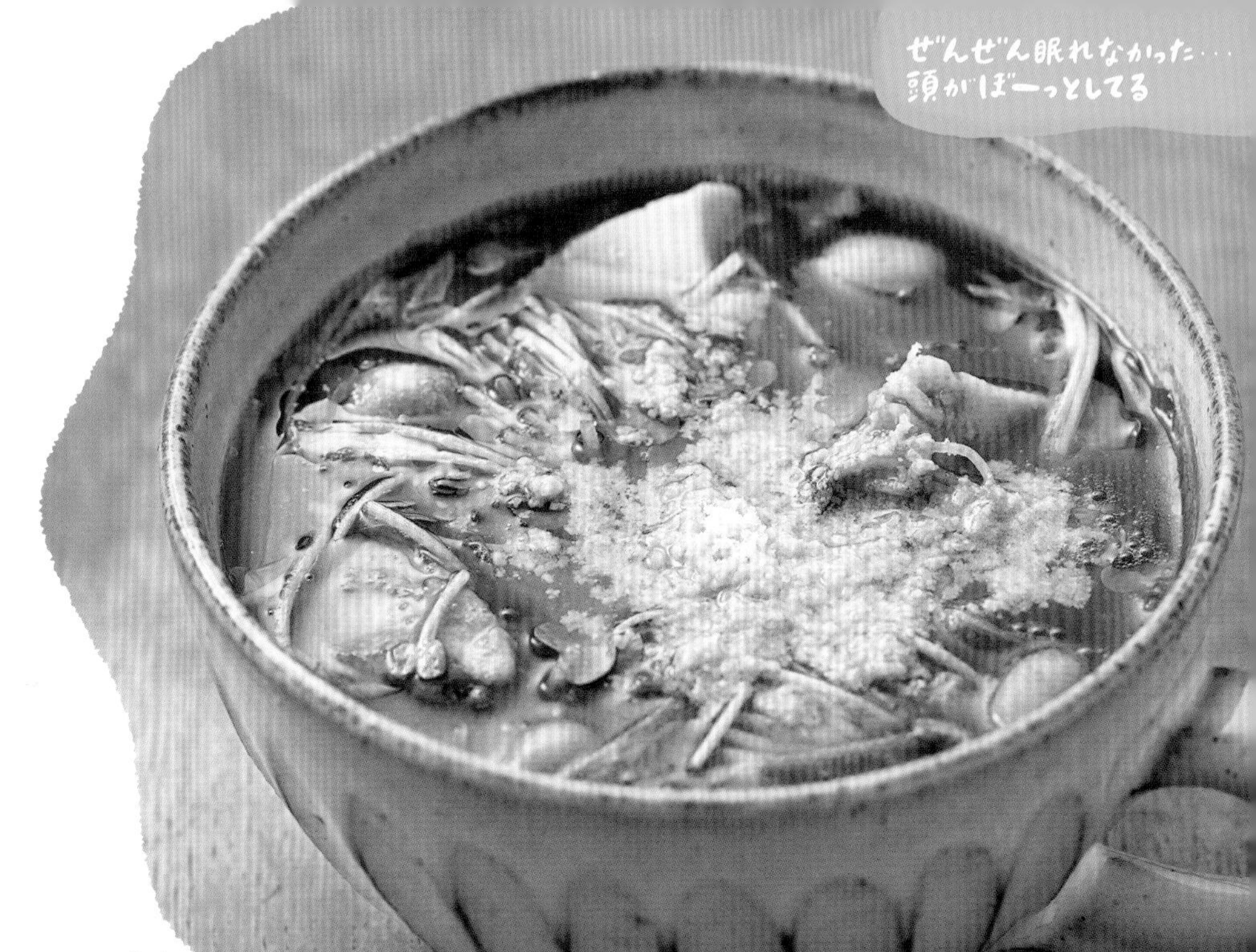
ぜんぜん眠れなかった…
頭がぼーっとしてる

今夜はぐっすりスープ②

電子レンジ加熱で、すぐにおいしい食材を集めました

やわらかアボカドと大豆の熟睡スープ

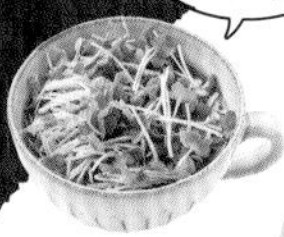
加熱前

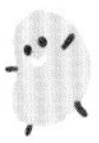

材料（1人分）

アボカド…… 1/4個
貝割れ菜…… 1/2パック
A
トマトジュース（無塩）…… 150mℓ
オリーブオイル…… 小さじ1
塩、こしょう…… 各少々
ゆで大豆…… 50g

作り方

1 アボカドは食べやすい大きさに切り、貝割れ菜は根元を落として3等分に切る。
2 カップに*A*を入れて混ぜ、大豆、*1*を加える。
3 *2*にふんわりラップをかぶせ、電子レンジで3分加熱して混ぜる。

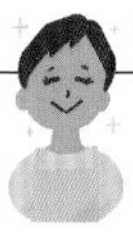

\ SOUP ADVICE /

トマトジュース＋熟睡効果食材で

便利なゆで大豆と栄養価の高いアボカドも、トリプトファンは豊富。トマトジュースを使えば、簡単にイタリア風のスープができあがります

お助け食材

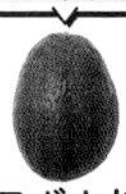
アボカド

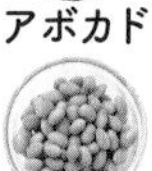
大豆

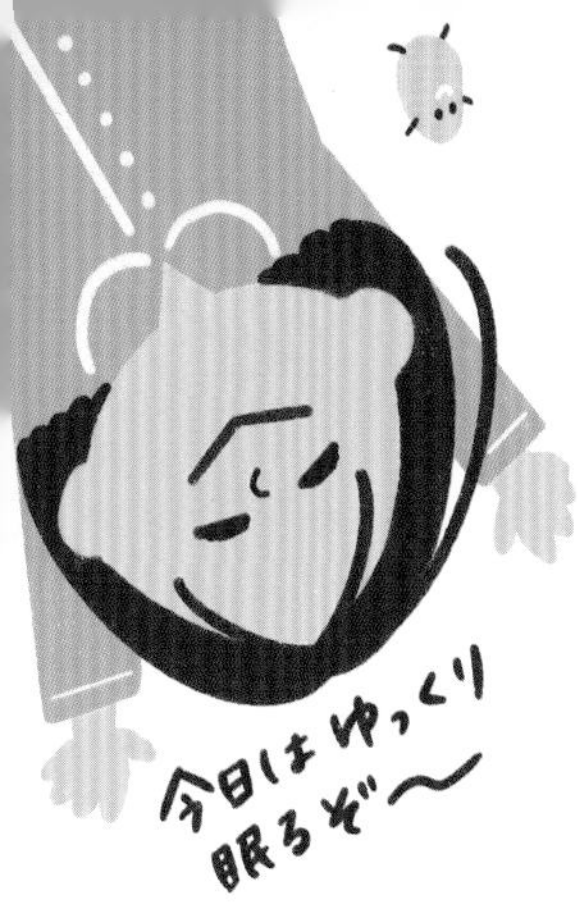
今日はゆっくり
眠るぞ〜

今夜はぐっすりスープ③

桜えびとザーサイの風味がポイント

とろとろ豆乳の台湾風えび風味スープ

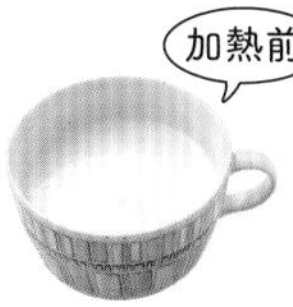
加熱前

材料（1人分）

- **豆乳（無調整）**…… 200mℓ
- 中華スープの素 …… 小さじ1/5
- A
  - しょうゆ …… 小さじ1/2
  - 酢 …… 小さじ1と1/2
  - 塩 …… 少々
- 桜えび …… 小さじ1
- レタス …… 1枚
- ザーサイ …… 少々
- ラー油 …… 適量

作り方

1. レタスはせん切り、ザーサイはみじん切りにする。
2. カップに豆乳、中華スープの素を入れて混ぜ、ラップをかけずに電子レンジで2分加熱する。
3. *2*に*A*を混ぜ、*1*、桜えびをのせてラー油をかける。

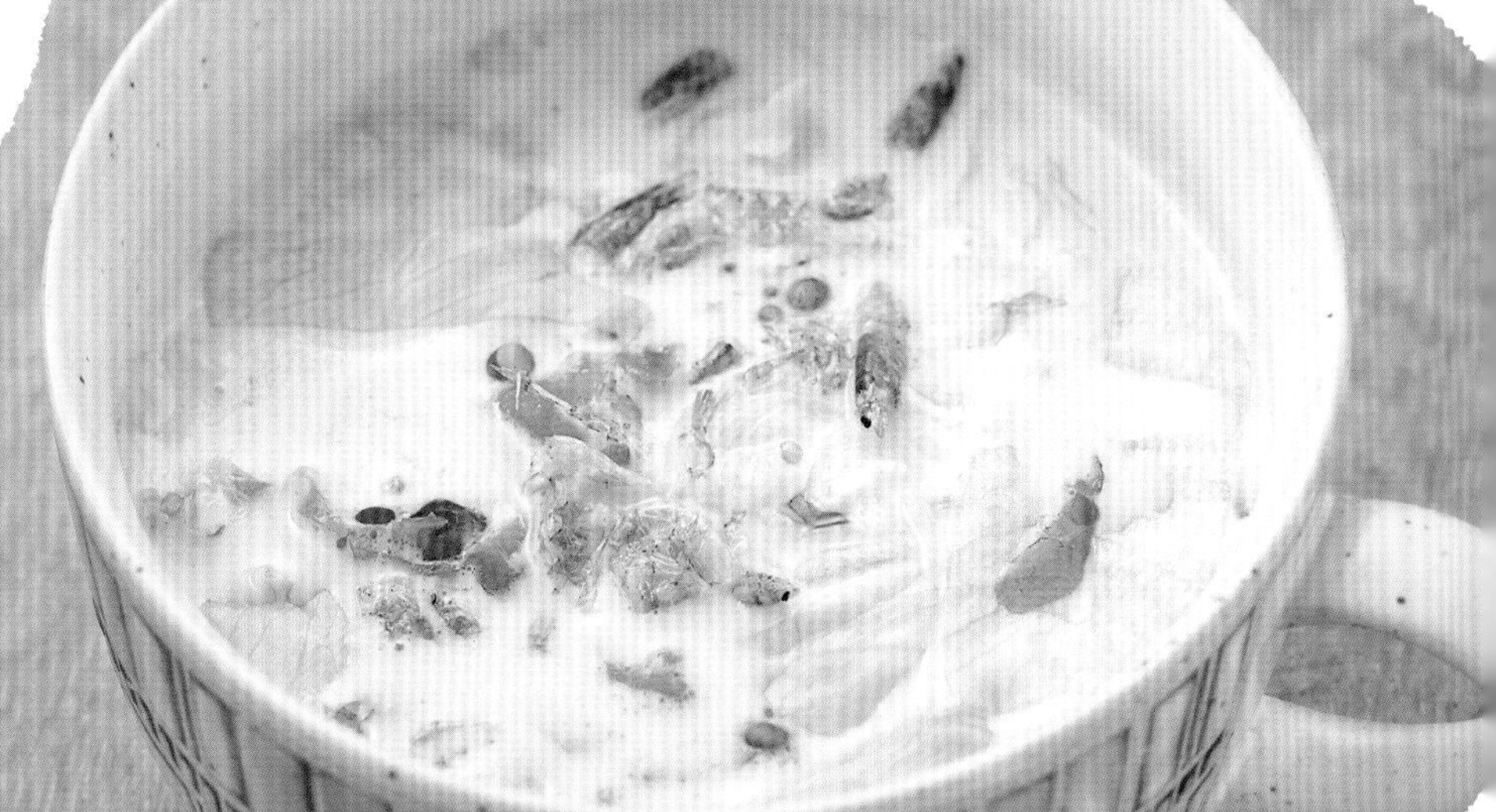

\ SOUP ADVICE /

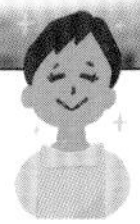

豆乳を加えるだけで安眠効果が期待大

大豆は、トリプトファンの宝庫ともいえる食材。スープのベースに豆乳を使えば、簡単に摂取できます。えびとザーサイで、うまみを高めましょう

お助け食材

豆乳

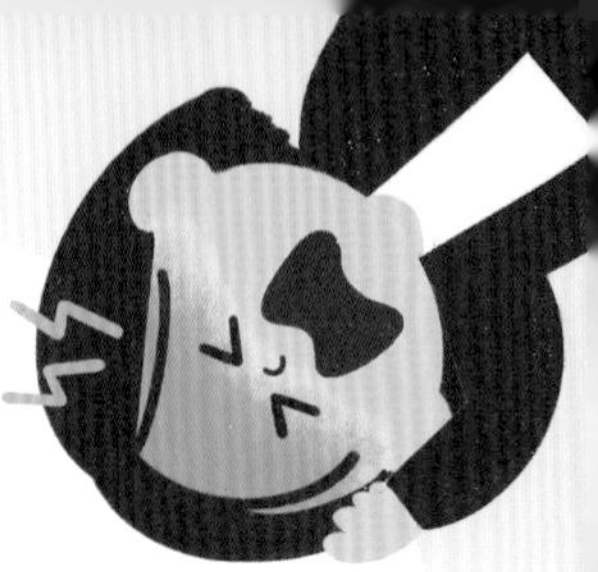

二日酔いでつらい

飲み過ぎた翌日のつらい二日酔い。お酒には利尿作用があるため、脱水症状も起こしがちです。スープで胃や肝臓を保護しながら、水分補給もしましょう！

ふらふら復活スープ①

疲れた胃腸にやさしくふんわり届きます

トマトかき卵スープ

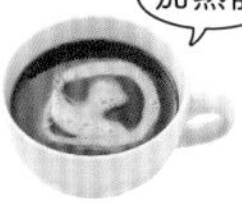

材料（1人分）

卵……1個

A
- トマトジュース（無塩）……200mℓ
- 塩、こしょう……各少々

作り方

1 卵は割りほぐす。
2 カップにAを入れて混ぜ1の卵を回し入れる。
3 2にふんわりラップをかぶせ、電子レンジで2分30秒加熱する。

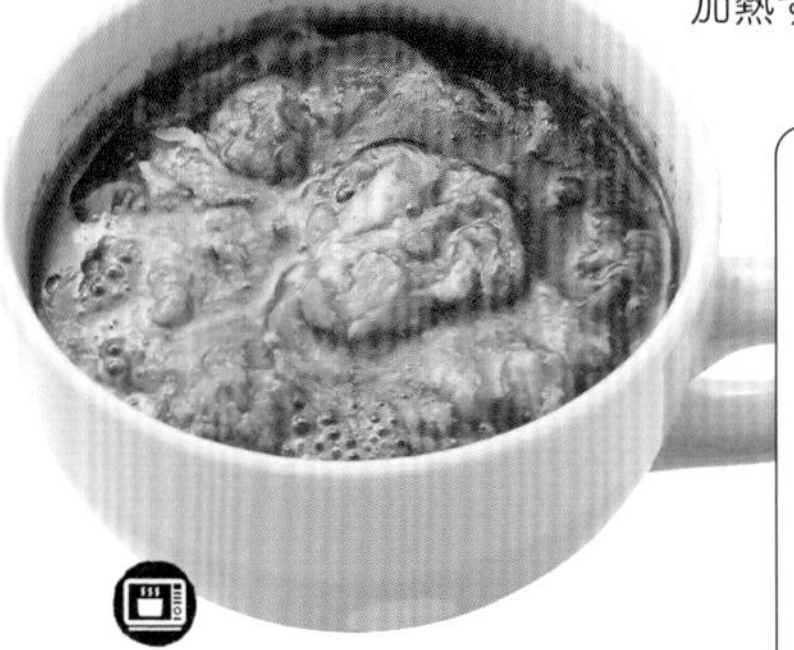

\ SOUP ADVICE /

肝臓と胃を元気に

トマトのリコピンで疲れた肝臓を回復し、卵のたんぱく質で肝臓を解毒しつつ、弱った胃を保護

お助け食材

卵

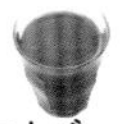

トマトジュース

ふらふら復活スープ②

みそのうまみが、しみじみうれしい！

あさりとスプラウトのみそ汁

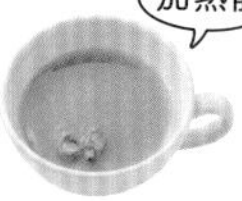

材料（1人分）

あさり缶（水煮）……小1/2缶

スプラウト……1/2パック

A
- みそ……小さじ1
- 水……150mℓ

作り方

1 スプラウトは根元を切る。
2 カップにAを入れて溶かし、あさりを缶汁ごと加える。
3 2にふんわりラップをかぶせ、電子レンジで2分加熱し、1を混ぜる。

\ SOUP ADVICE /

あさりで肝機能を復活

あさりに含まれるタウリンが、肝臓の働きをアップ。飲んだ後に食べるのもおすすめ！

お助け食材

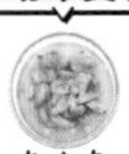

あさり

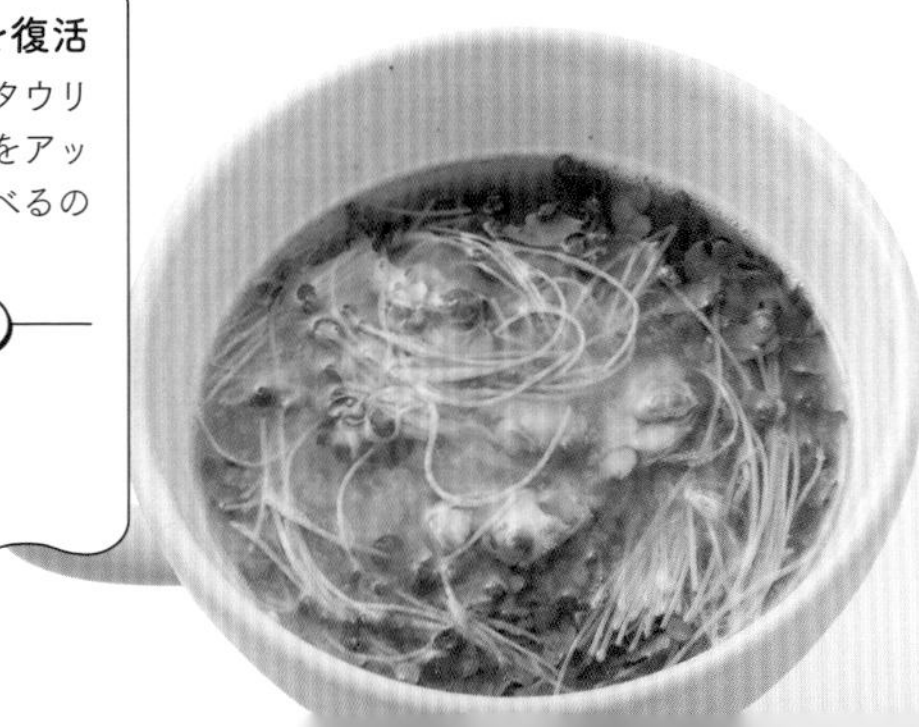

冷蔵1日

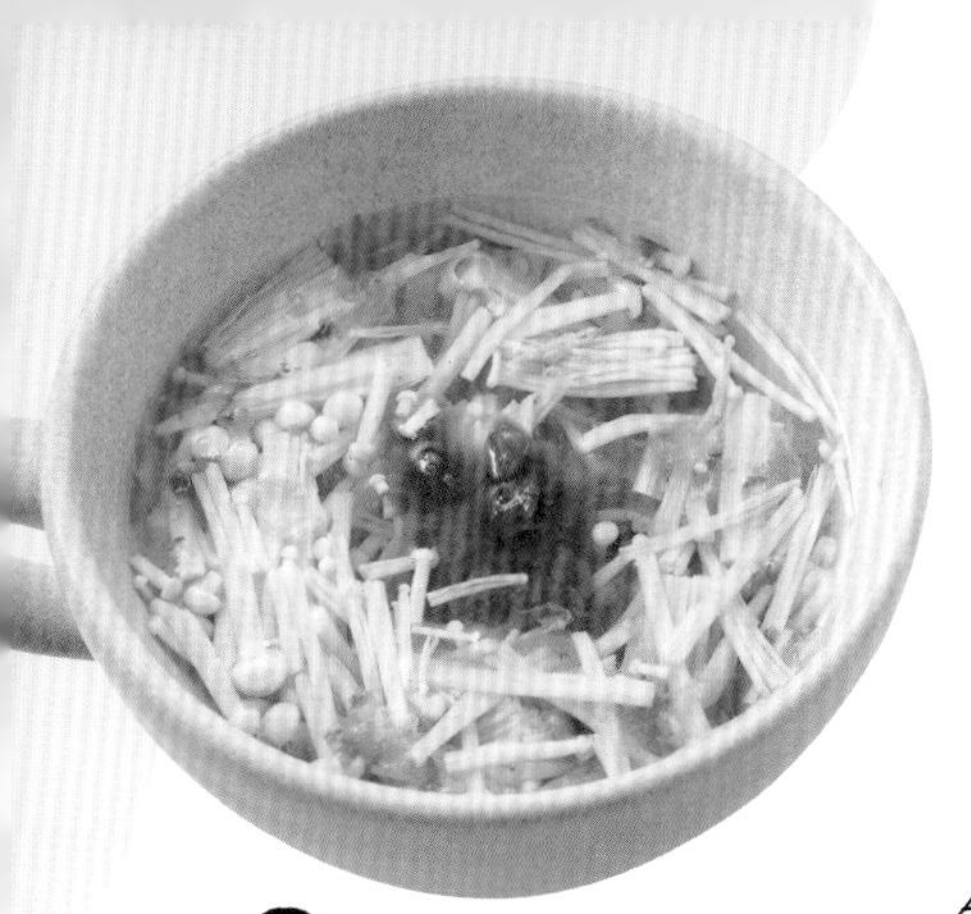

冷蔵1日

ふらふら復活スープ③

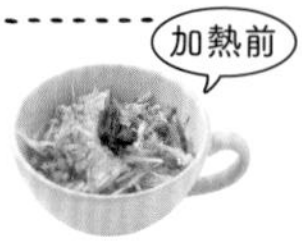

素材のうまみを感じる
シンプルな味わい

えのきだけの梅おかかスープ

材料（1人分）

えのきだけ…… 50g
梅干し …… 1/2個（1g）

A
- 削り節（小袋）…… 適量
- 塩 …… 少々
- 水 …… 150mℓ

作り方

1 えのきだけは根元を落として2cm長さに切り、梅干しは果肉をちぎる。
2 カップにA、1、を入れる。
3 2にふんわりラップをかぶせ、電子レンジで3分加熱して混ぜる。

＼SOUP ADVICE／

お助け食材

えのきだけが妙薬！

えのきだけのナイアシンが、アルコールを分解。さらに梅とおかかの風味で、気分を向上させます

えのきだけ

ふらふら復活スープ④

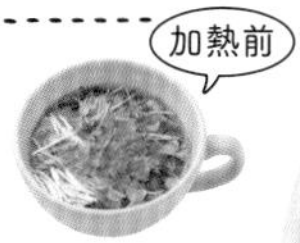

ごくごく飲めるので、
水分補給にぴったり！

かつお風味の壮快お茶スープ

材料（1人分）

貝割れ菜 …… 1/4パック分

A
- **好みのお茶** …… 200mℓ
- しょうゆ …… 小さじ1/4
- 塩 …… 少々

削り節 …… 2つまみ

作り方

1 貝割れ菜は根元を落として2cm長さに切る。
2 カップにAを入れて混ぜ、1、削り節を加える。
3 2にふんわりラップをかぶせ、電子レンジで2分加熱して混ぜる。

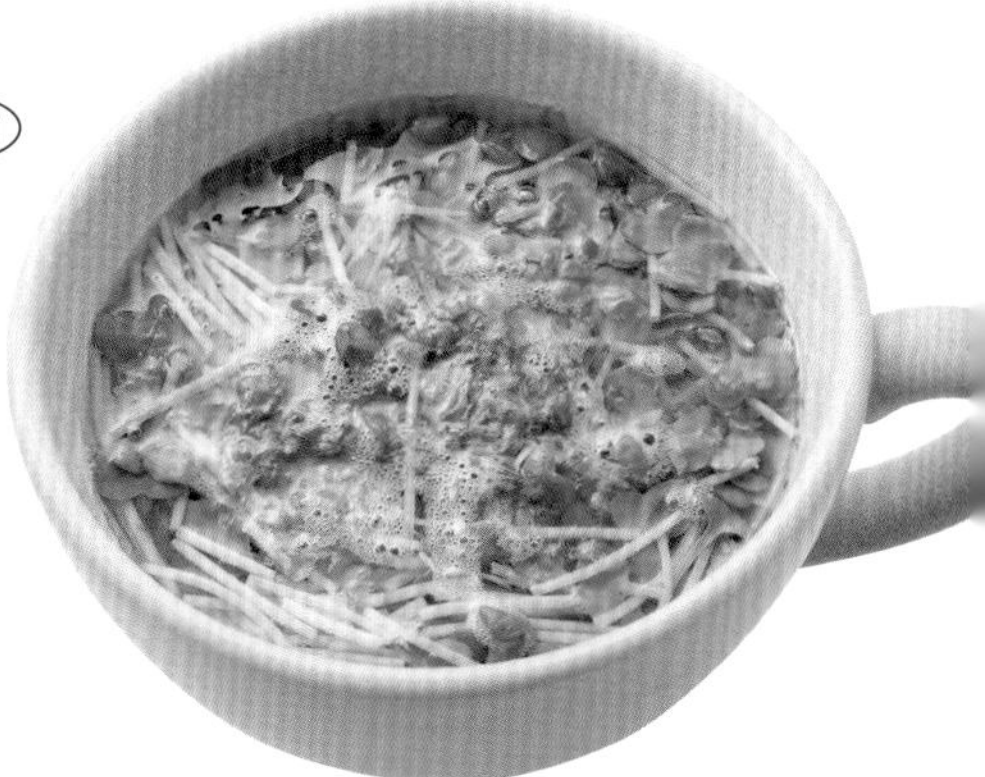

冷蔵1日

＼SOUP ADVICE／

お助け食材

お茶の力でお酒を排出
お茶の利尿作用を利用し、お酒を体外に排出。胃が弱っているならば、カフェインの少ない麦茶がおすすめ

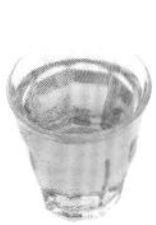
お茶

健康&
味わい向上!

W効果トッピング8品

スープの仕上げやかくし味に加えれば、味わいアップはもちろんのこと、栄養価を高めて、健康効果が期待できるチョイ足し食材をご紹介します

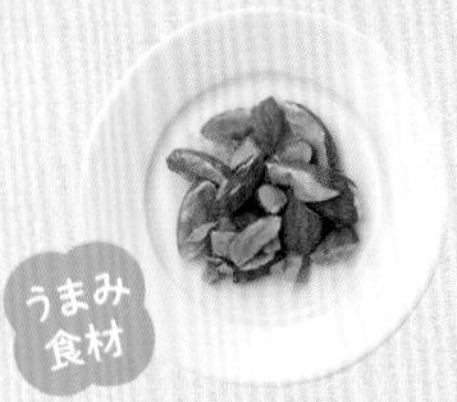

アーモンド

エネルギーや健康維持にかかせないミネラルやビタミンE、B群がたっぷり

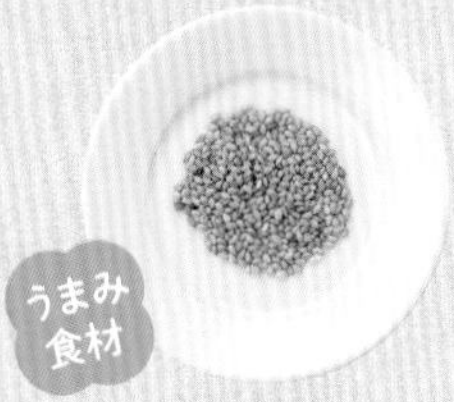

ごま

主成分の不飽和脂肪酸は免疫力を高め、コレステロール値を下げる効果が

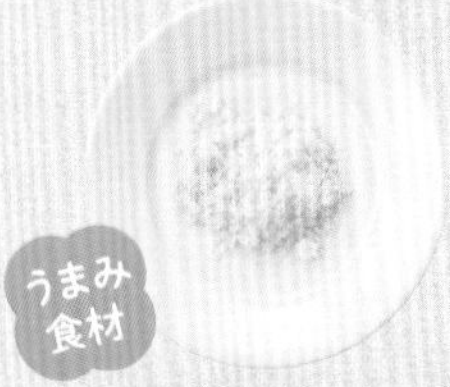

粉チーズ

骨密度を高めてイライラも防ぐカルシウムが、ふりかけるだけで摂取できる

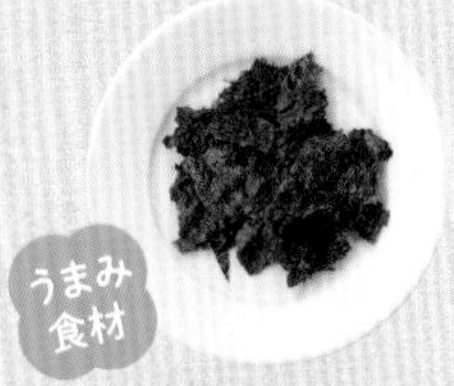

のり

食物繊維、たんぱく質、ビタミンA、B_1、B_2、葉酸、カルシウム、EPAなどを含む

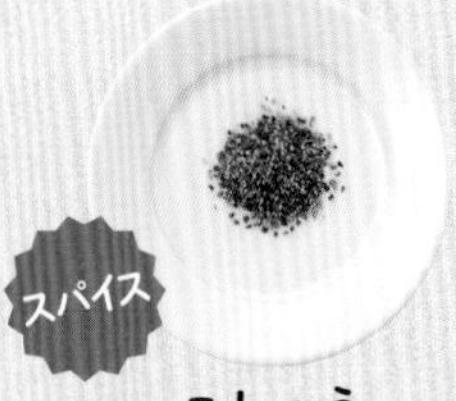

こしょう

発汗や利尿、血行促進などの作用があり、冷え性や脳の活性化に効果的

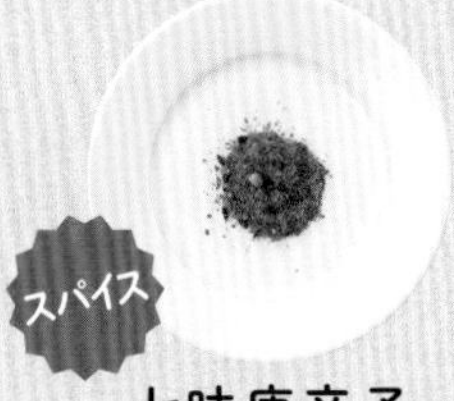

七味唐辛子

血行促進効果のある唐辛子に、ごま、山椒など香り高い薬味6種類も含まれる

ゆずこしょう

抗酸化作用のあるペーストは、ビタミンE、B_6、C、カリウムなどを含む

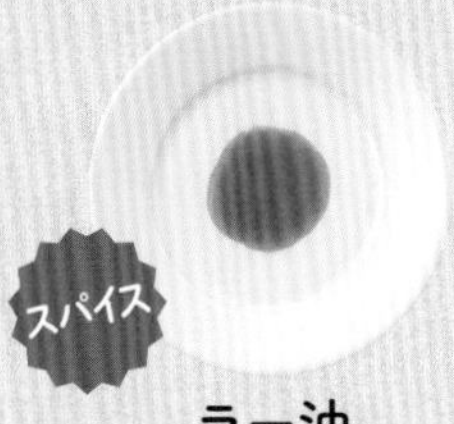

ラー油

抗酸化作用のあるごま油のビタミンEやK、唐辛子のカプサイシンなどを含む

PART 2

午後もパワー全開！

昼に飲みたいスープ

時間がないランチタイムでも、
朝につくりおきするジャースープ、
その場でぱぱっと作れるカップスープがあれば、
しっかりと栄養補給ができて元気が継続できます。
リモートワークのお昼にもおすすめです。

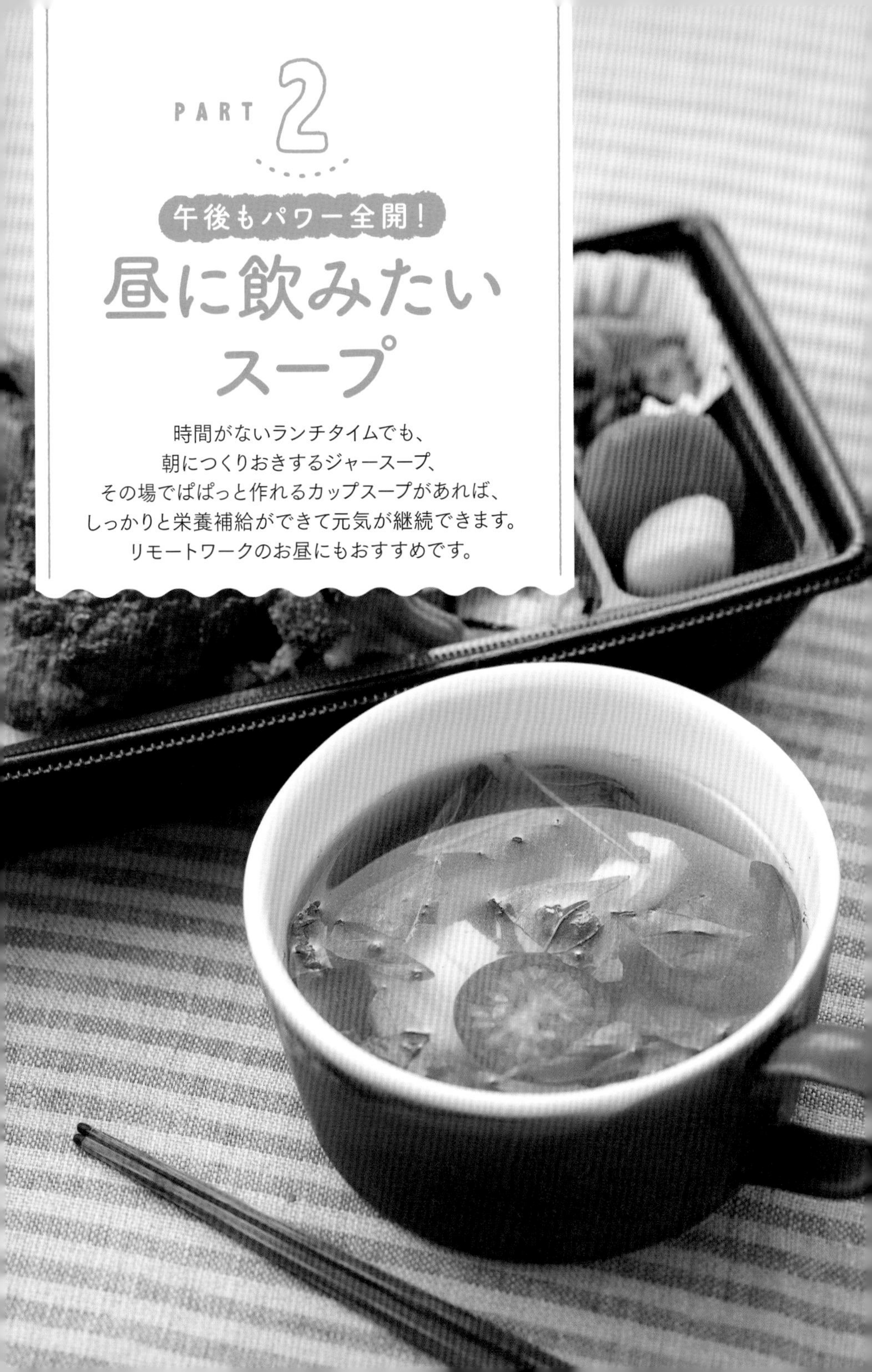

昼スープの集中力継続スイッチ

ランチタイムはあわただしくて、
コンビニで買うおにぎりやパンなどの
炭水化物＋サラダが、いつものパターン。
手早く食べられるメリットはあるものの、
野菜とたんぱく質の不足も気になります。
そこで救世主となるのが、温かいスープ！
朝につくりおきして昼に完成するジャースープ、
具にお湯を注ぐだけのカップスープなど、
手間なくヘルシーなランチが楽しめます。
エネルギー消費が盛んな時間帯ですから、
スープ＋主食もＯＫです！

LUNCH TIME
お店は混んでるし
コンビニで
すませればいっか…

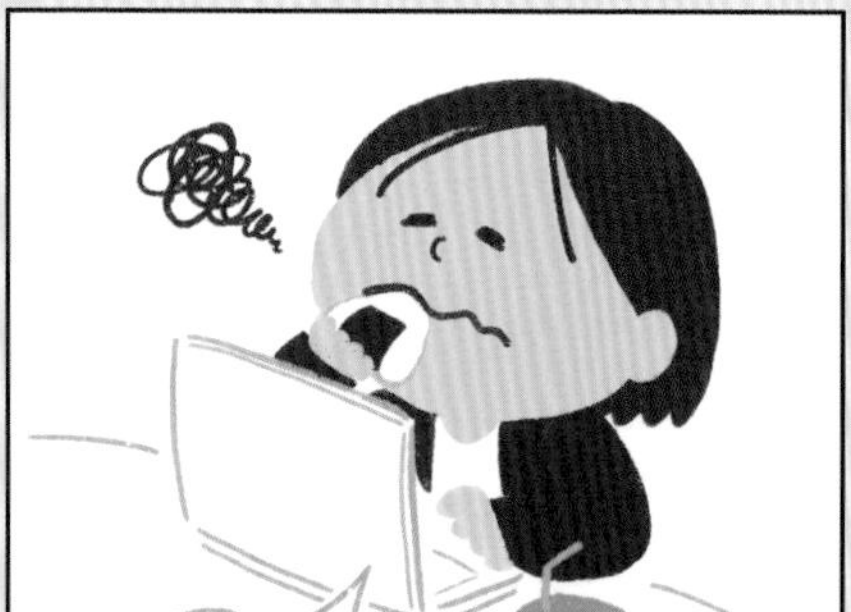
コンビニ
なんか
食べた気が
しないな〜

けいこさん直伝

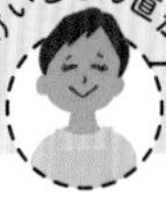

昼のスイッチON

1 朝に仕込んで昼に完成！熱々のジャースープ

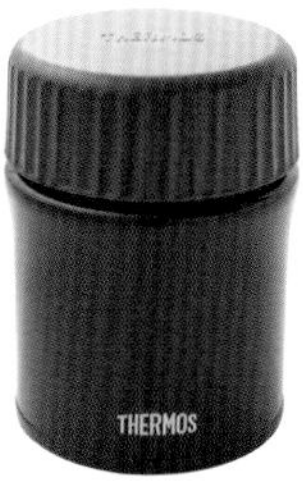

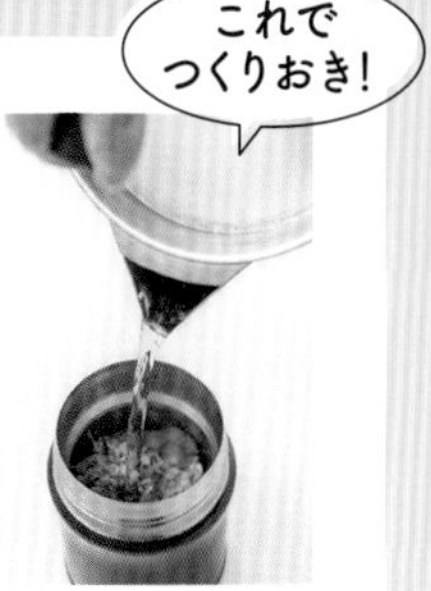
これで
つくりおき！

スープ用のジャーを使えば、保温効果で昼には食材がおいしいスープに。ジャーは使用前に必ず熱湯で3分間温め、殺菌してから使います

＊使用するジャーの指定の方法に合わせてください

2 熱湯を注いですぐに飲めるカップスープ

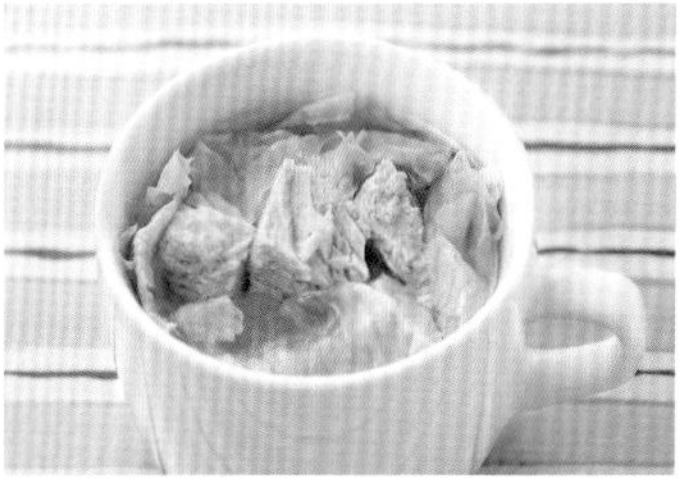

時間が経ってもいたまない、熱が通りやすい材料をラップになどに包んで持参。食べるときにカップに入れ、熱湯を注ぐだけのカップスープが便利です

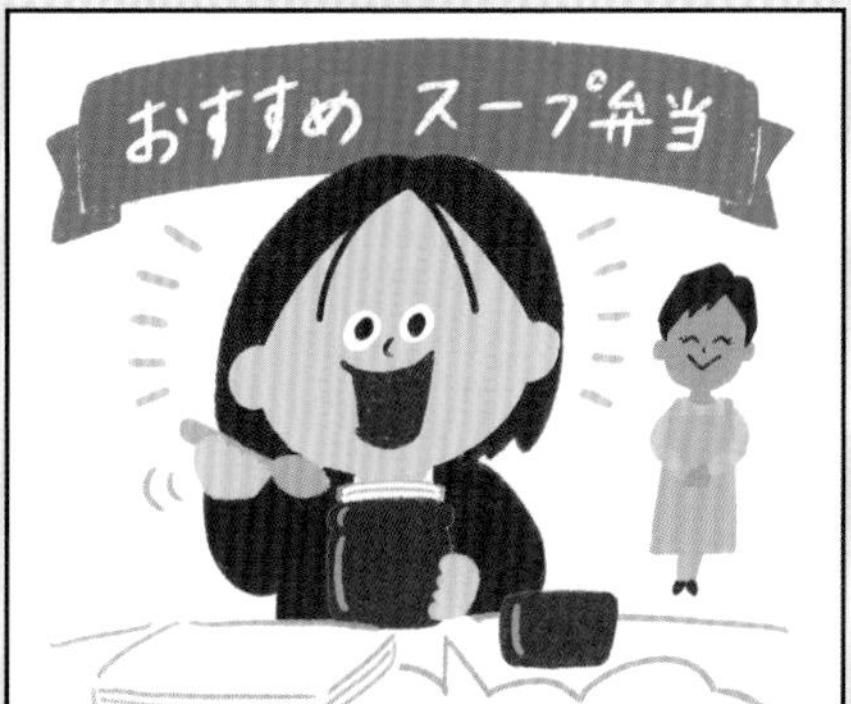
おすすめ　スープ弁当
エネルギーチャージされた！
これで午後からもがんばれる！

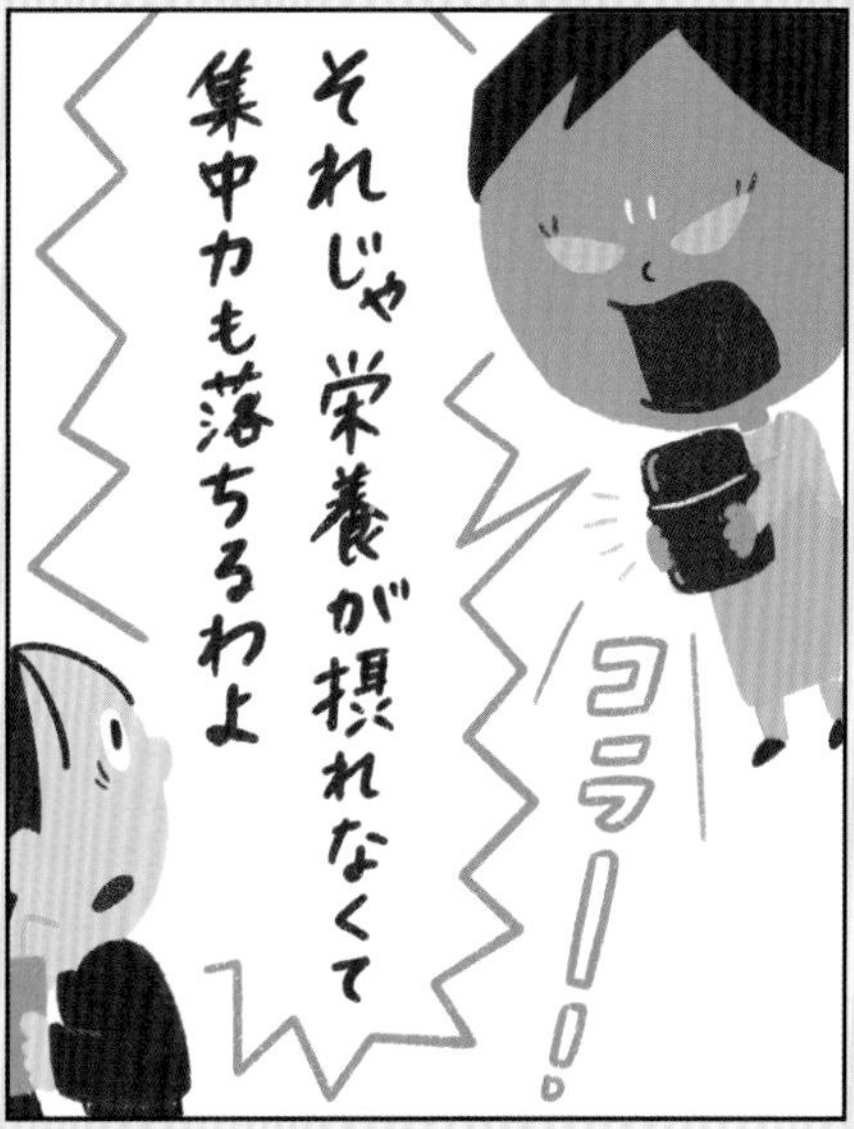
それじゃ栄養が摂れなくて集中力も落ちるわよ
コラー！！

その場でおいしい、スタミナ継続！昼スープ

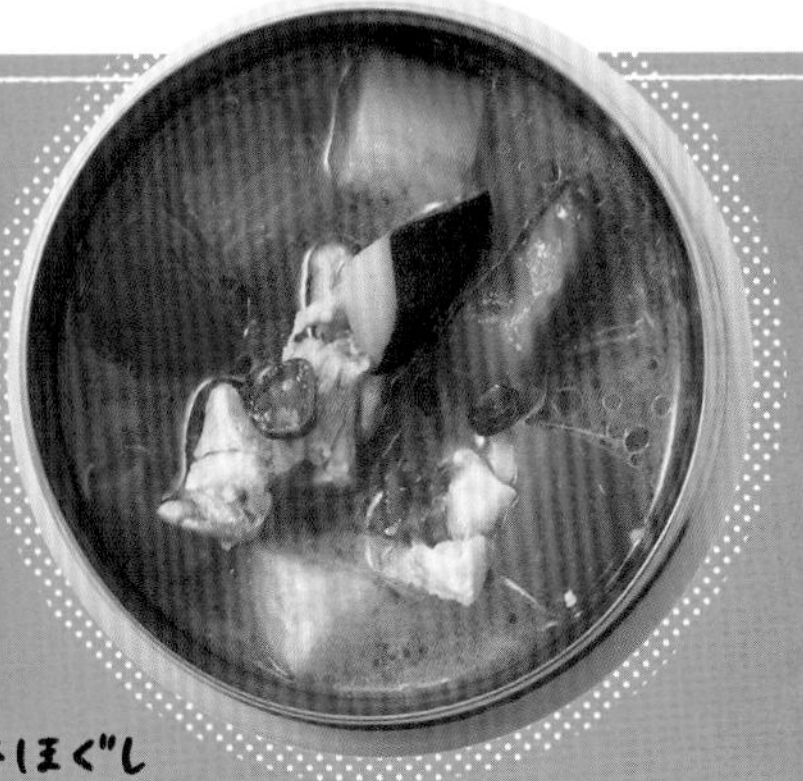

体ほぐしスープ

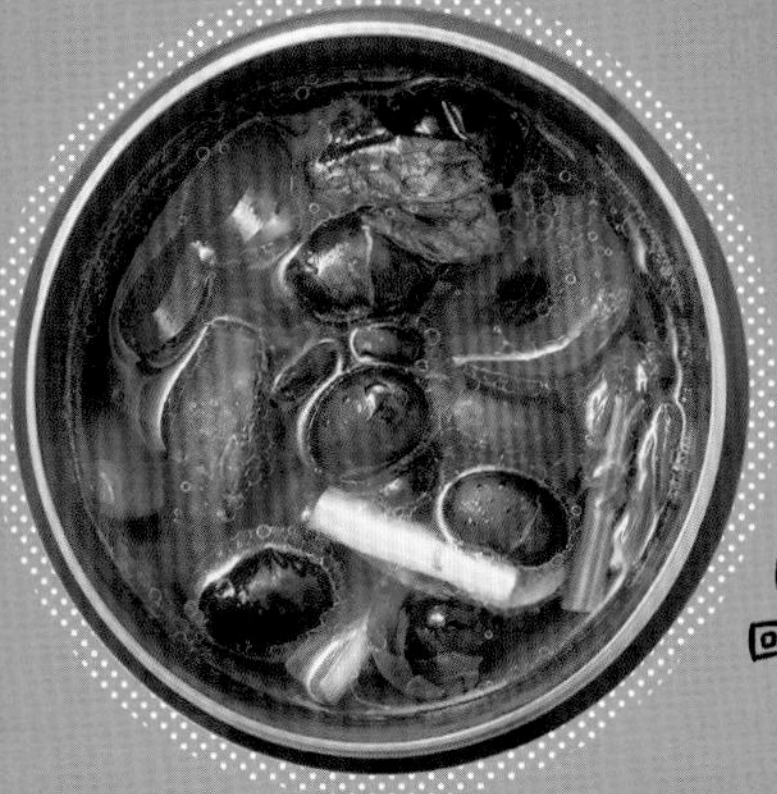

眼精疲労回復スープ

みく：スープランチにしたら、ゆっくりとおいしい休憩タイムになった。仕事の集中力もアップしたわ

けいこさん：温かいものをよく噛んでゆっくりと体に摂り入ると、食べるのに時間がかかるし、自律神経も整うの

みく：そのせいかな。イライラやストレスが減った気がするわ

けいこさん：バジルやセロリなど香味野菜を足すと、より心おだやかになるわよ

みく：肩こりや目の疲れも、結構つらかったけど、温かいスープが体に入ると、

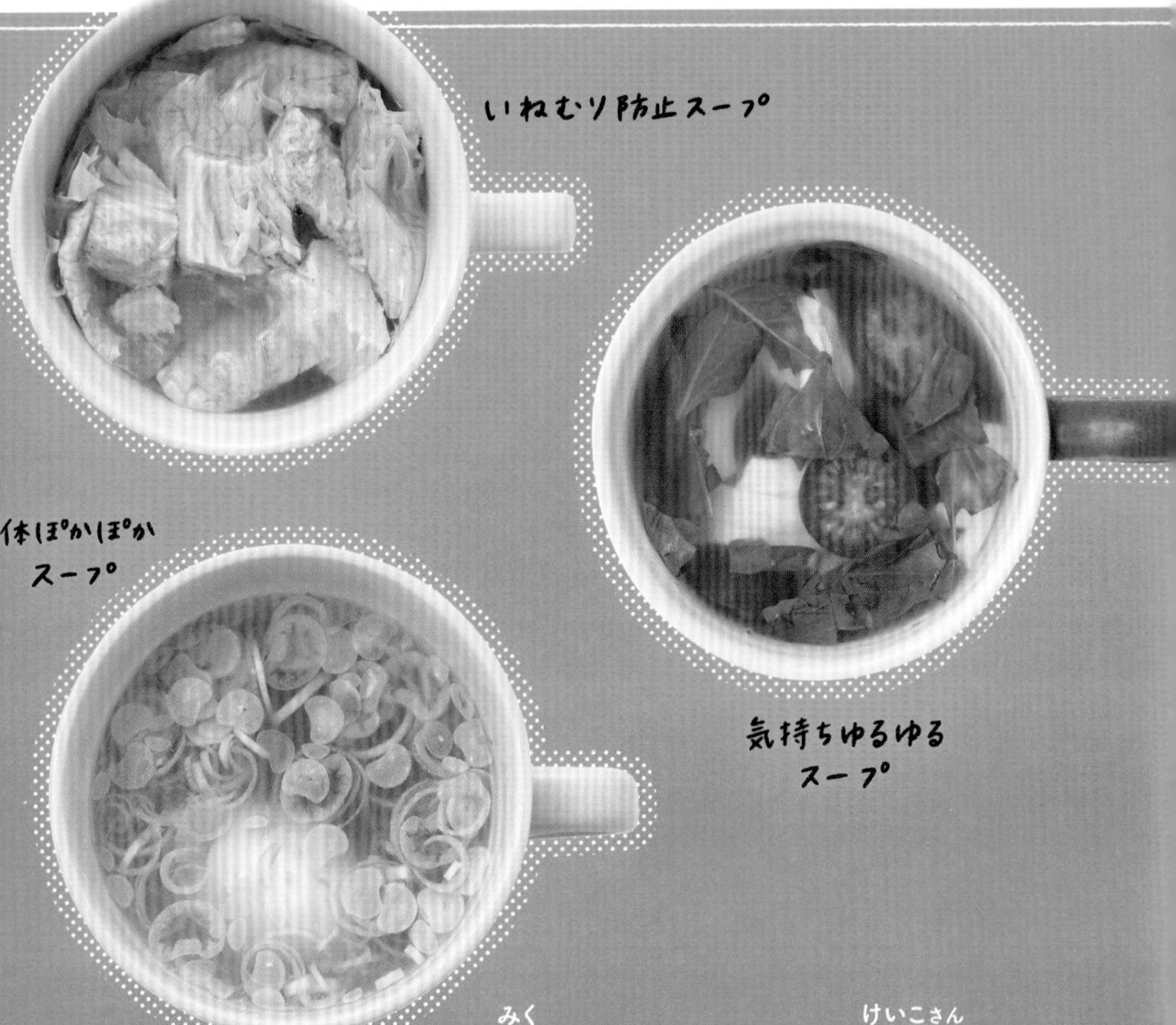

ほぐれてくるのがわかる〜

けいこさん

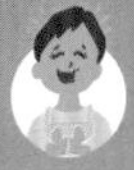

血行がよくなっている証拠。肩こりにはビタミンB_1やEの多い野菜や肉類、目の疲れにはビタミンAの多い食材がおすすめ。冷えの改善にもつながるの

みく

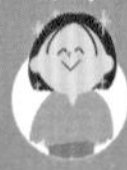

夏はエアコンの効きすぎ、冬は省エネと、一年中冷えた環境にいるから、スープがあると助かるってことね

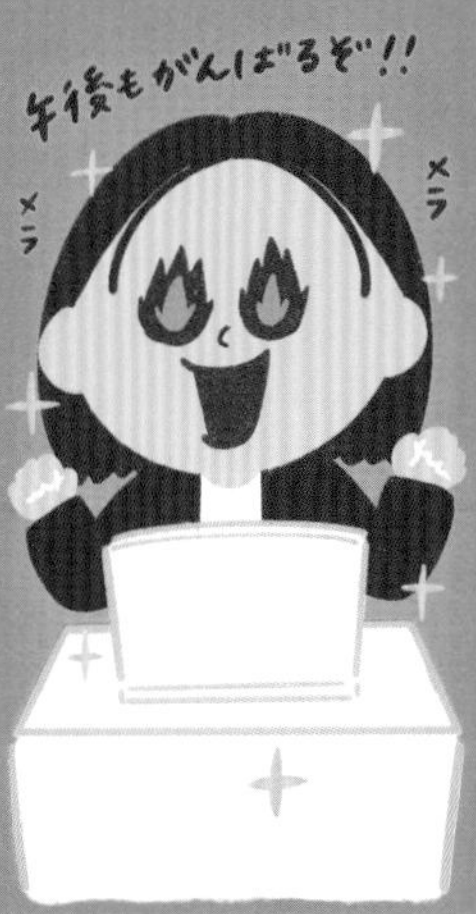

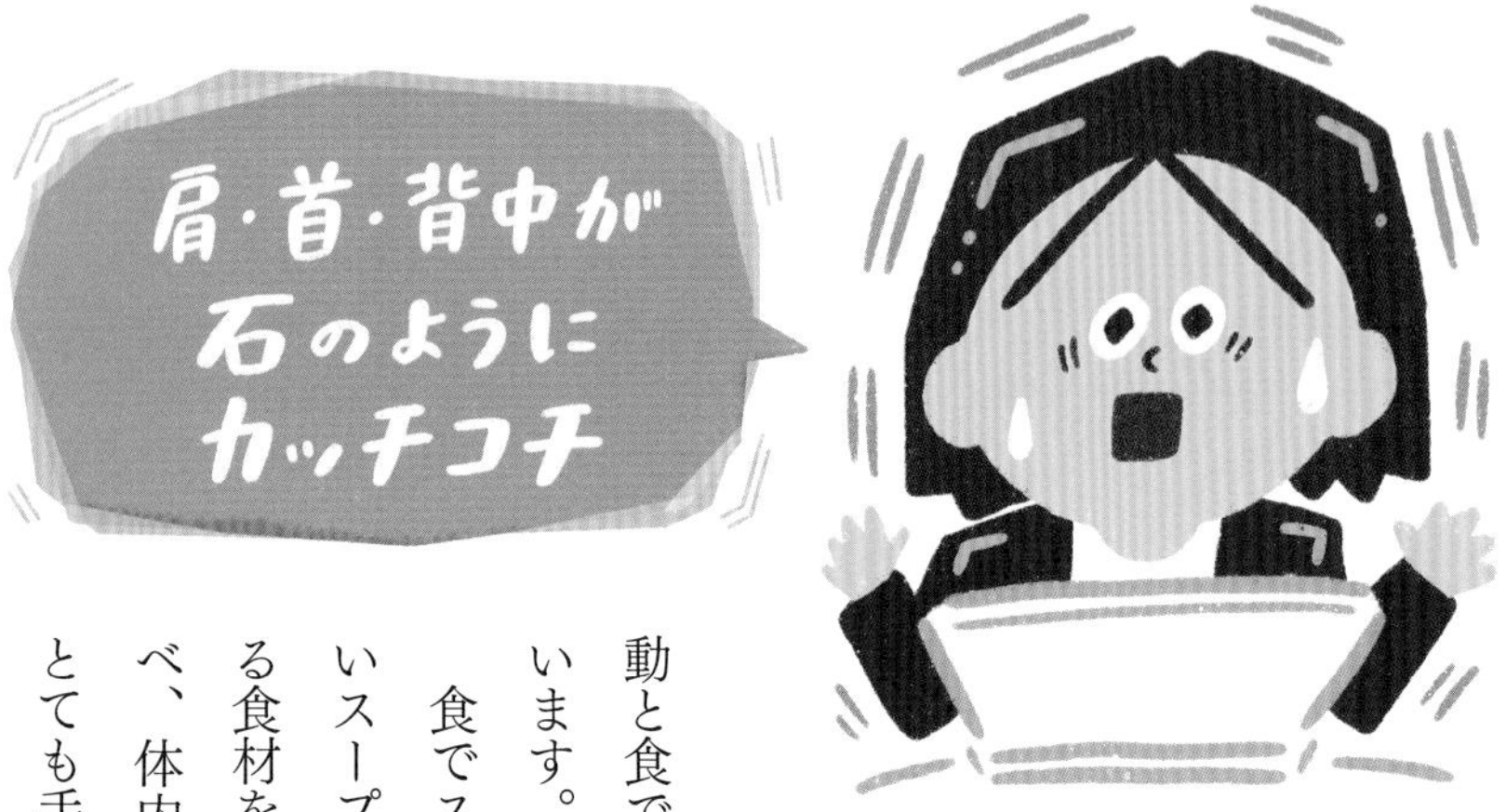
肩・首・背中が
石のように
カッチコチ

パソコン作業にストレスも加わっていつも体はパンパン。ひどいときには頭痛を感じることも。

まずは体をほぐすことが大切です。それには〝運動と食でストレッチ〟を行います。

食でストレッチは、温かいスープに、血行をよくする食材を入れておいしく食べ、体内から温めるだけ。とても手軽にできます。

体ほぐしスープ①　**保温ジャー**

具だくさんで栄養バランスもお腹も大満足

血行促進！ ピリ辛ミネストローネ

材料（1人分）

鶏こま切れ肉……60g
玉ねぎ……30g
ズッキーニ……40g
パプリカ……50g
トマト……1/2個
にんにくの薄切り……1枚
オリーブオイル……小さじ1
A
- コンソメ（顆粒）……小さじ1/2
- **赤唐辛子の輪切り**……1/2本分
- 塩……小さじ1/4
- こしょう……少々
- 水……150mℓ

作り方

1 玉ねぎ、ズッキーニ、パプリカ、トマトは角切りにする。
2 鍋にオリーブオイル、にんにくを入れて火にかけ、香りが出たら玉ねぎ、鶏肉を加えて炒め、さらにズッキーニとトマトを炒め合わせる。
3 2にAを入れて混ぜ、煮立ったら弱火にして4〜5分煮て、熱湯消毒した保温ジャーに入れる。

冷蔵3日／冷凍3週間

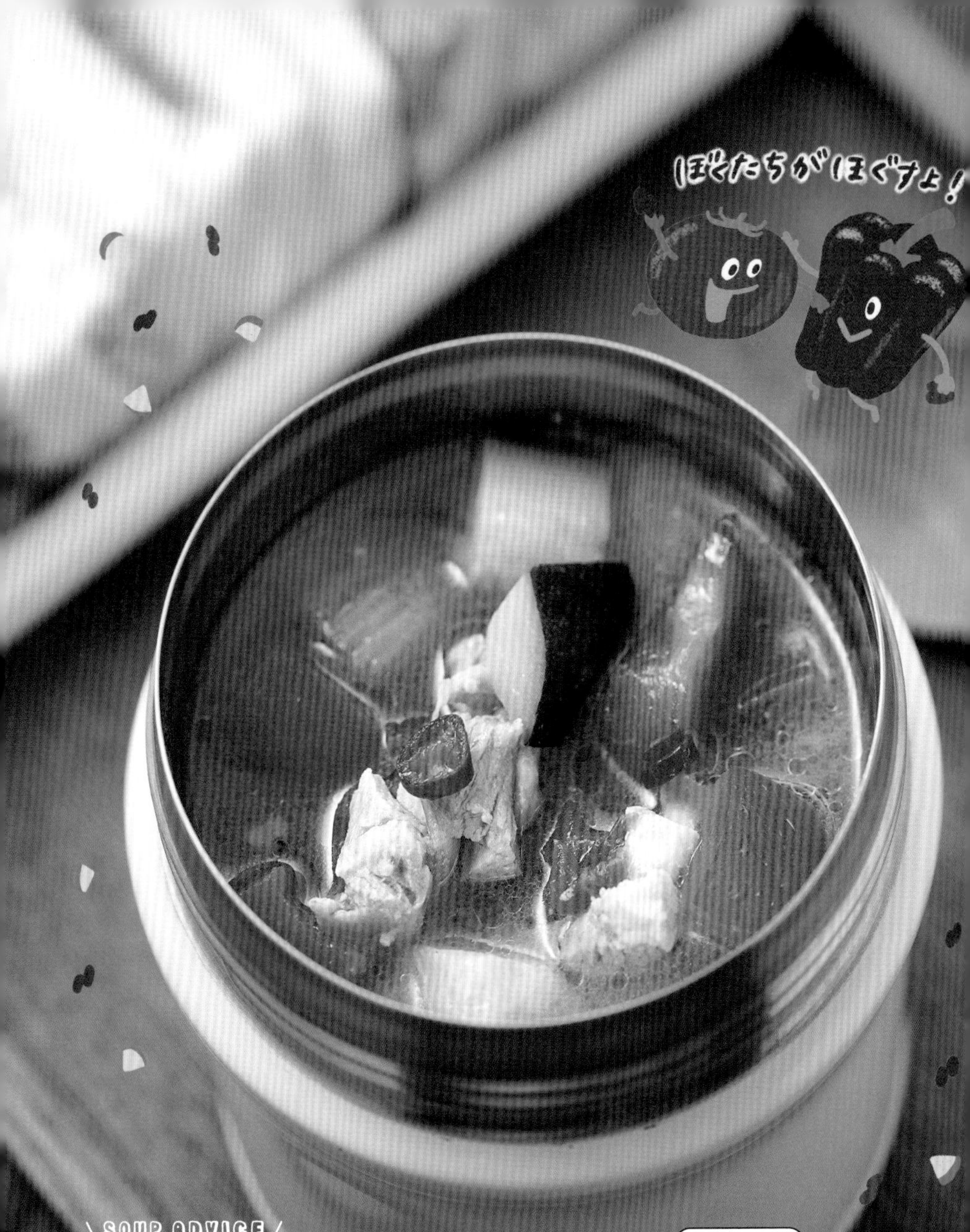

\ SOUP ADVICE /

鶏肉で脳、野菜で筋肉の疲れを回復

トマトやパプリカに含まれるビタミンEが、血流をスムーズにして筋肉の緊張を緩和。そして鶏肉、とくにむね肉に多いイミダゾールペプチドという栄養素で、脳の疲労を回復します

お助け食材

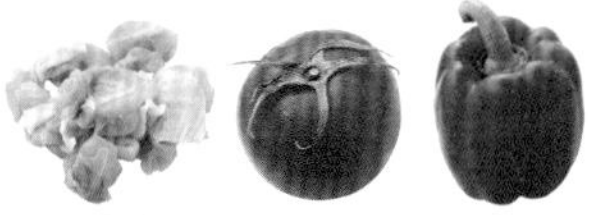
鶏肉　トマト　パプリカ

体ほぐしスープ②

保温ジャー

和野菜の大根とねぎを加えたさっぱり塩豚汁です

基礎体温UP！ 豚肉と大根のねぎスープ

材料（1人分）

豚切り落とし肉…… 60g
しょうがの薄切り…… 1/2かけ分
大根…… 80g
長ねぎ…… 1/4本
オリーブオイル…… 小さじ1
A だしの素…… 2つまみ
A 塩…… 小さじ1/4
A 水…… 200mℓ

作り方

1 長ねぎは斜め切り、大根はいちょう切りにする。
2 鍋にオリーブオイルを熱して1の長ねぎとしょうがを炒め、 豚肉と大根を加えて炒め合わせる。
3 2にAを加え、煮立ったら弱火にして2〜3分煮て、熱湯消毒した保温ジャーに入れる。

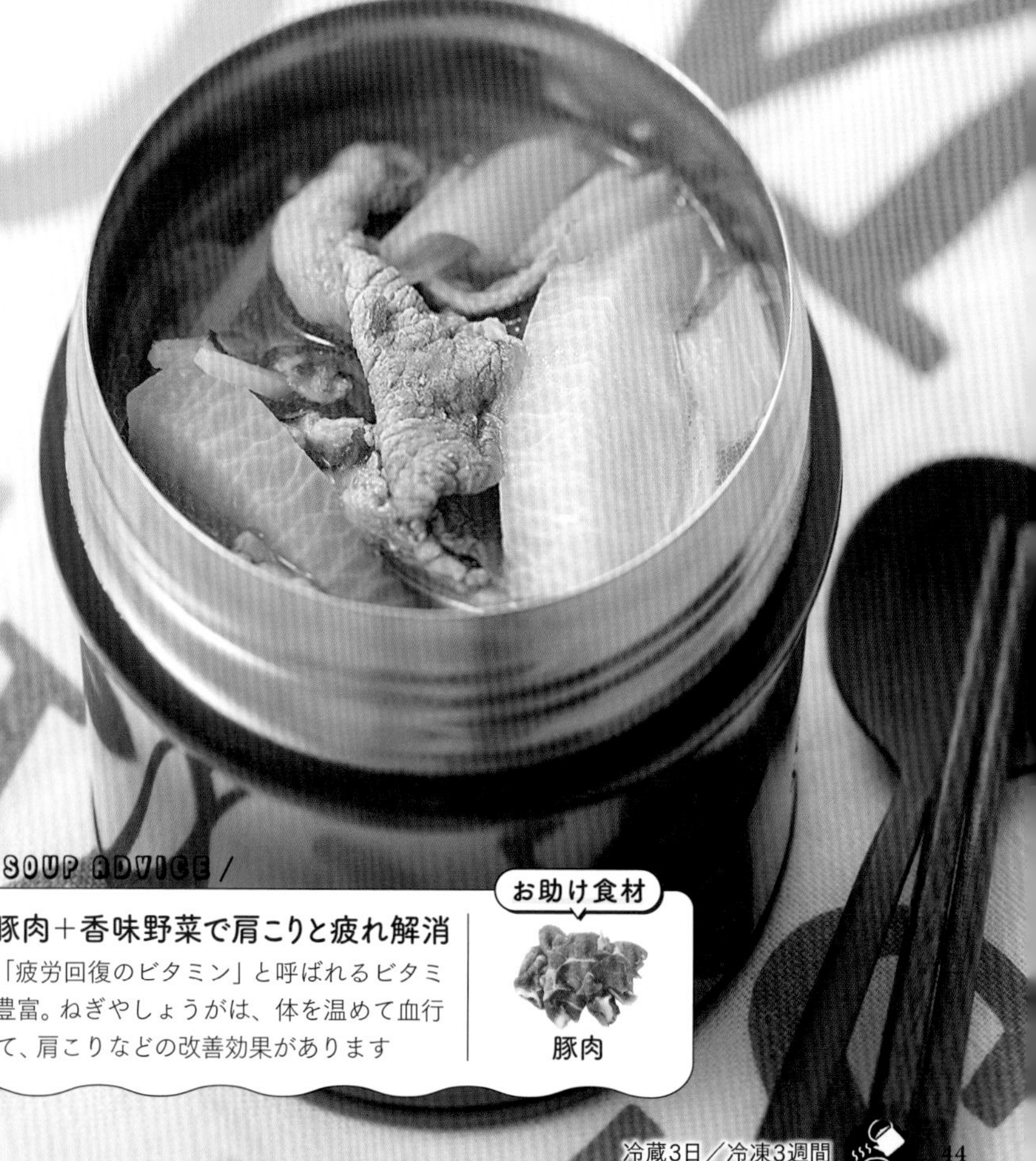

＼SOUP ADVICE／

豚肉＋香味野菜で肩こりと疲れ解消

豚肉には「疲労回復のビタミン」と呼ばれるビタミンB群が豊富。ねぎやしょうがは、体を温めて血行をよくして、肩こりなどの改善効果があります

お助け食材

豚肉

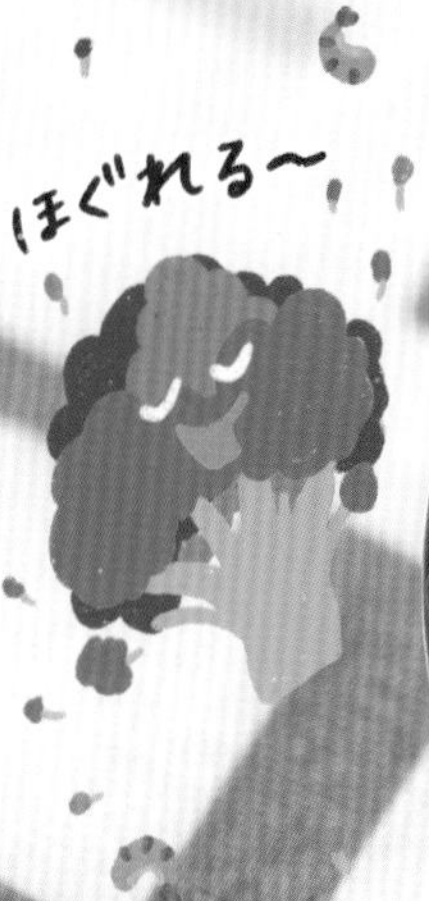
ほぐれる〜

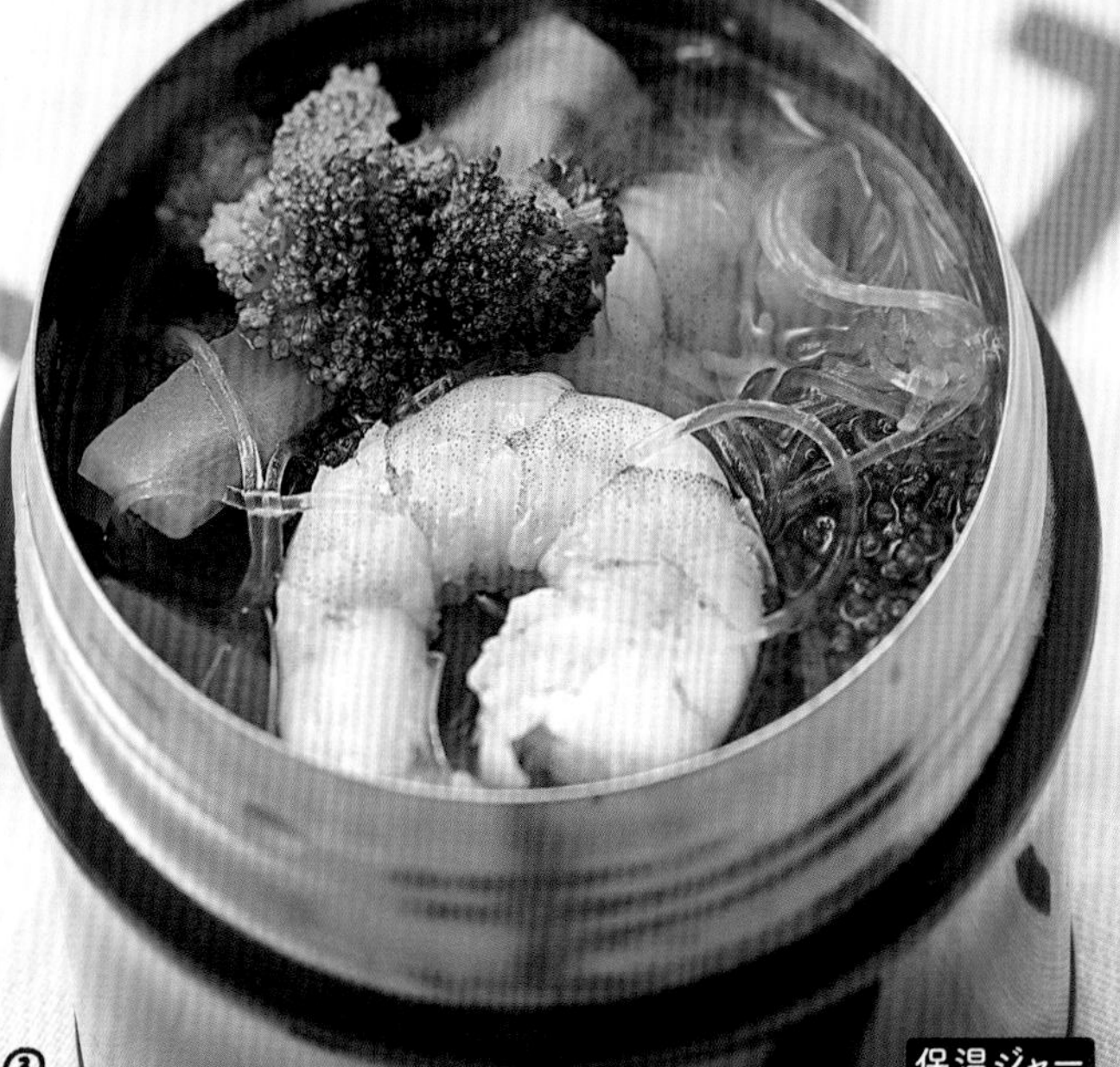
THERMOS

体ほぐしスープ③

保温ジャー

ごろごろ野菜とえびに加えた春雨の食感が心地よい

ブロッコリーで血流改善！ 春雨スープ

材料（1人分）

ブロッコリー …… 50g
にんじん …… 30g
えび …… 5尾
塩、こしょう …… 各少々
春雨（乾燥） …… 10g
A
中華スープの素（顆粒） …… 2つまみ
塩 …… 小さじ1/4
こしょう …… 少々
水 …… 200mℓ
ごま油 …… 小さじ1

作り方

1 ブロッコリーは小房に分け、にんじんは短冊切りにする。
2 えびは殻をむき、あれば背わたを取って塩、こしょうをふる。
3 鍋にAを入れ、煮立ったら2を加える。再沸騰したら食べやすい長さに切った春雨、1、ごま油を入れて煮立て、熱湯消毒した保温ジャーに注ぐ。

＼SOUP ADVICE／

ブロッコリーの効能でこりほぐし

ブロッコリーは血行促進作用があるビタミンEが多く、体に酸素と栄養素を運んで肩こりを緩和。豊富なビタミンCの効果で、ストレスへの抵抗力も強める

お助け食材

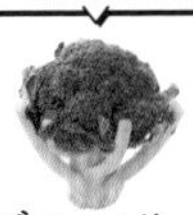

ブロッコリー

冷蔵3日／冷凍3週間

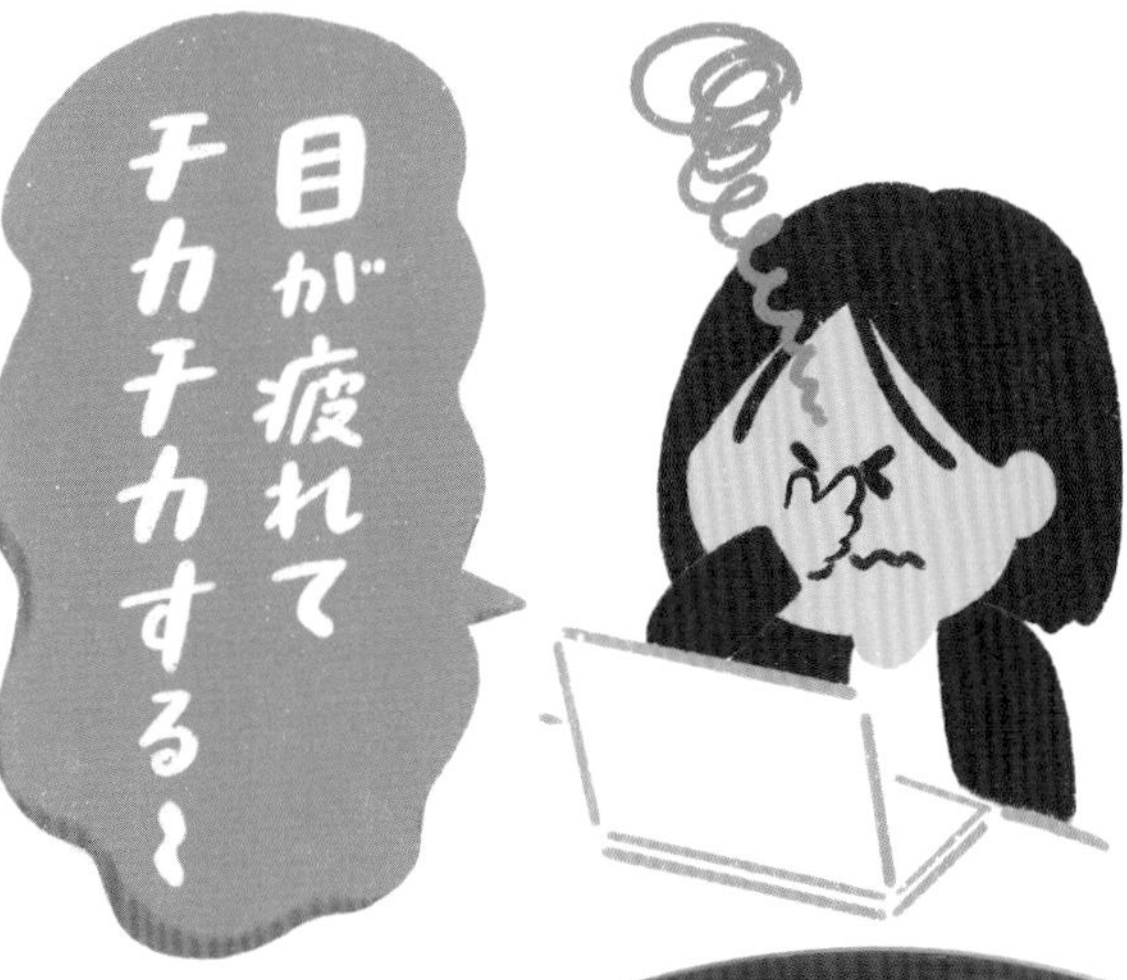
目が疲れてチカチカする～

スマホやパソコンを長時間見ていて、目が疲れたと感じたら、緑黄色野菜や黒大豆など、濃い色の食材をスープと一緒に食べるようにします。

眼精疲労回復スープ①　**保温ジャー**

強烈な色味からは想像できない、
香ばしくてやさしい味わいです

疲れ目をいやす 煎り黒大豆スープ

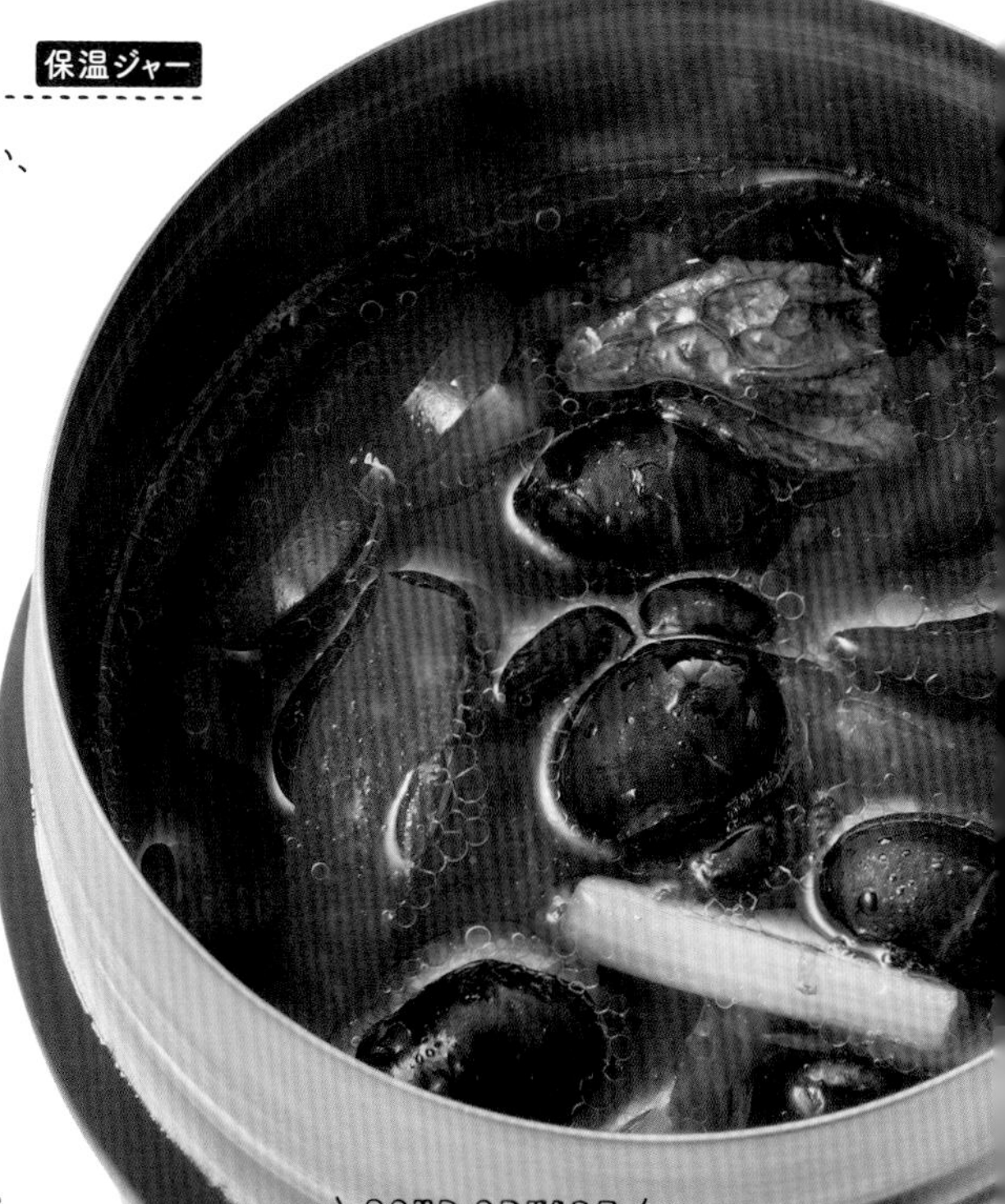

材料（1人分）

小松菜…… 60g

パプリカ…… 30g

煎り黒大豆…… 20g

削り節…… 1/4袋

A
- ごま油…… 小さじ1/2
- しょうゆ…… 小さじ1/2
- 塩…… 小さじ1/4
- 熱湯…… 200mℓ

作り方

1 小松菜は2cm長さに切り、パプリカはせん切りにする。

2 熱湯消毒した保温ジャーに1を入れ、熱湯（分量外）を注ぐ。ふたをして3分おき、熱湯のみを捨てる。

3 2に大豆、削り節、Aを入れ、ふたをして3～4時間おく。食べるときによく混ぜる。

＼SOUP ADVICE／

皮の色素で眼を健康に

良質の植物性たんぱく質の大豆。その一種の黒大豆の皮に、アントシアニンが多く含まれ、眼の疲れや視力回復に有効です

お助け食材

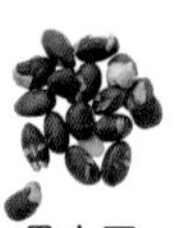
黒大豆

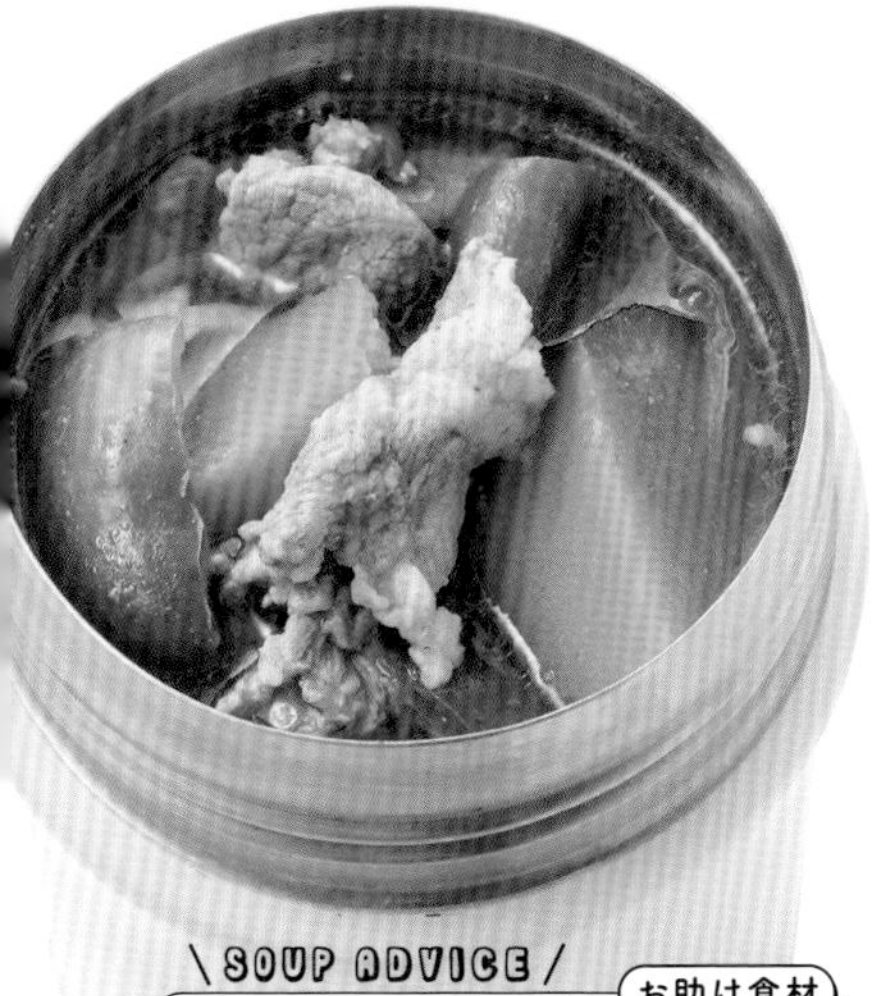

眼精疲労回復スープ② 保温ジャー

ふんだんな緑黄色野菜が、
目の悩みを緩和します

疲れ目解消！ 彩り野菜と豚肉のカレースープ

材料（1人分）

- 豚切り落とし肉 …… 60g
- **かぼちゃ** …… 80g
- **ピーマン** …… 1個
- オリーブオイル …… 小さじ1
- A
  - トマトケチャップ …… 小さじ1
  - コンソメ（顆粒） …… 小さじ1/2
  - カレー粉 …… 小さじ1/4
  - 塩 …… 少々
  - 水 …… 200mℓ

作り方

1 かぼちゃは角切り、ピーマンは食べやすい大きさに切る。

2 鍋にオリーブオイルを熱して1のかぼちゃを炒め、豚肉とピーマンを炒め合わせる。

3 2にAを加え、煮立ったら弱火にして2〜3分煮て、熱湯消毒した保温ジャーに入れる。

\ SOUP ADVICE /

野菜でドライアイ予防

かぼちゃやピーマンに豊富なビタミンAで、目の筋肉の弾力性を回復。さらに目にうるおいを与え、ドライアイを防ぎます

お助け食材

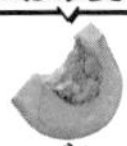

かぼちゃ

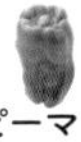

ピーマン

冷蔵3日／冷凍3週間

眼精疲労回復スープ③ 保温ジャー

スープに浮かぶふわふわ卵には、
目のアンチエイジング効果を！

目の老化を防ぐ ツナの卵とじスープ

材料（1人分）

- にんじん …… 1/2本
- ツナ缶 …… 小1/2缶
- サラダ油 …… 小さじ1
- A
  - 酒 …… 小さじ1
  - 塩 …… 小さじ1/4
  - こしょう …… 少々
  - 水 …… 200mℓ
- 卵 …… 1個

作り方

1 にんじんはせん切りにし、ツナは缶汁をきる。

2 鍋にサラダ油を熱して1のにんじんを炒め、ツナ、Aを加えて煮立てる。

3 割りほぐした卵を回し入れて火を通し、熱湯消毒した保温ジャーに注ぐ。

冷蔵3日

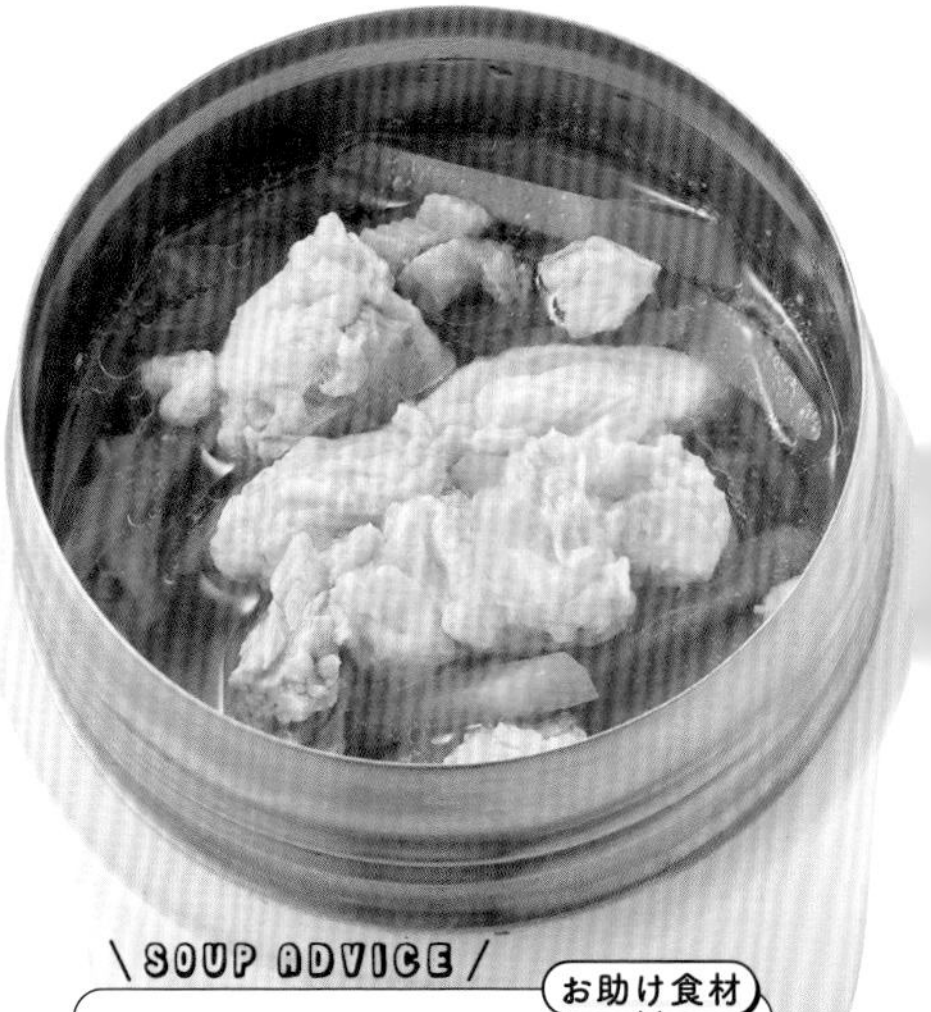

\ SOUP ADVICE /

卵黄の成分が力を発揮

卵やにんじんに含まれる栄養素ビタミンA。その成分のレチノールは卵黄に豊富で、眼精疲労を軽減する働きがあります

お助け食材

卵

カップで

たっぷりねぎでぽかぽか効果バツグンに

ねぎパワー全開
温卵のみそ汁

材料（1人分）

長ねぎ……長さ4cm
温泉卵……1個
A みそ……小さじ1 1/2
A 削り節……1/4袋
熱湯……150mℓ

作り方

1 長ねぎを小口切りにする。
2 カップにみそと削り節を入れて混ぜ、1、熱湯を加えて混ぜ合わせる。
3 2に水気をきった温卵を落とす。

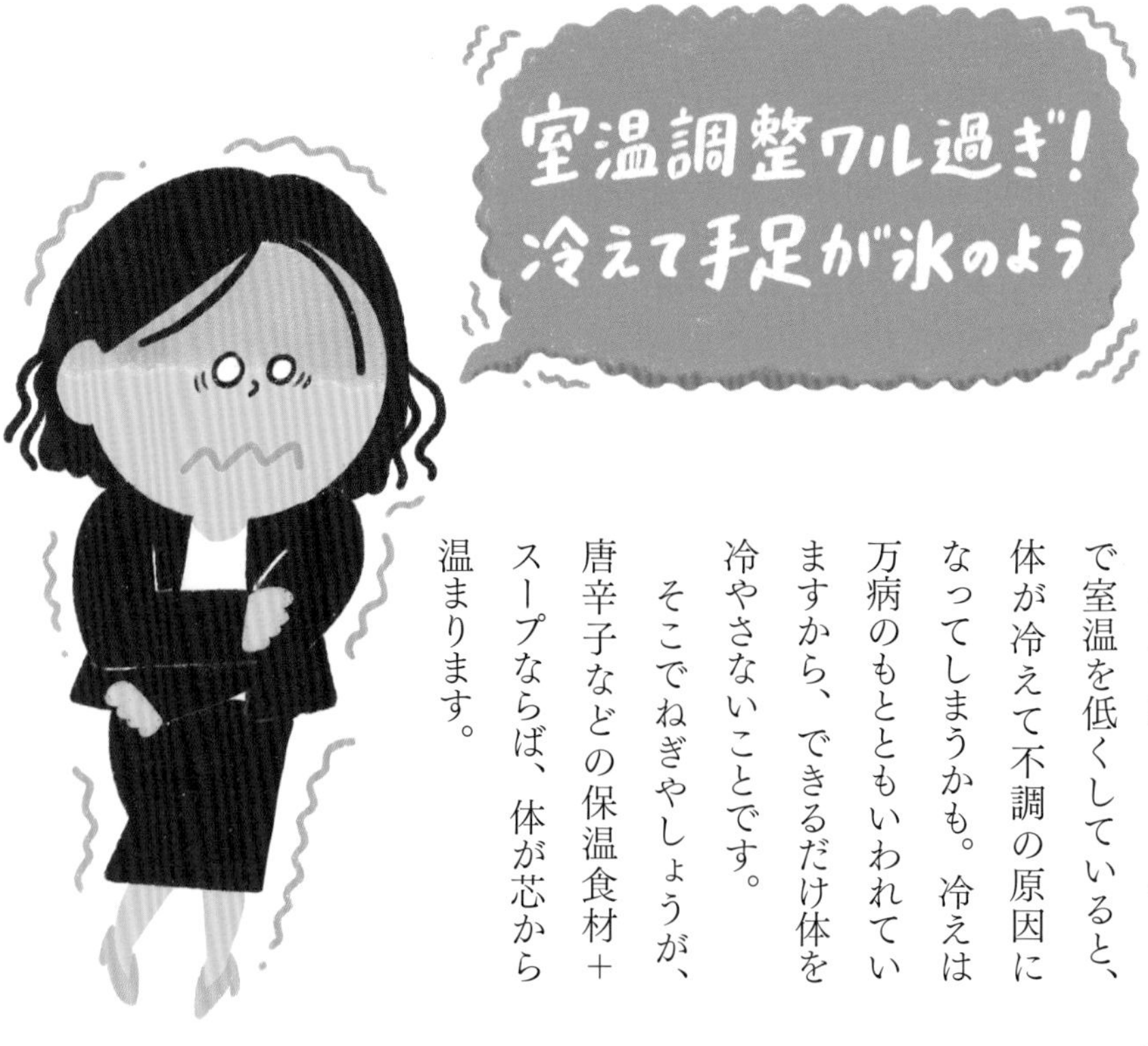
室温調整ワル過ぎ！
冷えて手足が氷のよう

冷房の効きすぎや省エネで室温を低くしていると、体が冷えて不調の原因になってしまうかも。冷えは万病のもとともいわれていますから、できるだけ体を冷やさないことです。

そこでねぎやしょうが、唐辛子などの保温食材＋スープならば、体が芯から温まります。

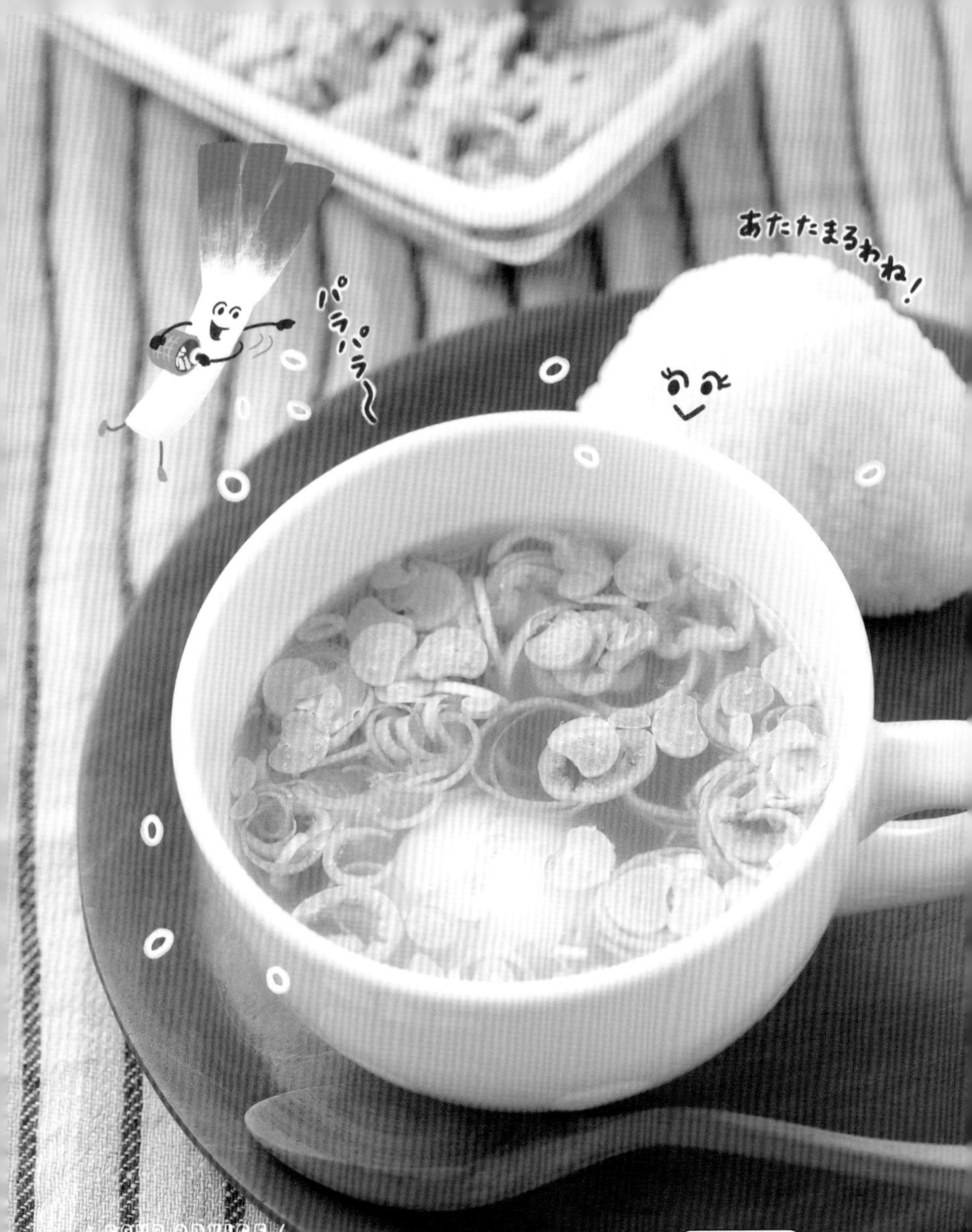
パラパラ～
あたたまるわね！

SOUP ADVICE

ねぎのみそ汁で末端までぽかぽか

長ねぎのアリシン、発酵食品のみそともに血行をよくする効果があり、体を温めて手や足の指先などの末端の冷えも改善していきます。みそ汁として一緒に食べると、より効率的！

お助け食材

長ねぎ

カップで

かにかまのうまみ、しょうがの香りが際立ちます

しょうがが血行促進! 水菜とかにかまのスープ

材料（1人分）

かに風味かまぼこ …… 2本

水菜 …… 30g

おろししょうが …… 1/2かけ分

A
- 削り節 …… 1/4袋
- しょうゆ …… 小さじ1/2
- 塩 …… 少々

熱湯 …… 150mℓ

作り方

1 かに風味かまぼこは適当な太さにさき、水菜は2cm長さに切る。

2 カップにしょうが、1、Aを入れ、熱湯を注いで混ぜる。

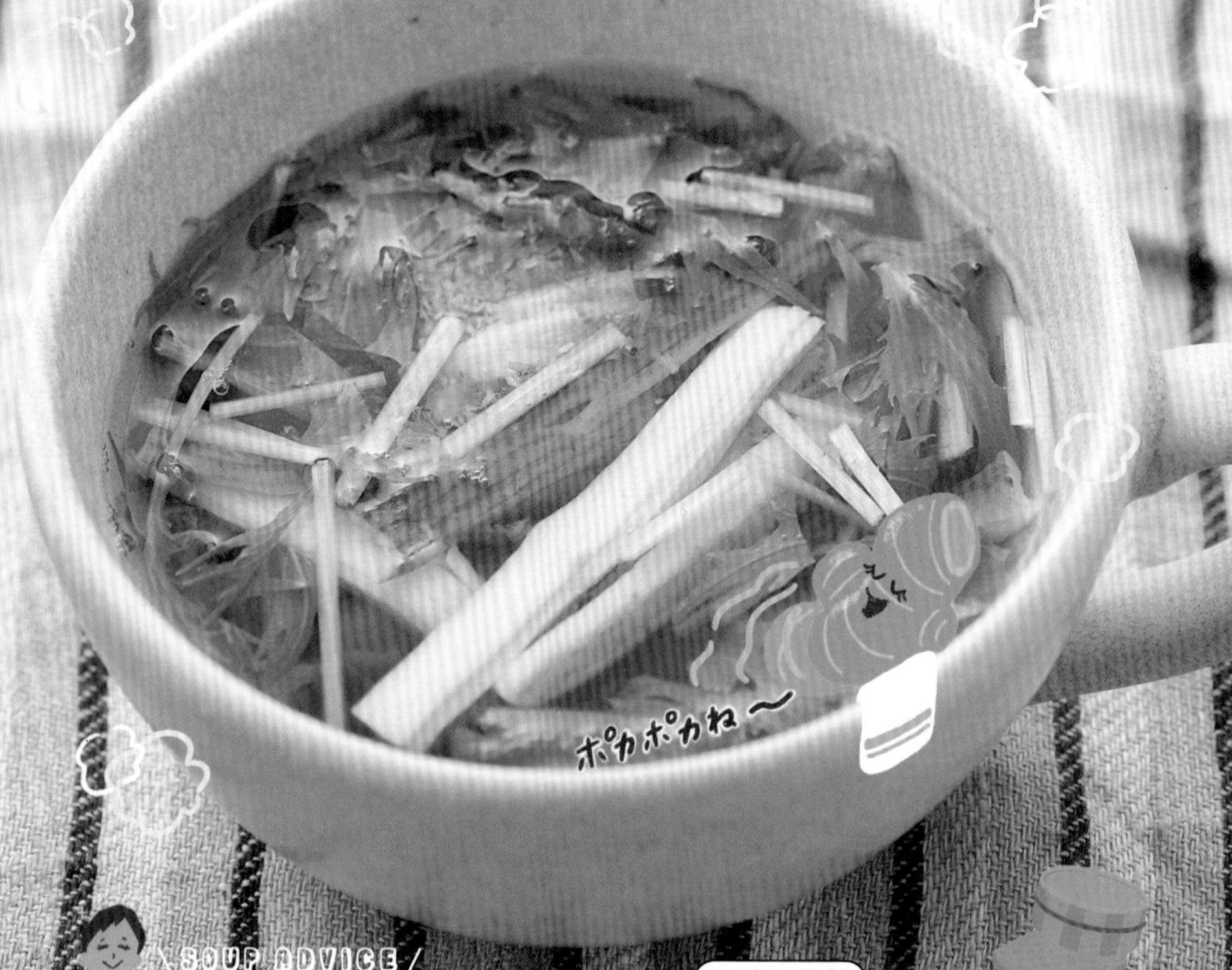

\ SOUP ADVICE /

しょうがでぽかぽか健康維持!

しょうがの辛みは、主にジンゲロールやショウガオールという成分で、血行をよくして体を温めます。さらに発汗を促すことで、体温維持や調整の効果も

お助け食材

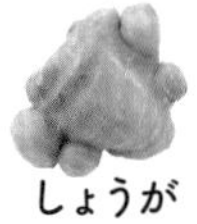

しょうが

豆板醤入りの中華スープで体も心もぽかぽか！

ちくわのピリリ唐辛子スープ

材料（1人分）

ちくわ…… 1本

豆苗…… 1/4パック

A
- しょうゆ…… 小さじ1
- すりごま…… 小さじ1
- 中華スープの素…… 小さじ1/4
- **豆板醤**…… 小さじ1/4

熱湯…… 150mℓ

作り方

1 ちくわは輪切り、豆苗は2cm長さに切る。

2 カップに*A*、*1*を入れ、熱湯を注いで混ぜる。

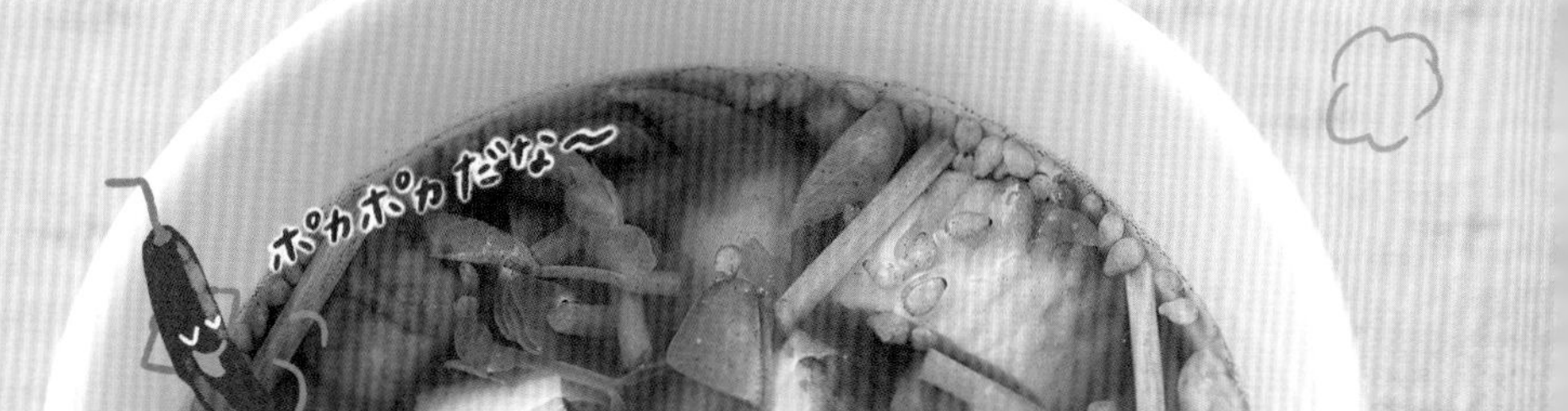

＼SOUP ADVICE／

ピリ辛調味料の豆板醤で冷え改善

発酵調味料の豆板醤は、基礎代謝を高めて体温を上昇させ、体に保温効果が生まれます。赤唐辛子のカプサイシンは、血流を促します

お助け食材

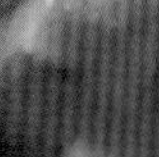

豆板醤

リモートワークが増え、人とのコミュニケーションが減って、イライラ度はアップしています。

そんな不快感から解放されるには、ハーブなどの香りを味方につけること。スープでもバジルやセロリなど、爽快感のある香味野菜をプラス。食べ終わるころには、心なしかすっきりしているはずです。

何もかもイライラする！
とにかくイライラッ

カップで

気持ちゆるゆるスープ①

チーズの溶けたスープに
バジルで爽快感をプラス

バジルの香りで安らぐトマト&チーズスープ

材料（1人分）

プチトマト……4個
バジルの葉……3枚
さけるチーズ……1本
A
- コンソメ（顆粒）……小さじ1/2
- 塩……小さじ1/6
- こしょう……少々

熱湯……150mℓ

作り方

1 プチトマトはヘタを取り、半分に切る。バジルは適当にちぎり、チーズは細くさく。
2 カップにA、1を入れ、熱湯を注いで混ぜる。

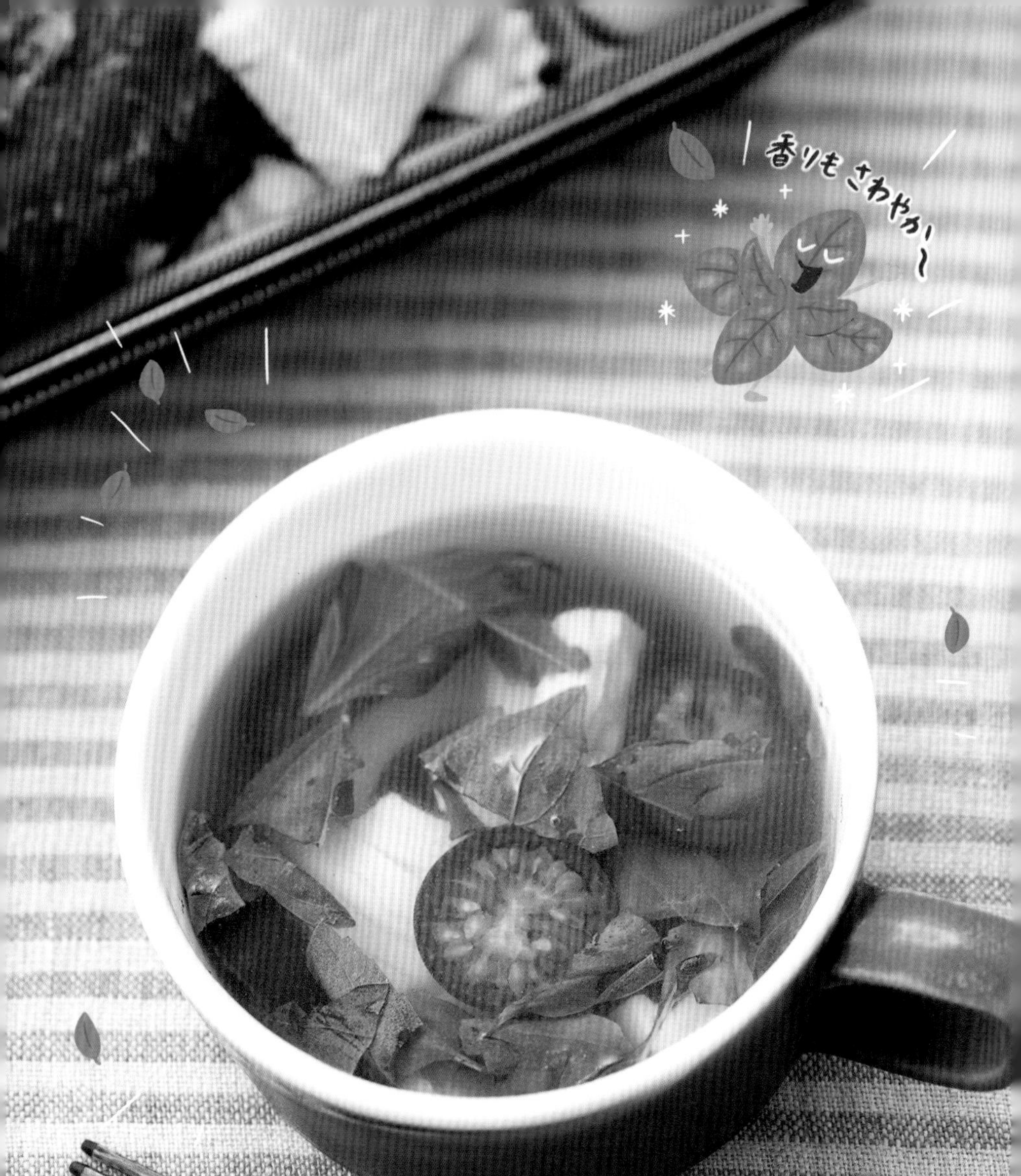

\ SOUP ADVICE /

バジルの爽快な香りで気持ちもおだやかに

バジルの香り成分のリナロールやオイゲノール、シネオールには、気持ちを鎮静させる効果が。また不安感を抑えてストレスを緩和させたり、リラックスする働きもあります

お助け食材

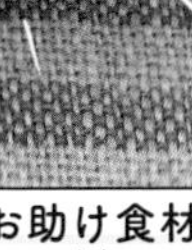

バジル

気持ちゆるゆるスープ②　**カップで**

塩昆布をだしがわりにしたスピード完成スープ

青じそと昆布のおだやかお吸いもの

材料（1人分）

木綿豆腐…… 1/4丁
青じそ…… 4枚
塩昆布…… 2つまみ
A 塩…… 少々
A しょうゆ…… 2〜3滴
熱湯…… 150mℓ

作り方

1 カップに豆腐を入れてスプーンで大きめに割り、熱湯（分量外）を注いで温め、熱湯のみを捨てる。

2 1にちぎった青じそ、塩昆布、Aを加え、熱湯を注いで混ぜ合わせる。

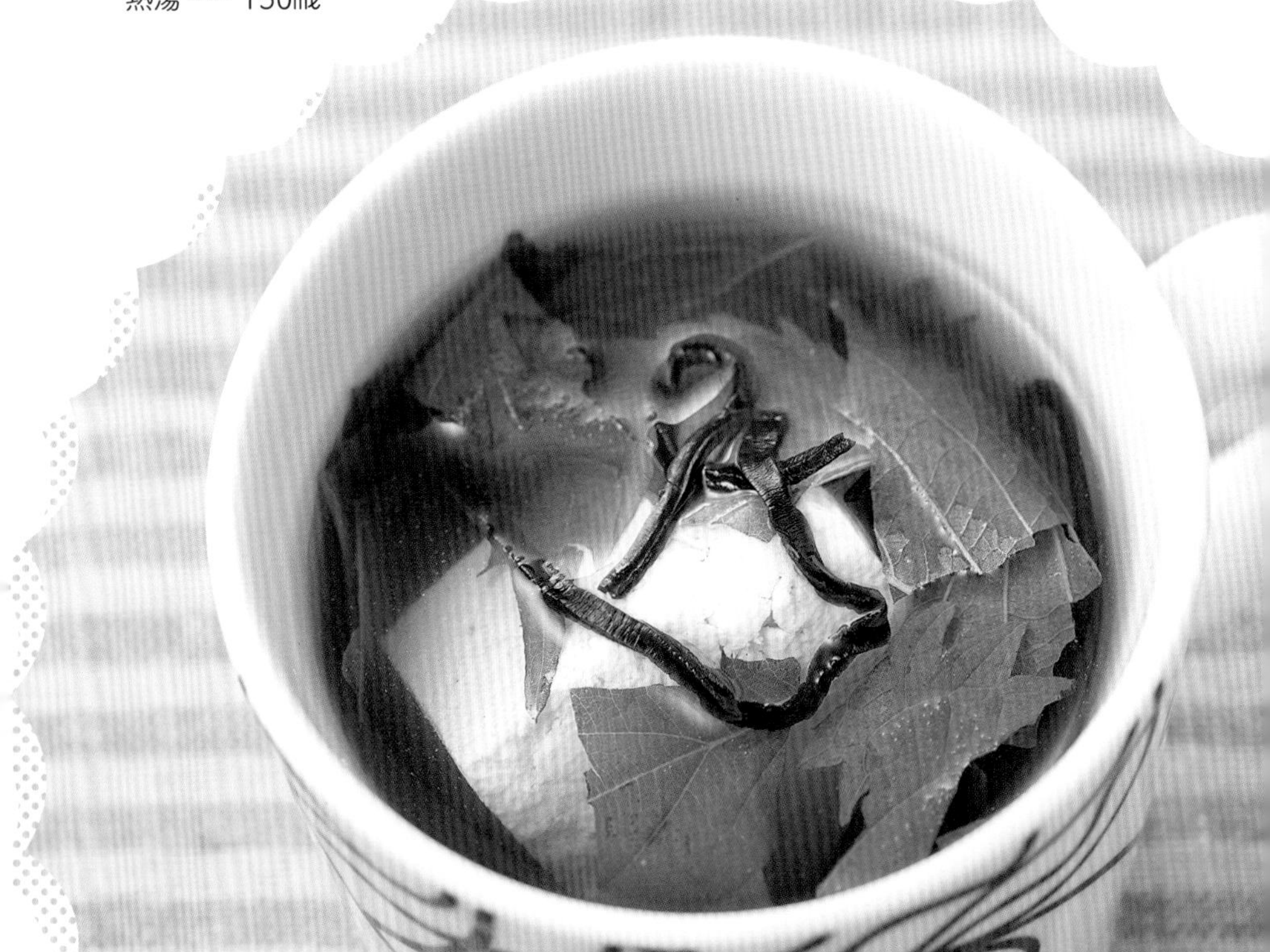

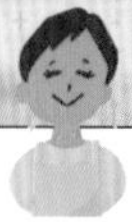

\ SOUP ADVICE /

和のハーブが心を落ち着かせる

しそはビタミンやミネラルが豊富な、和の香味野菜。気持ちを落ち着かせてストレスを解消するカルシウムを含み、ビタミンB_1が疲れを癒します

お助け食材

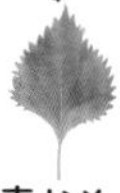

青じそ

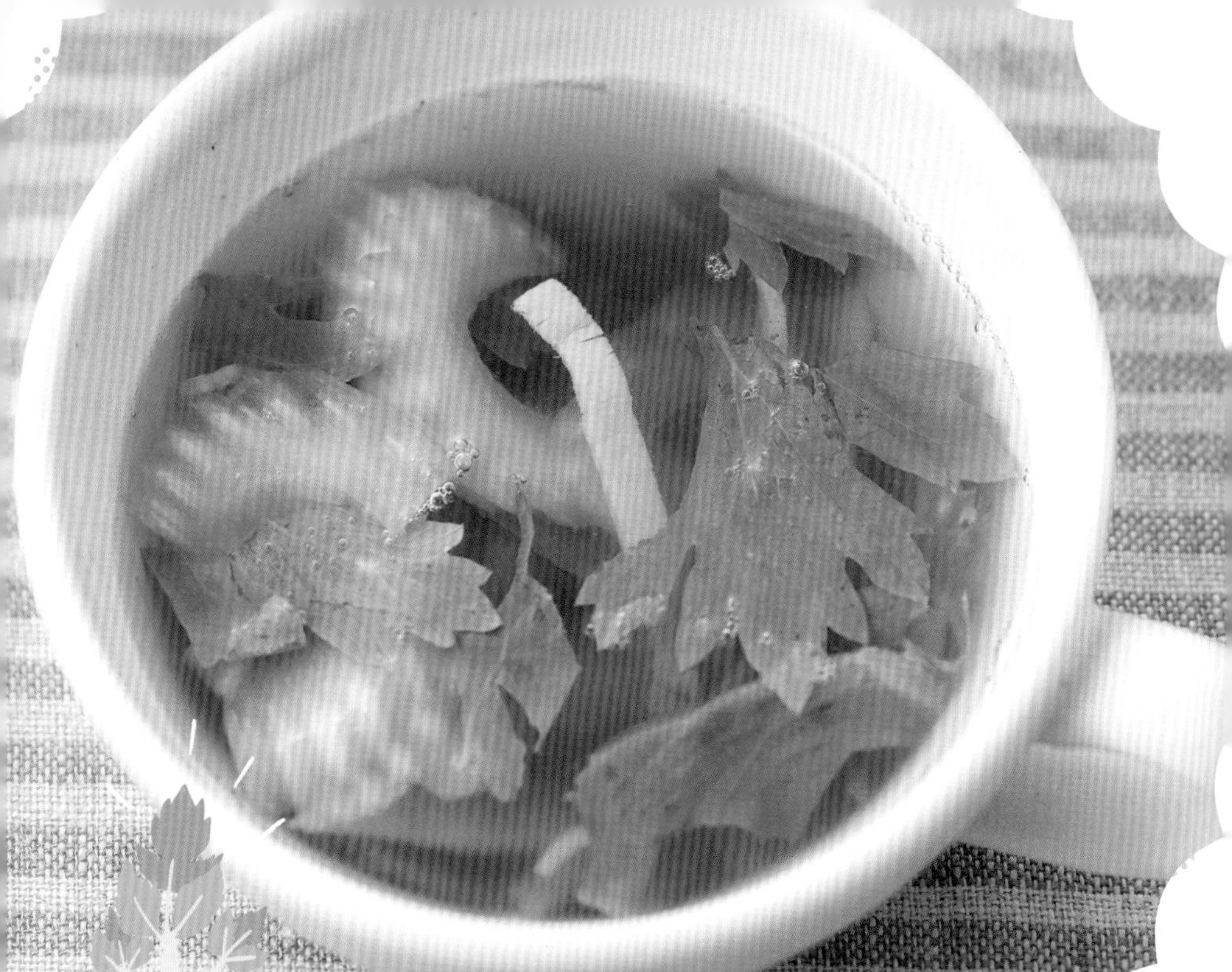

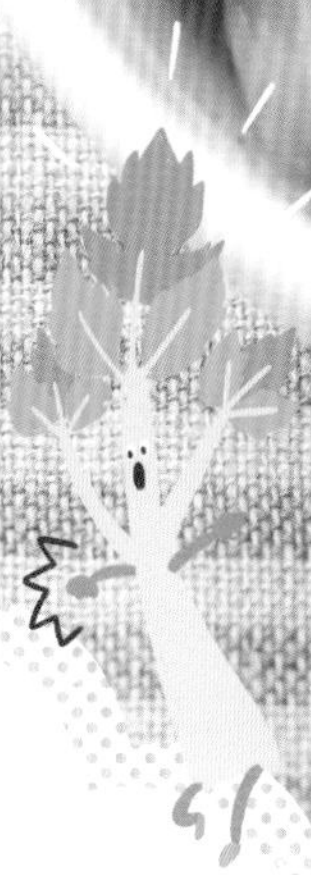

気持ちゆるゆるスープ③

カップで

セロリを葉ごと加えた香り豊かなコンソメ味

セロリとハムのリラックススープ

材料（1人分）

セロリ……1/4本
セロリの葉……少々
ハム……1枚
A｜コンソメ（顆粒）……小さじ1/2
　｜塩、こしょう……各少々
熱湯……150mℓ

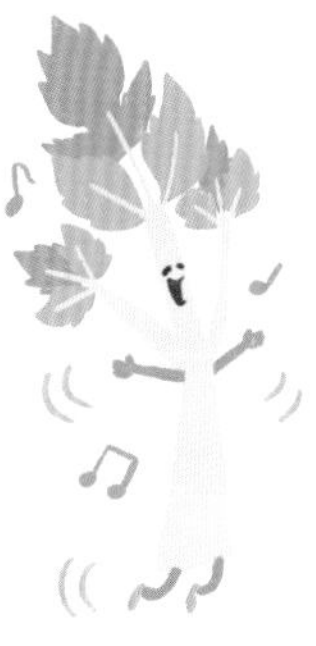

作り方

1 セロリは薄切りにし、葉は食べやすい大きさに切る。ハムはせん切りにする。
2 カップに1、*A*を入れ、熱湯を注いで混ぜる。

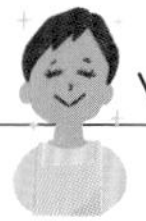

＼SOUP ADVICE／

セロリは茎と葉、両方を食べきる

セロリの香りは、アピインやセネリン、ピラジンという成分によるもの。茎と葉に含まれ、気持ちを鎮静させて、イライラをやわらげる効果があります

お助け食材

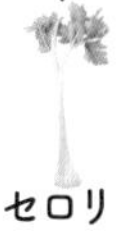

セロリ

睡魔が襲ってきたzzz 私のまぶたは、もうすぐくっつく

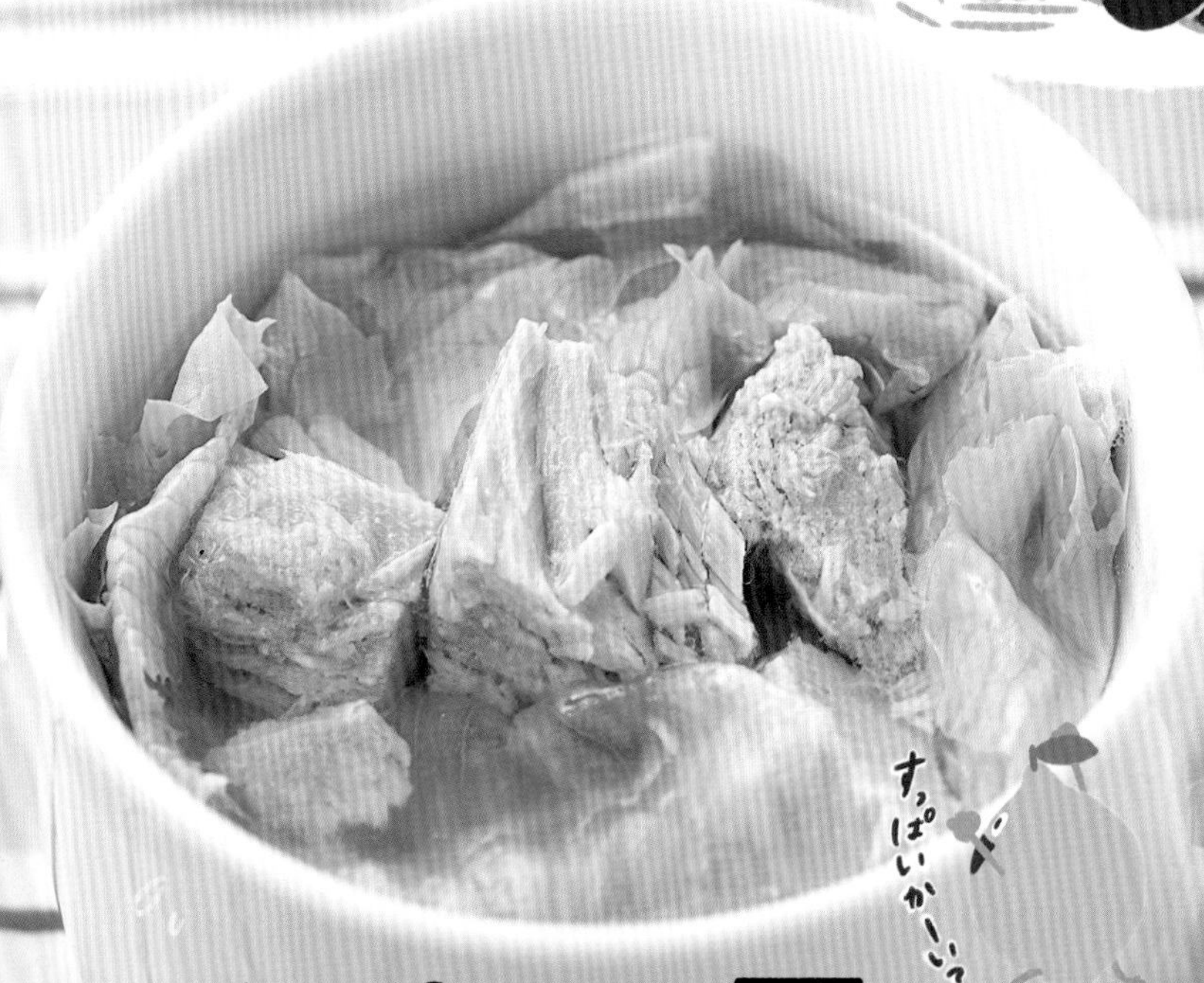

いねむリ防止スープ①　**カップで**

レモンをギューッとしぼった酸味がポイント

レタスとツナのレモンで気つけスープ

材料（1人分）

レタス……1枚
ツナ缶……小1/2缶
A｜**レモン汁**……小さじ2
　｜塩、こしょう……各少々
熱湯……150mℓ

作り方

1 レタスはちぎり、ツナは缶汁をきる。
2 カップに1、Aを入れ、熱湯を注いで混ぜる。

＼SOUP ADVICE／

レモンの酸味で起きる

レモンの酸味成分の一種クエン酸には、疲労回復パワーがあります。多めに摂取すると、目覚まし効果が期待できます

お助け食材

レモン

眠気をひどく感じるときは、レモンや梅干しなど酸味の強い食材に助けてもらいましょう。少し多めに加えると、シャキッと目が開きます。

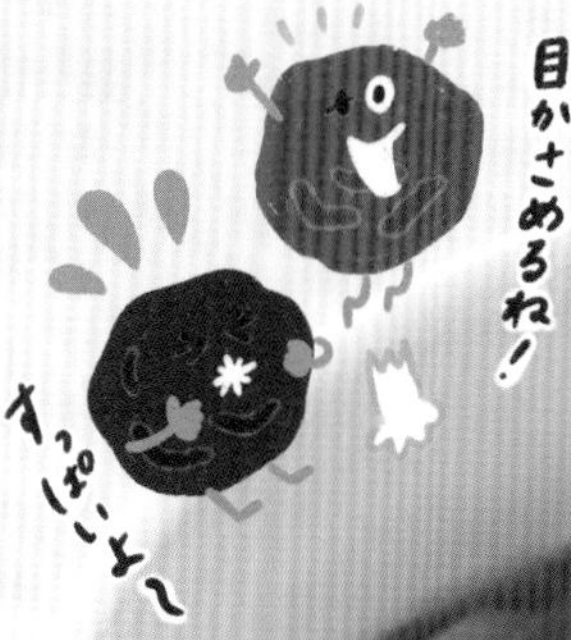

目がさめるね!
すっぱいよ〜

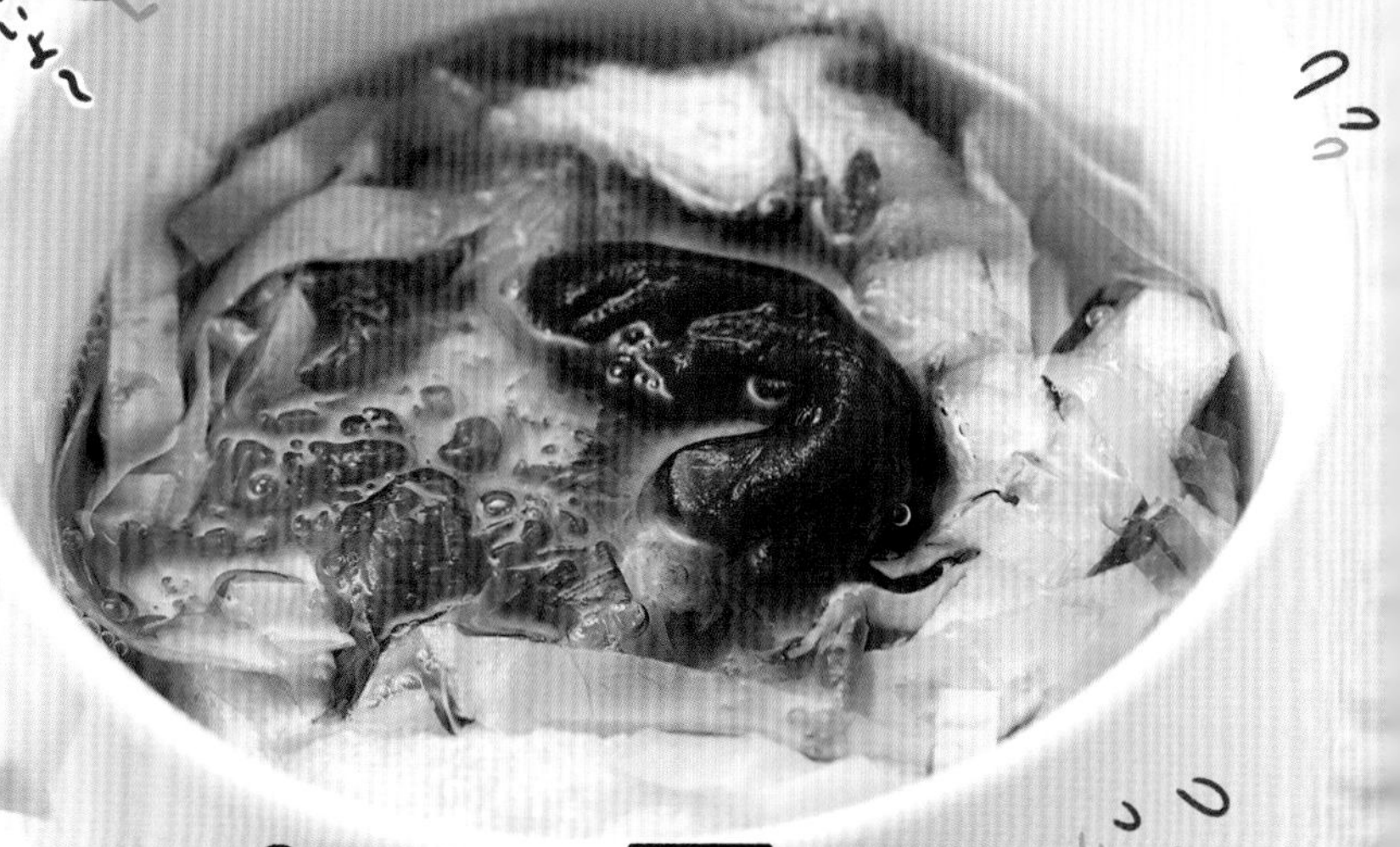

いねむり防止スープ②

カップで

油揚げの香ばしさがスープにコクをプラス

お揚げとキャベツのすっぱい梅スープ

材料(1人分)

- 油揚げ …… 1/4枚
- キャベツ …… 1/2枚
- **梅干し** …… 1個
- A 削り節 …… 1/4袋
- A 塩 …… 少々
- 熱湯 …… 150mℓ

作り方

1. 油揚げとキャベツはせん切り、梅干しは種を除いて果肉をちぎる。
2. カップに1、Aを入れ、熱湯を注いで混ぜる。

\ SOUP ADVICE /

ちぎり梅干しが効果的

梅干しもクエン酸が豊富な食材で、目を覚ましたいときにはおすすめ。はちみつ漬けなど糖分が多いものは避けましょう

お助け食材

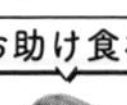

梅干し

おやつがわりのスイーツスープ

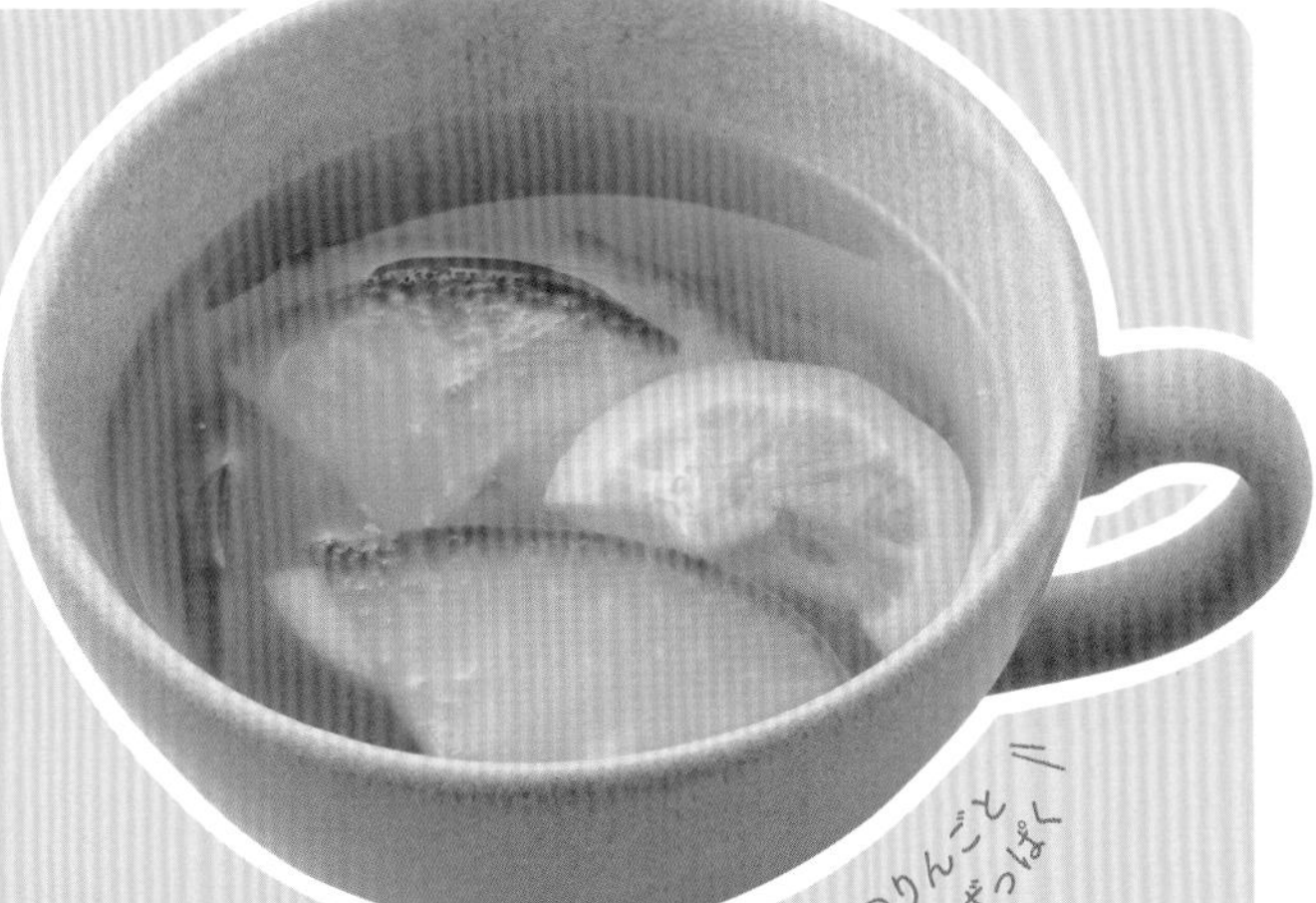

りんごのレモネードスープ

皮ごとのりんごと
レモンので甘ずっぱく

材料（1人分）

りんご…… 1/4個
レモンの輪切り…… 1枚
A 砂糖…… 小さじ2
A レモン汁…… 小さじ1
A 水…… 150mℓ

作り方

1 りんごは芯を取って薄切り、レモンは4つに切る。
2 器にAを入れて混ぜ、1を加えてふんわりラップをして電子レンジで3分加熱する。

Soup column

はちみつを混ぜた、
甘めの紅茶に安らぐ！

オレンジ紅茶スープ

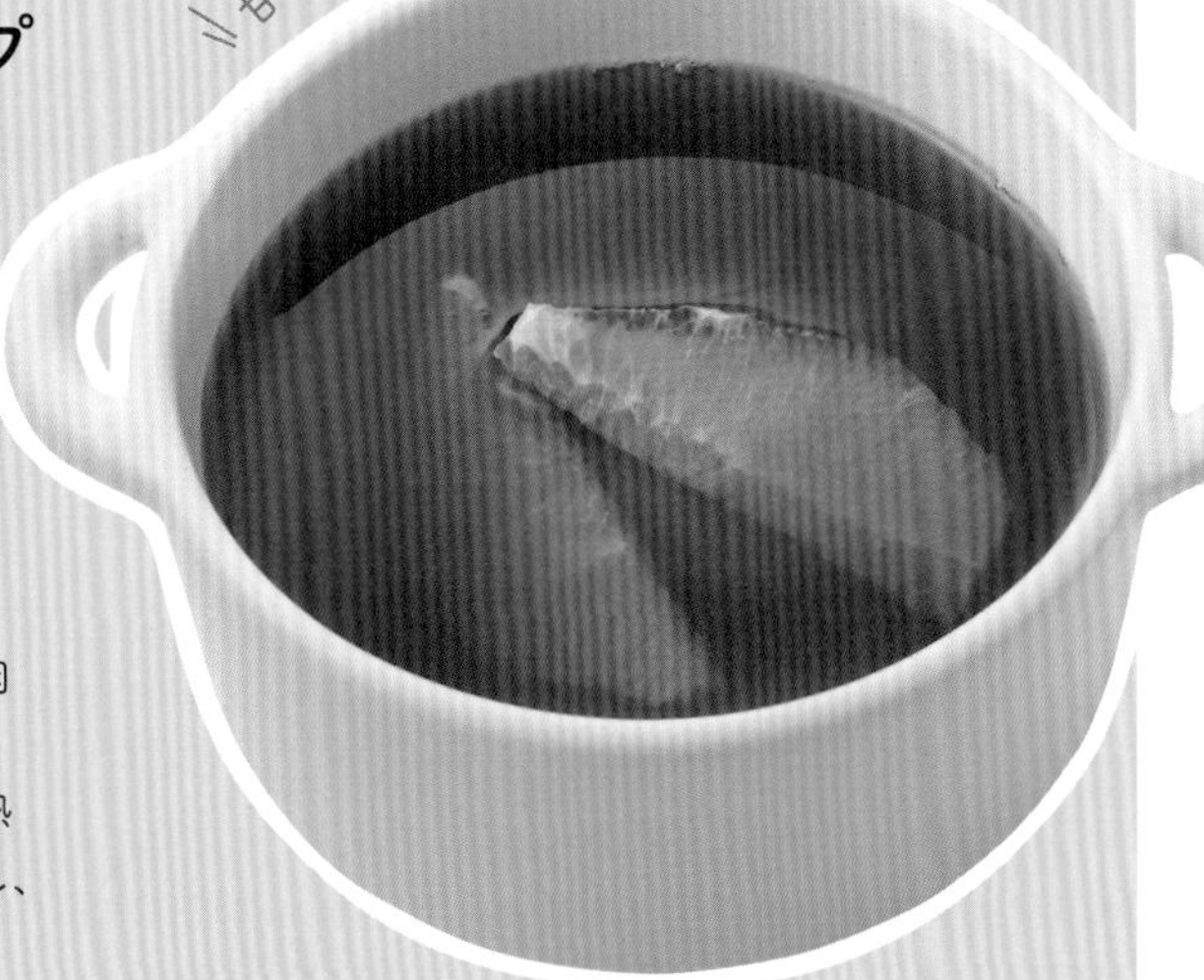

材料（1人分）

好みの紅茶（ティーバッグ）
…… 1個
熱湯…… 150mℓ
はちみつ…… 小さじ1
オレンジ…… 1/2個

作り方

1 オレンジは皮をむいて、果肉を取り出す。
2 器にティーバッグを入れて熱湯を注ぐ。はちみつを溶かし、1を加える。

甘い食べものをスープにかえるとヘルシー！
糖分を食物繊維たっぷりのさつまいもやバナナ、
季節のフルーツなどからビタミン類もプラスできます

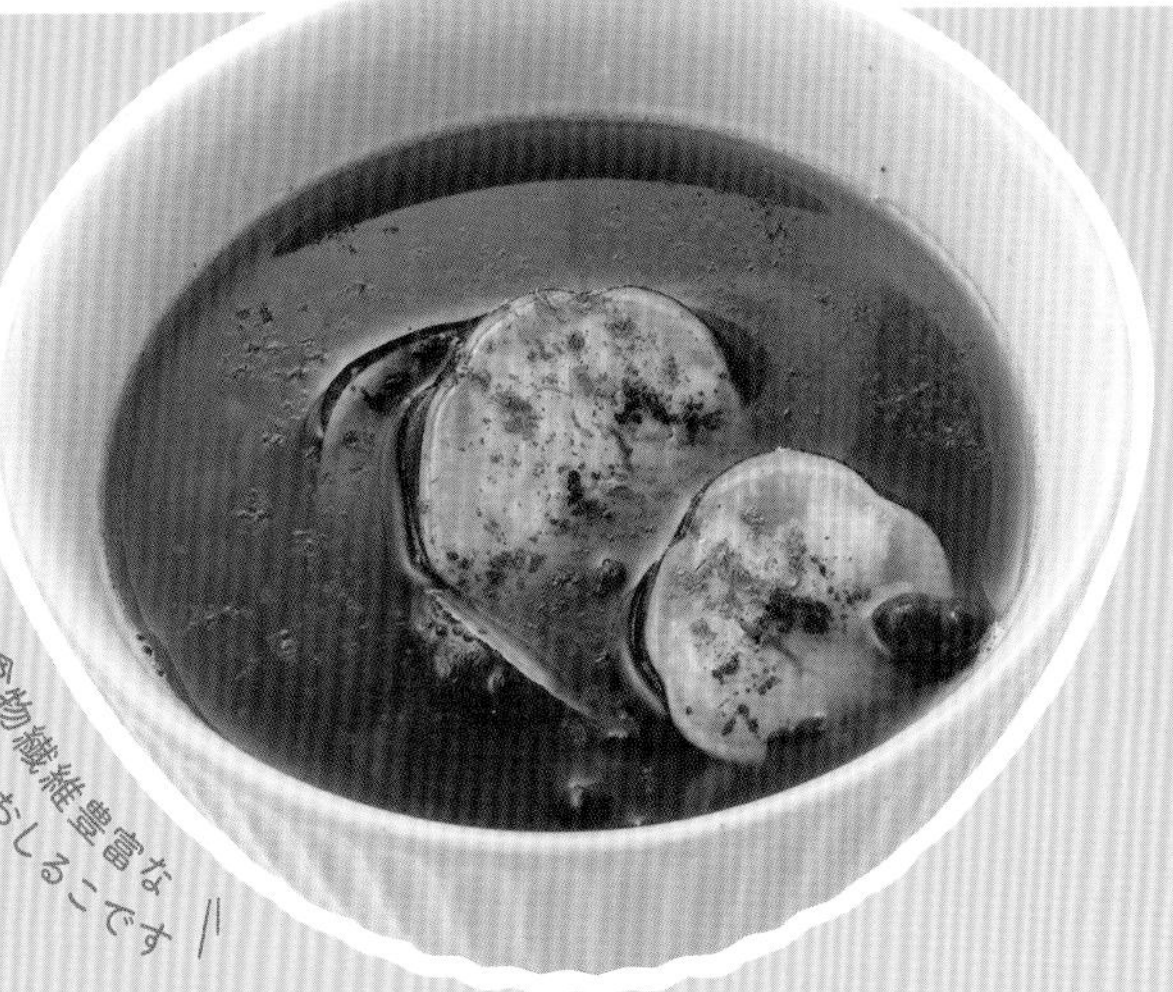

食物繊維豊富な
おいものおしるこです

おいもとあずきの抹茶スープ

材料（1人分）

さつまいも …… 80g
ゆであずき（加糖）…… 100g
水 …… 150mℓ
抹茶 …… 少々

作り方

1 さつまいもはラップに包み電子レンジで1分40秒加熱し、輪切りにする。
2 カップに水、あずき、*1*を入れて混ぜ、ラップをして電子レンジ1分30秒加熱し、抹茶をふる。

食べごたえのある
濃厚チョコドリンク

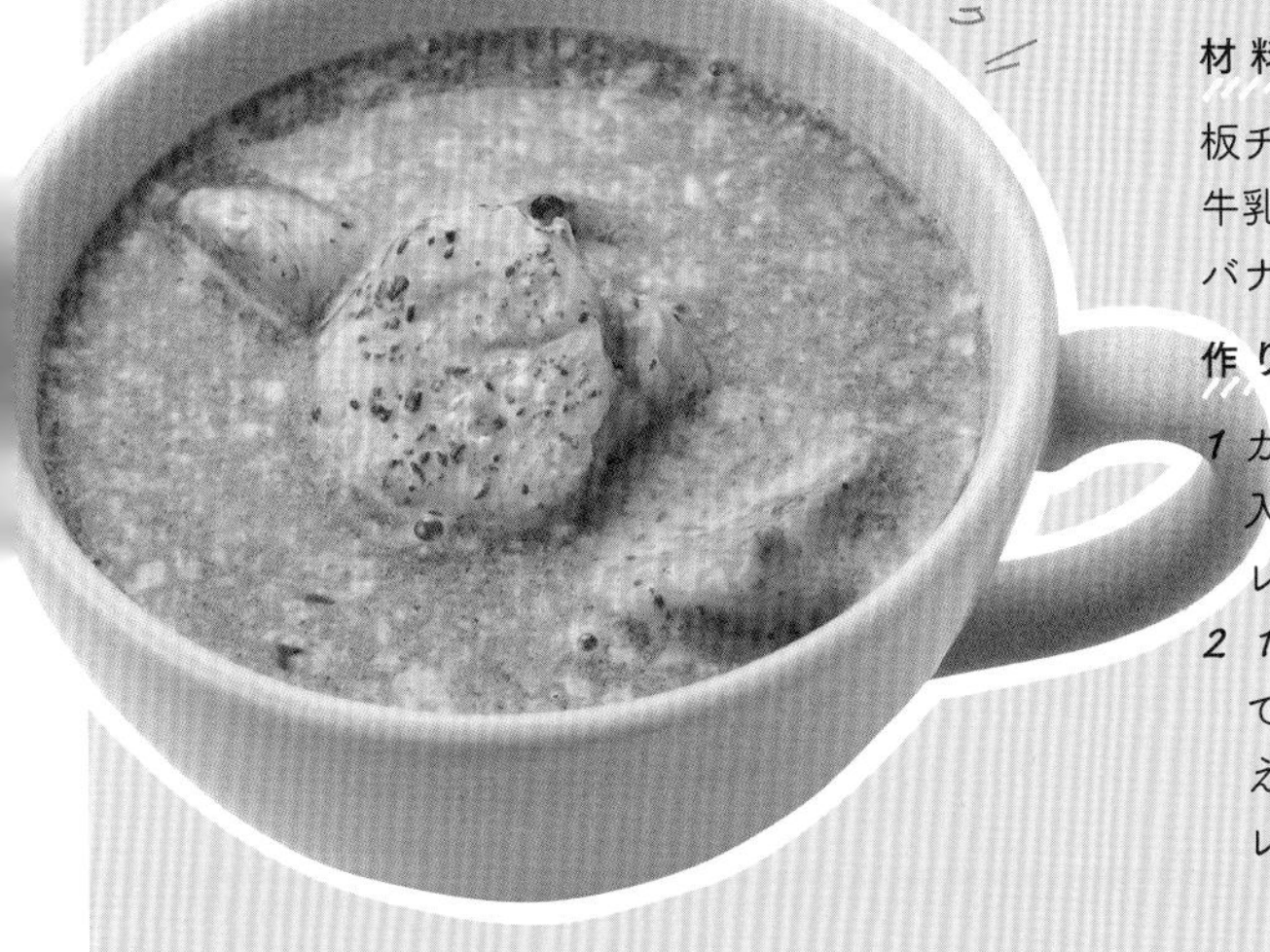

チョコバナナ牛乳スープ

材料（1人分）

板チョコレート …… 1/3枚（20g）
牛乳 …… 200mℓ
バナナ …… 1/2本

作り方

1 カップにチョコレートを割り入れてラップをかぶせ、電子レンジで30秒加熱する。
2 *1*にバナナを入れてスプーンでひと口大に切り、牛乳を加えて混ぜ、ラップなしで電子レンジで1分30秒加熱する。

スープに合わせる

ランチの主食&副菜

スープの栄養バランスがよくても、ダイエットをしていないならば、主食は適量を摂るようにします。コンビニで買ったものでもOKです。

〚米飯〛

お米はたんぱく質やミネラルなど、体の基本となる大切な栄養素を含む。雑穀を混ぜて食物繊維をプラスしても

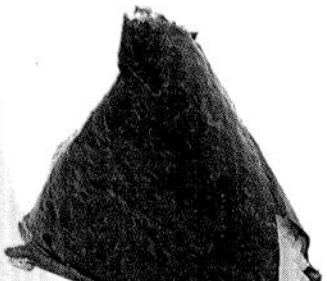

おにぎり

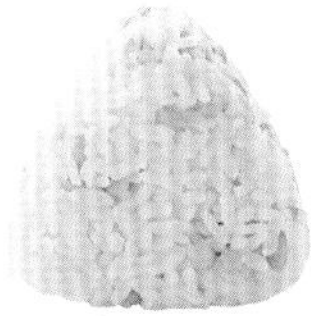

もち麦おにぎり

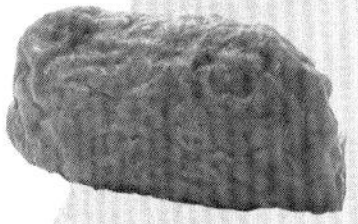

いなりずし

〚パン〛

パンを合わせるときは、バターやジャムなどはつけずに、スープの味を楽しむよう、浸しながら食べるとヘルシー

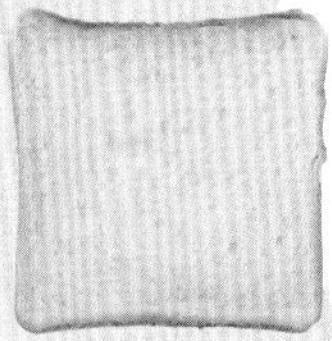

食パン

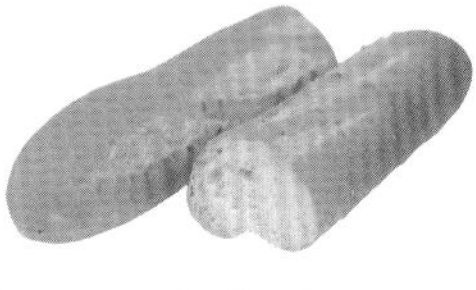

バゲット

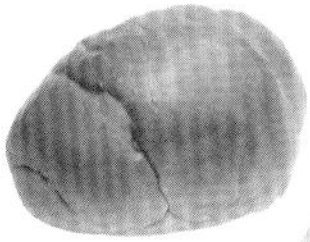

バターロール

〚副菜〛

野菜をもう少し足したいときには、野菜サラダなどを合わせて。温野菜はスープに追い具として加えてもOK

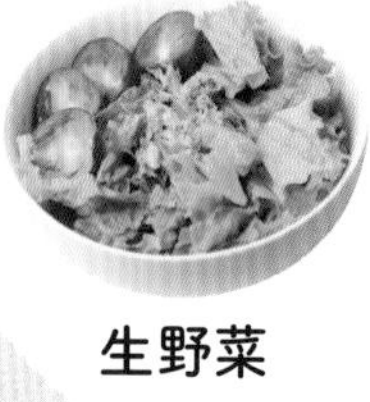

生野菜

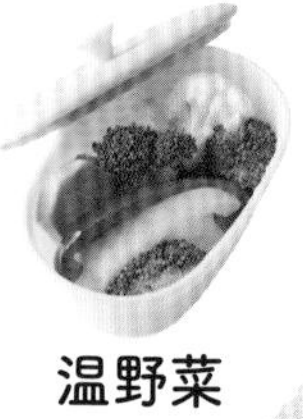

温野菜

PART 3

のんびりゆったり……

夜に飲みたいスープ

ひと品でも大満足できちゃう、
ちょっとボリュームのあるスープの晩ごはんは、
疲れていてもつくりおきで手軽に作れます。
栄養バランスとおいしさを考えた、
これぞリラックススープ！ をそろえました。

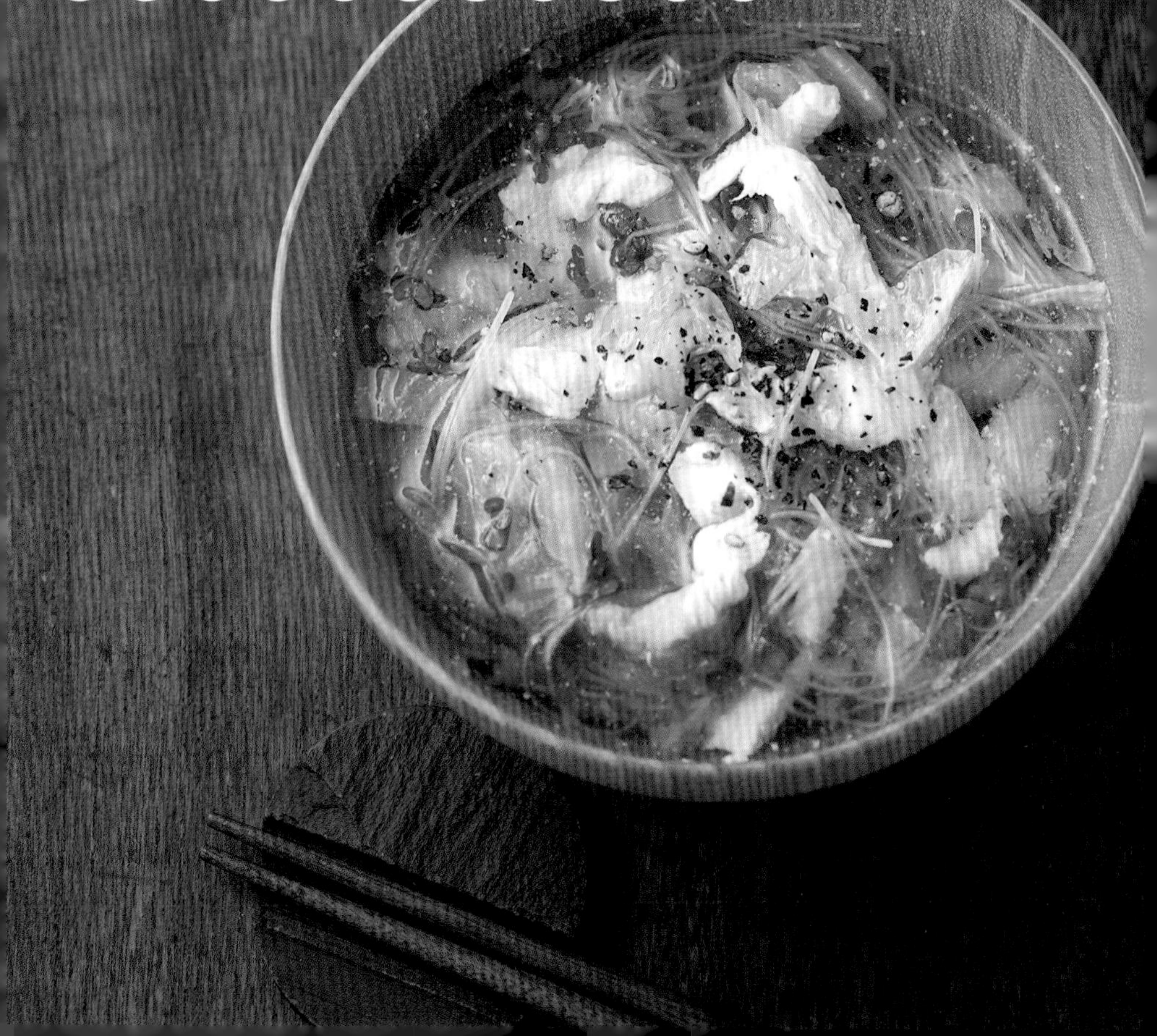

夜スープの安らぎ夢スイッチ

一刻も早く家に帰ってのんびりした〜い。
そんな心身ともにヘトヘトなときには、
温かい食事が疲れやストレスを解消します。
とはいえ何品も作るのは面倒だし、
食べる時間もどんどん遅くなってきます。
そこで野菜＋たんぱく質が摂れ、
体も温まるメニューとなれば、スープの出番です。
つくりおきなら簡単に作れて、
一品でも十分に満足できるボリュームに！
眠りにつくころには胃腸の消化も進んで、
翌朝すっきりとした目覚めになります。

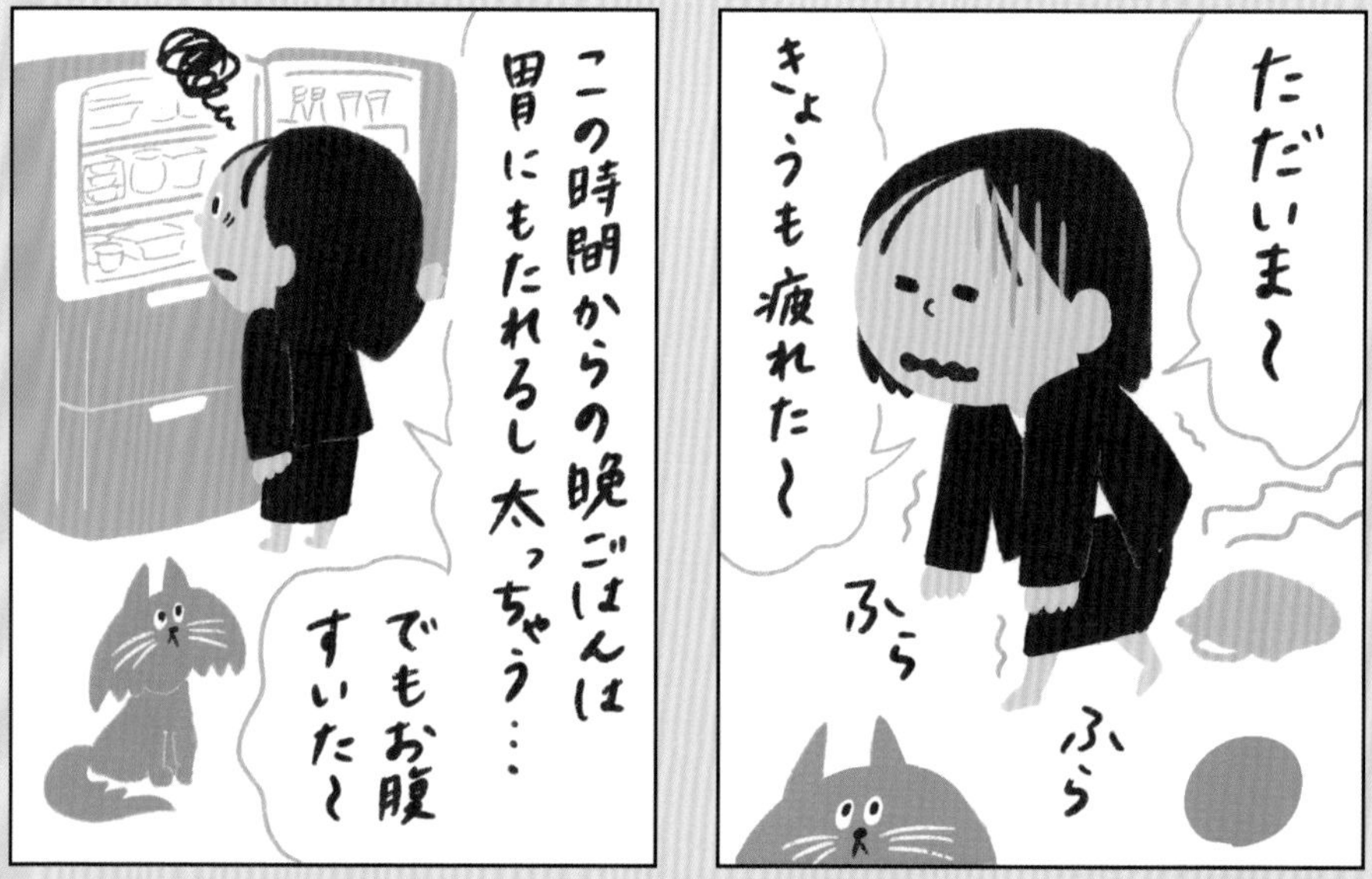
ただいま〜
きょうも疲れた〜
ふら
ふら
この時間からの晩ごはんは
胃にもたれるし太っちゃう…
でもお腹
すいた〜

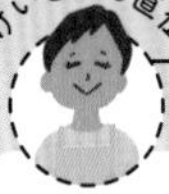

けいこさん直伝

夜のスイッチON

つくりおきならラクラク!

1　1杯でも心身が満足できるボリュームスープに

一日の終わりに食べる食事は、ある程度の満足感を得られないと、ストレスを感じてしまいます。また体内が温まると、心身の疲れがほぐれてきます

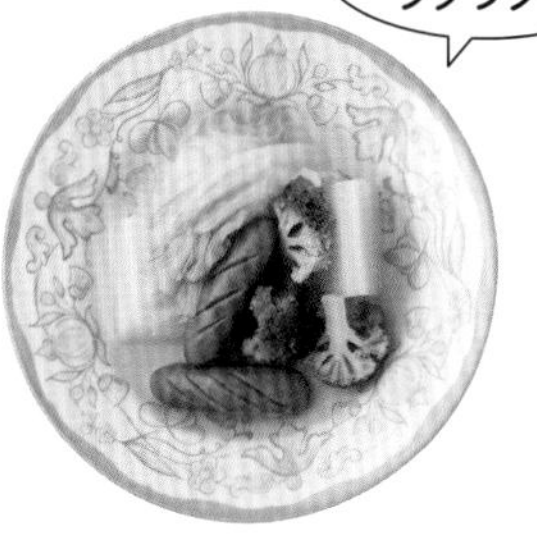

2　スープ＋主食を楽しんでもOK!

炭水化物は、エネルギーを作る大切な栄養素。夜は量を控えめにし、スープでやわらかく煮たり浸しておくと、消化がよくなり、栄養もより充実します

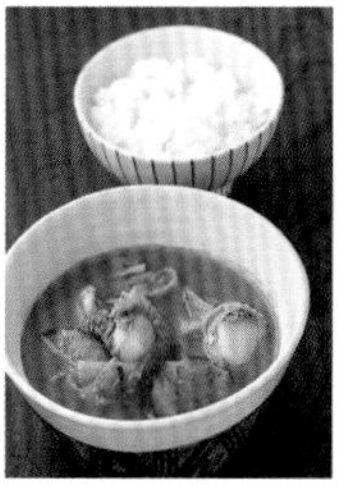

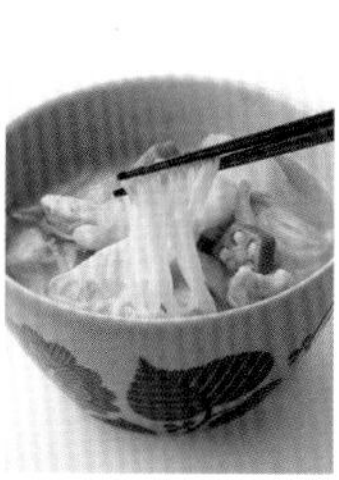

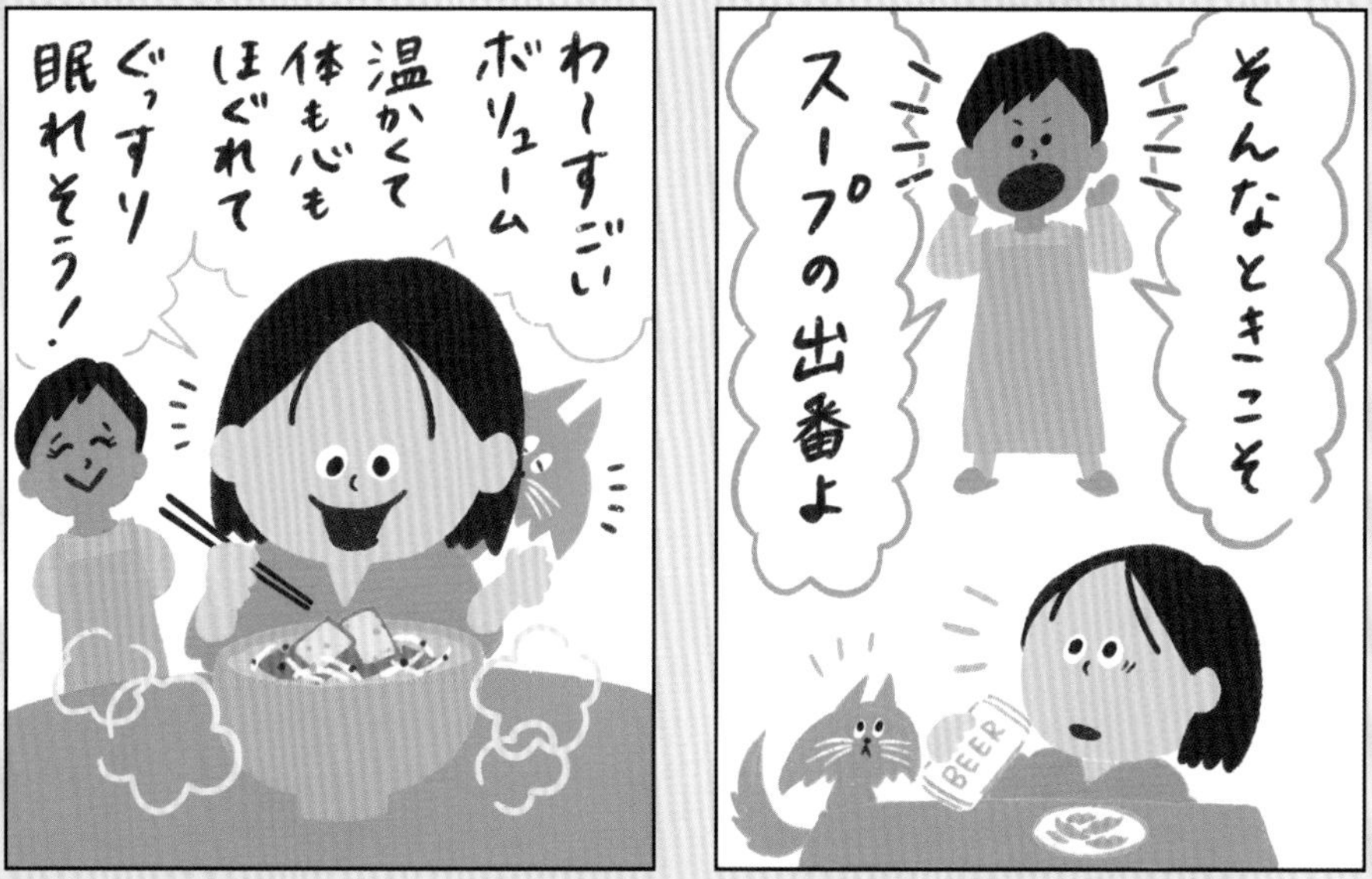
そんなときこそ
スープの出番よ
BEER
わーすごい
ボリューム
温かくて
体も心も
ほぐれて
ぐっすり
眠れそう!

遅い時間こそ安らぎの夜スープ♡

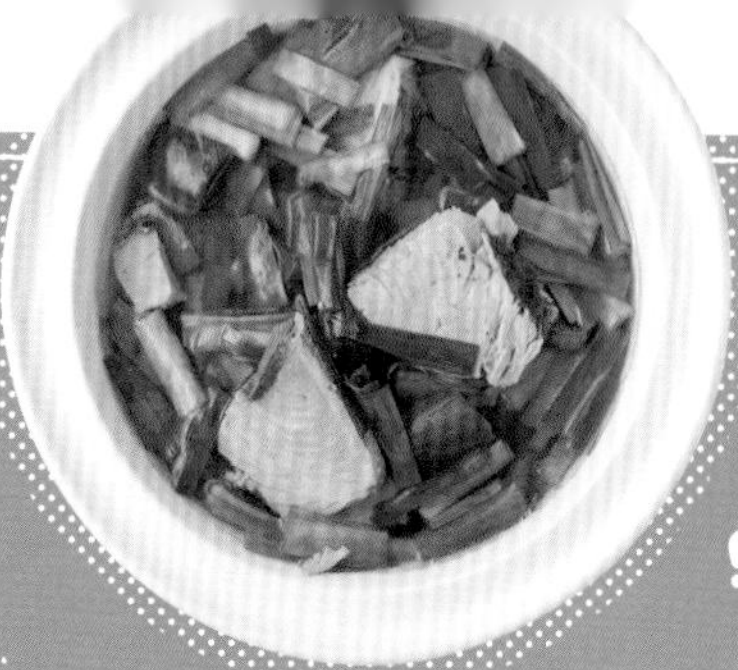

きょうも
お疲れ様スープ

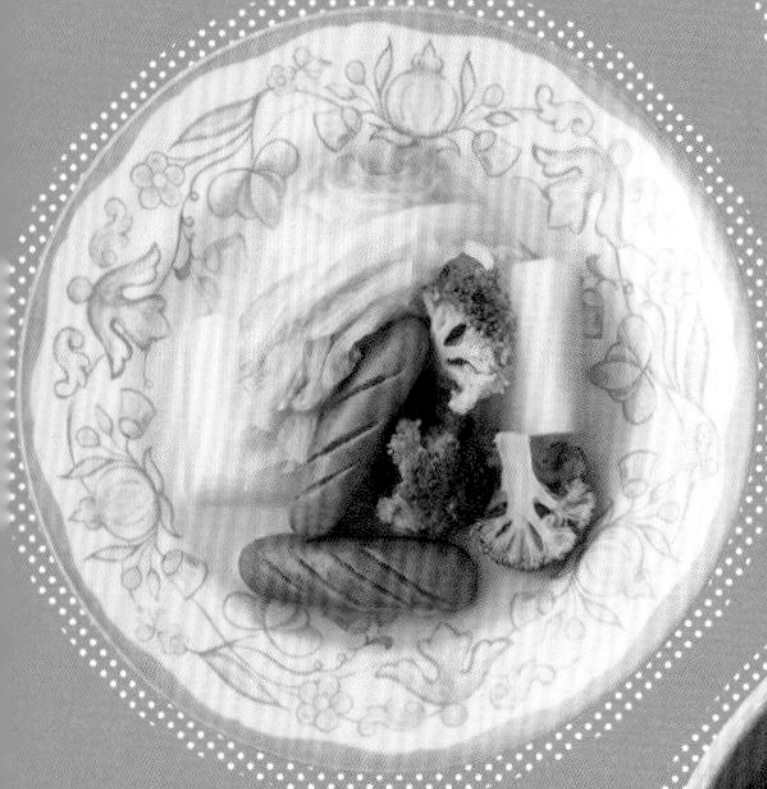

遅い時間に
食べてもOKスープ

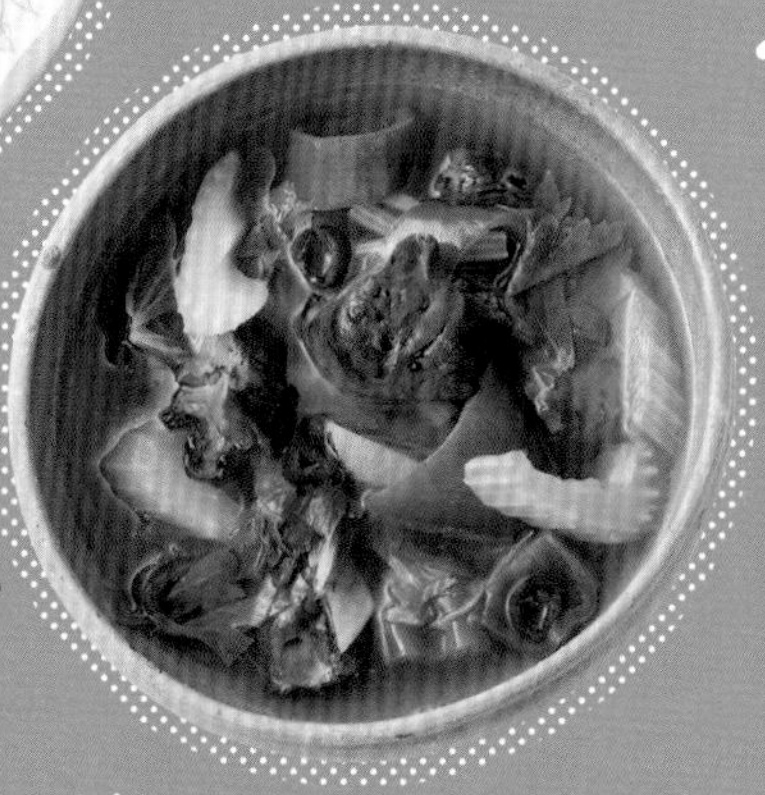

ストレス
消えされスープ

みく

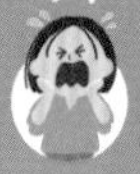

疲れて帰ってくると面倒で、ビールと簡単なサラダとか、おつまみだけってことも多かった

けいこさん

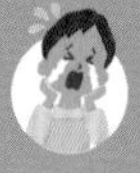

ダメダメ！ 夜こそ温かいものを食べなきゃ。体が温まると自律神経のバランスが整うから、疲れやストレスも解消するし、気分が落ち着いてよく眠れるようになるの

みく

帰ってから料理を作って食べるとなると、結構遅い時間になってた。太るのがイヤだなあと思ってたけど、夜スープにしたら、むしろ体がすっきりしてきたみたい

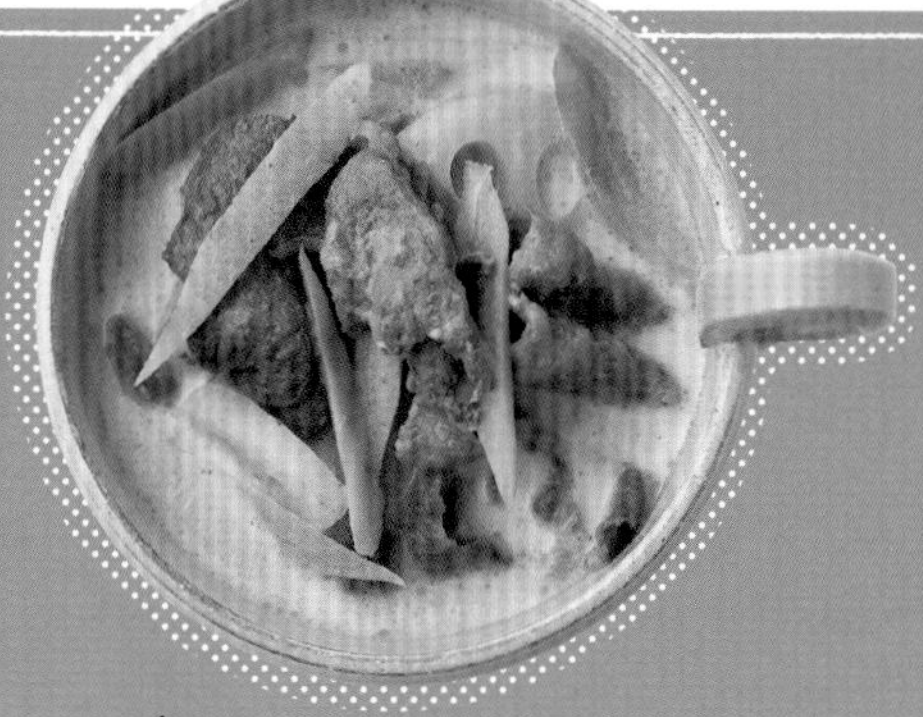

お腹すっきり
快腸スープ

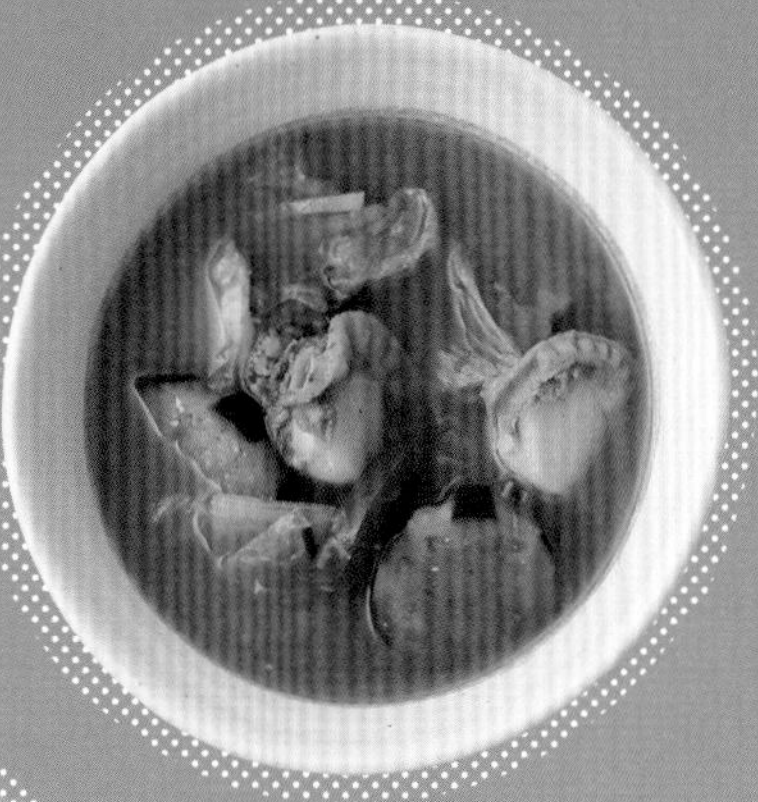

ぐっすり
夢の世界へスープ

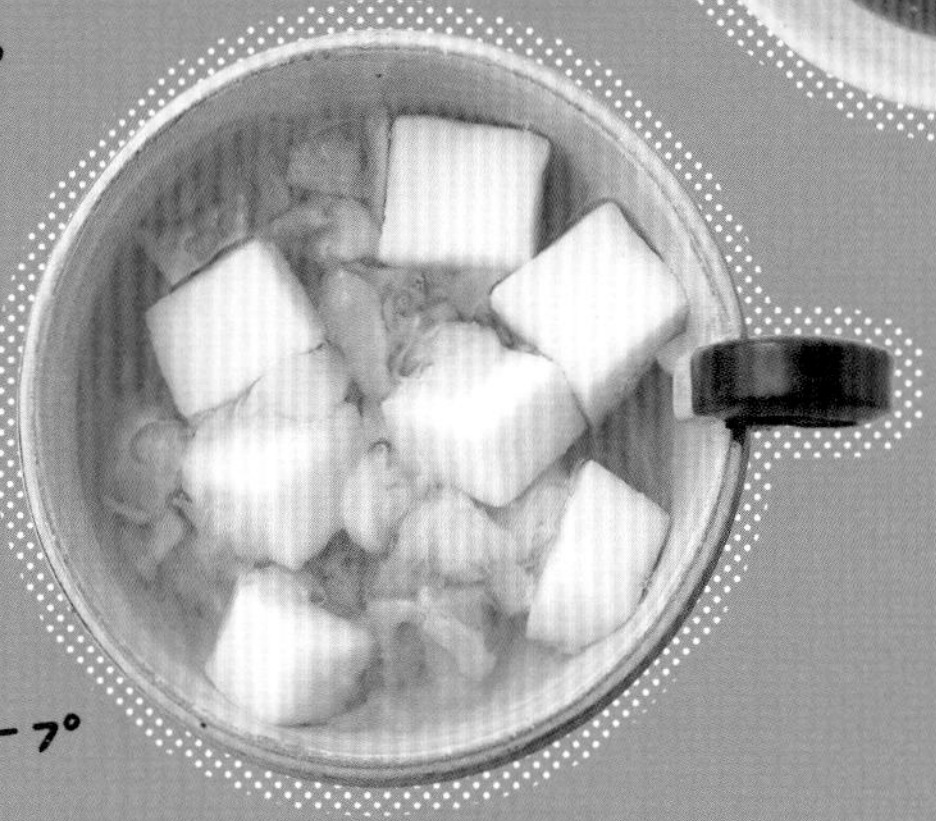

下痢で
つらいときスープ

けいこさん

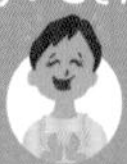

野菜とたんぱく質をしっかり摂ったほうが、体の代謝も高まるから、太りにくいのよ。時間のあるときにつくっておけば、栄養がバランスよく摂れてバッチリってわけ！

みく

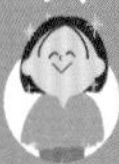

確かにいろいろな食材が一皿で食べられるし、消化にもよさそう。スープで心も体も健康維持できるのね

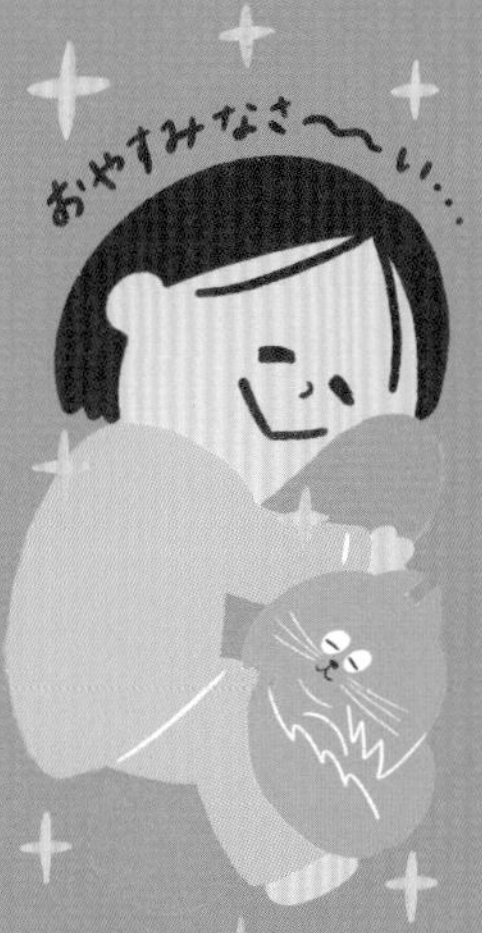

不格好な肉だんごと野菜の食感が楽しい！

豚肉と長いも、アスパラガスの免疫UPスープ

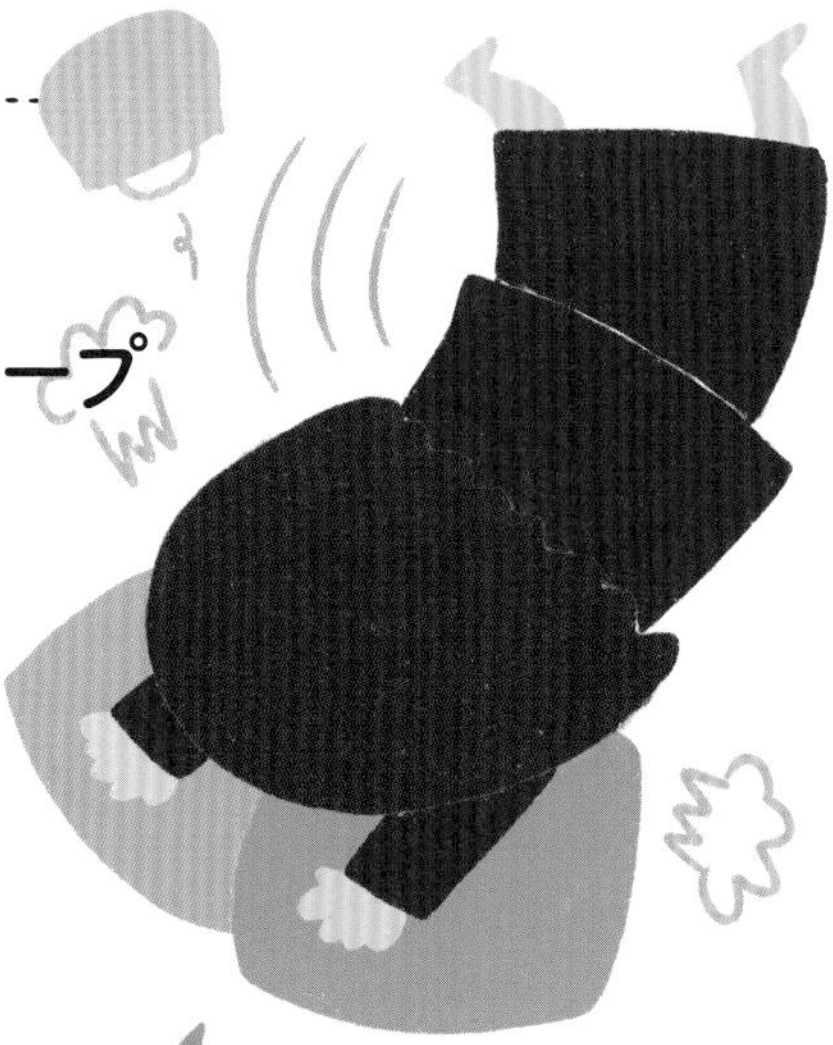

材料（2人分）

豚切り落とし肉…… 200g
グリーンアスパラガス…… 1束
長いも…… 200g
A｜だしの素…… 2つまみ
　｜水…… 500mℓ
塩麹…… 大さじ1
こしょう…… 少々

作り方

1 アスパラガスは縦半分に切ってから3cm長さに切り、長いもは皮をむいて縦4等分にし、食べやすい大きさに切る。
2 鍋にA、1の長いもを入れて煮立てる。豚肉を丸めるようにして加え、ふたをして弱火で10分煮る。
3 2にアスパラガス、塩麹、こしょうを加えて、さらに2分煮る。

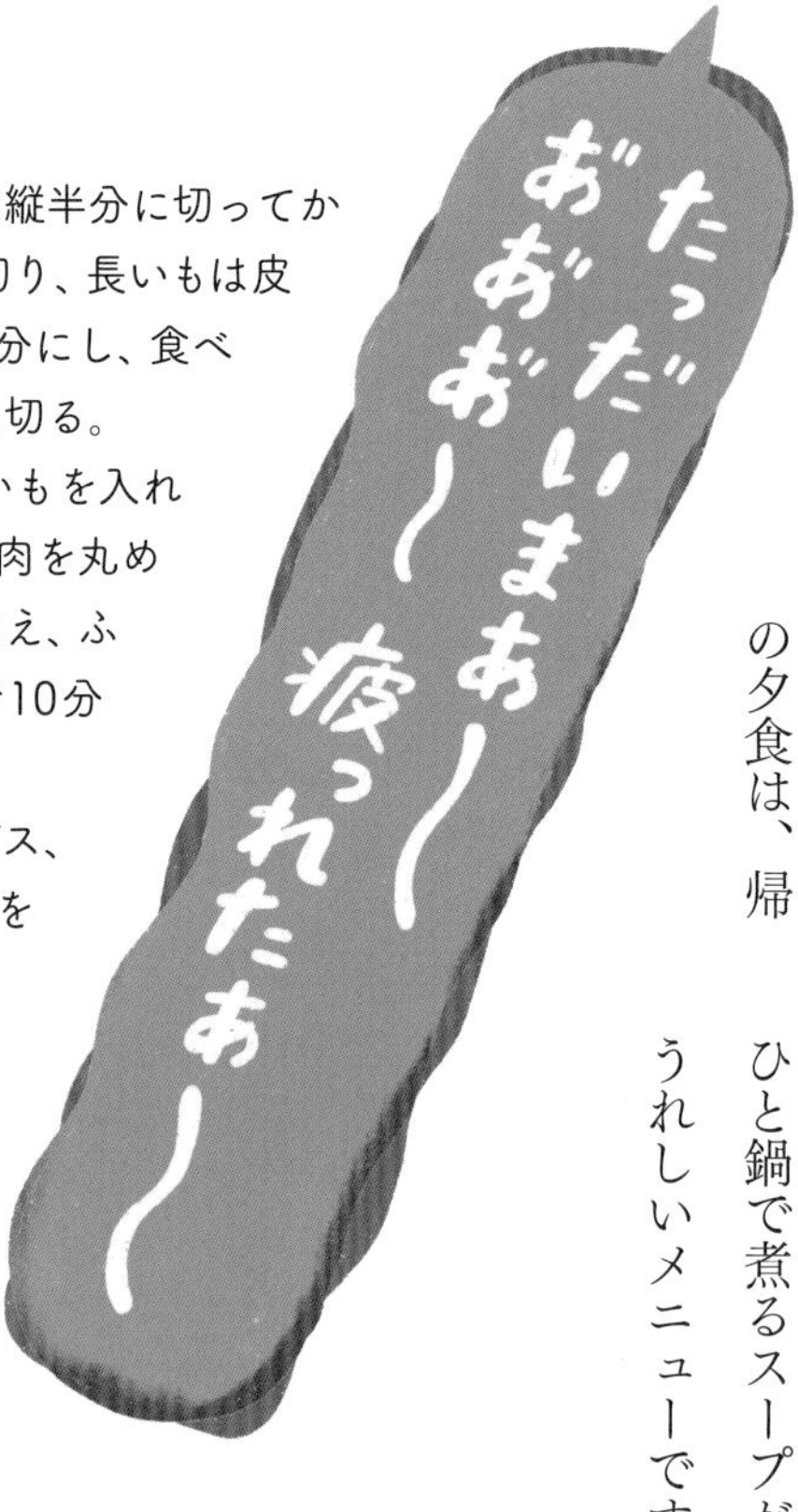
たっだいまぁ〜
お゛お゛お゛〜 疲っれたぁ〜

「きょうも一日がんばったね」。だれも言ってくれないから、自分で自分をねぎらってみる。そんな日の夕食は、帰宅後に簡単にできて、疲れが癒されるものに限ります。疲労回復効果のあるたんぱく質とスタミナ野菜を、ひと鍋で煮るスープが一番うれしいメニューです！

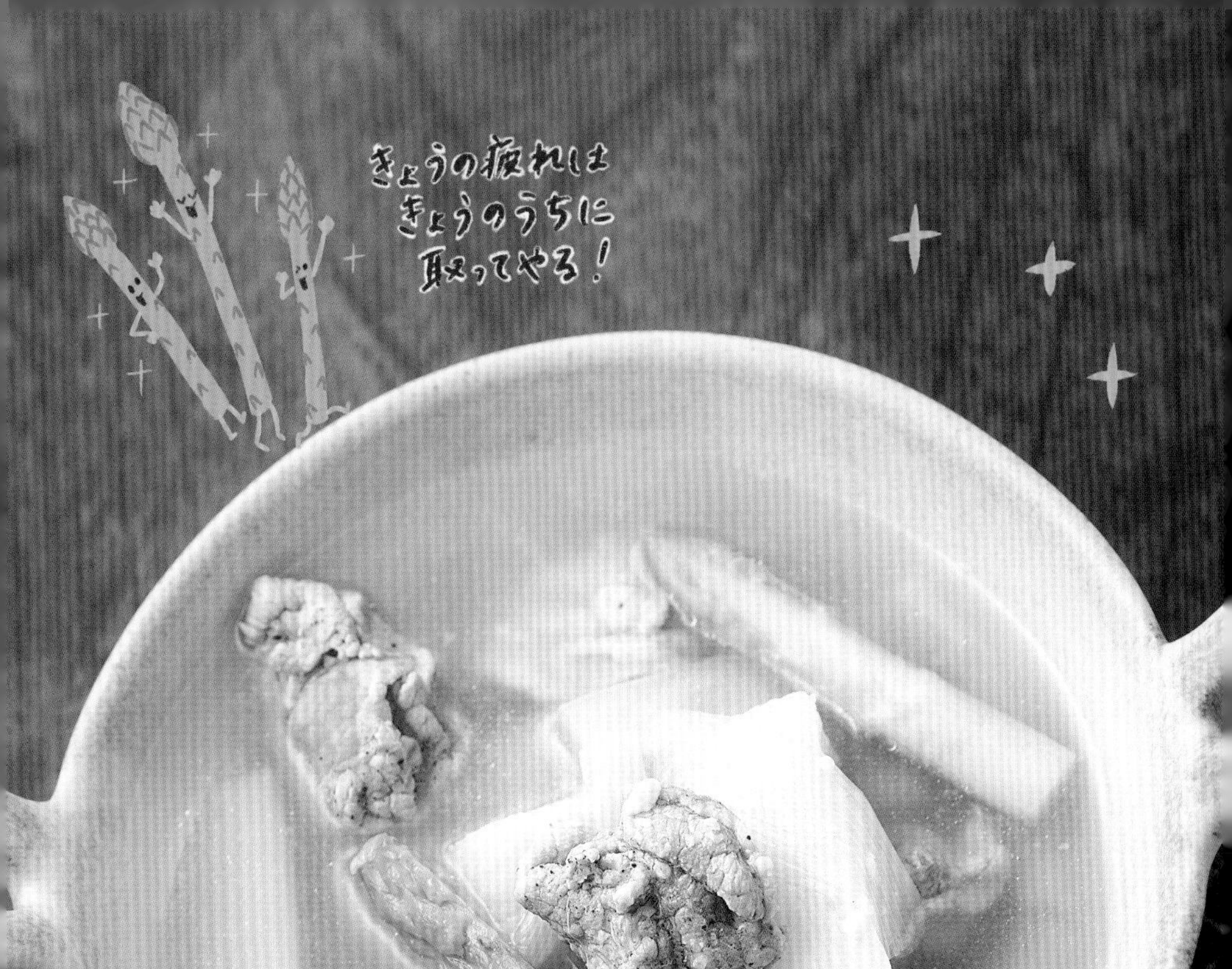
きょうの疲れは
きょうのうちに
取ってやる！

\ SOUP ADVICE /

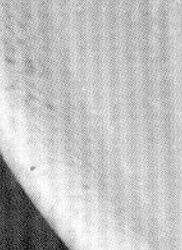

疲労回復と整胃整腸食材で安らぎを

豚肉のビタミンB_1とアスパラガスのアスパラギン酸で、疲労を回復させましょう。そして長いものねばねば成分で胃腸の調子を整え、消化吸収をよくして、栄養をしっかり吸収！

お助け食材

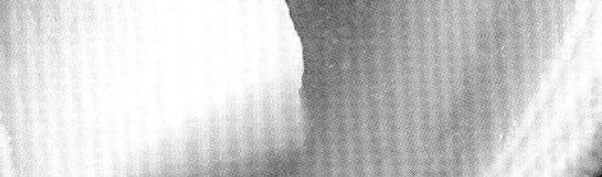

豚肉　グリーンアスパラガス　長いも

たっだいまあ〜
おあおあ〜疲っれたあ〜

かつおのたたきの新しい味わい方に、疲れも吹っ飛びます

ストレス解消かつおのたたきの中華スープ

材料（2人分）

- **かつおのたたき、または刺身**……200g
- パプリカ……1/4個
- **にら**……1束
- にんにくの薄切り……1かけ分
- ごま油……小さじ2
- A
  - 中華スープの素……小さじ1/4
  - 水……400mℓ
  - 酒……大さじ1
- B
  - しょうゆ……小さじ1/2
  - 塩……小さじ1/4
  - こしょう……少々

作り方

1 かつおは切ってあればそのまま、さくの場合は1cm厚さに切る。

2 パプリカは角切り、にらは2cm長さに切る。

3 鍋にごま油を熱してにんにく、パプリカを炒め、1、Aを入れる。

4 煮立ったら2〜3分煮て、B、にらを加える。

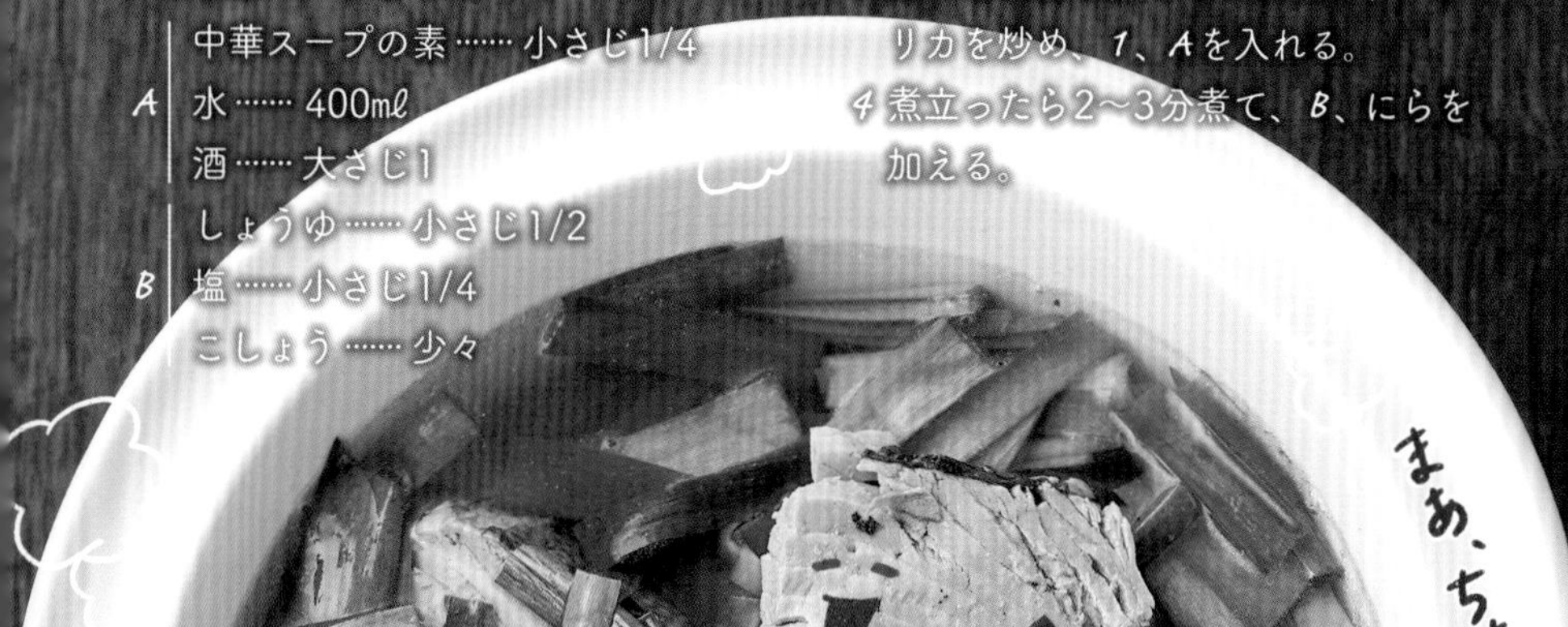
まあ、ちょっとゆっくり休めヨ

SOUP ADVICE /

新鮮刺身がさっと煮で疲労回復スープ！

かつおのイミダペプチドとビタミンB_1は、疲労回復を早める効果があり、パントテン酸でストレスを解消。にら、にんにくにも同様の効果が

お助け食材

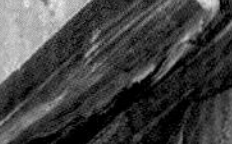
かつお

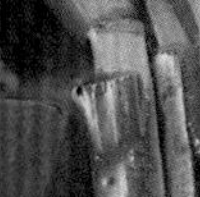
にら

きょうもお疲れ様スープ③

オクラの粘り気がリラックス効果を生みます

鶏肉とコーンのねばねばエスニックスープ

材料（2人分）

鶏むね肉…… 200g
玉ねぎ…… 1/2個
コーン…… 50g
オクラ…… 4本

A
中華スープの素…… 小さじ1/4
水…… 500mℓ

B
ごま油…… 小さじ2
ナンプラー…… 小さじ1と1/2
塩、こしょう…… 各少々

作り方

1 鶏肉と玉ねぎは細切り、オクラは小口切りにし、コーンはさっと洗っておく。
2 鍋にA、1の鶏肉と玉ねぎ、コーンを入れ、ふたをして煮立て、弱火にしてさらに7〜8分煮る。
3 2にオクラ、Bを加え、ひと煮立ちさせる。

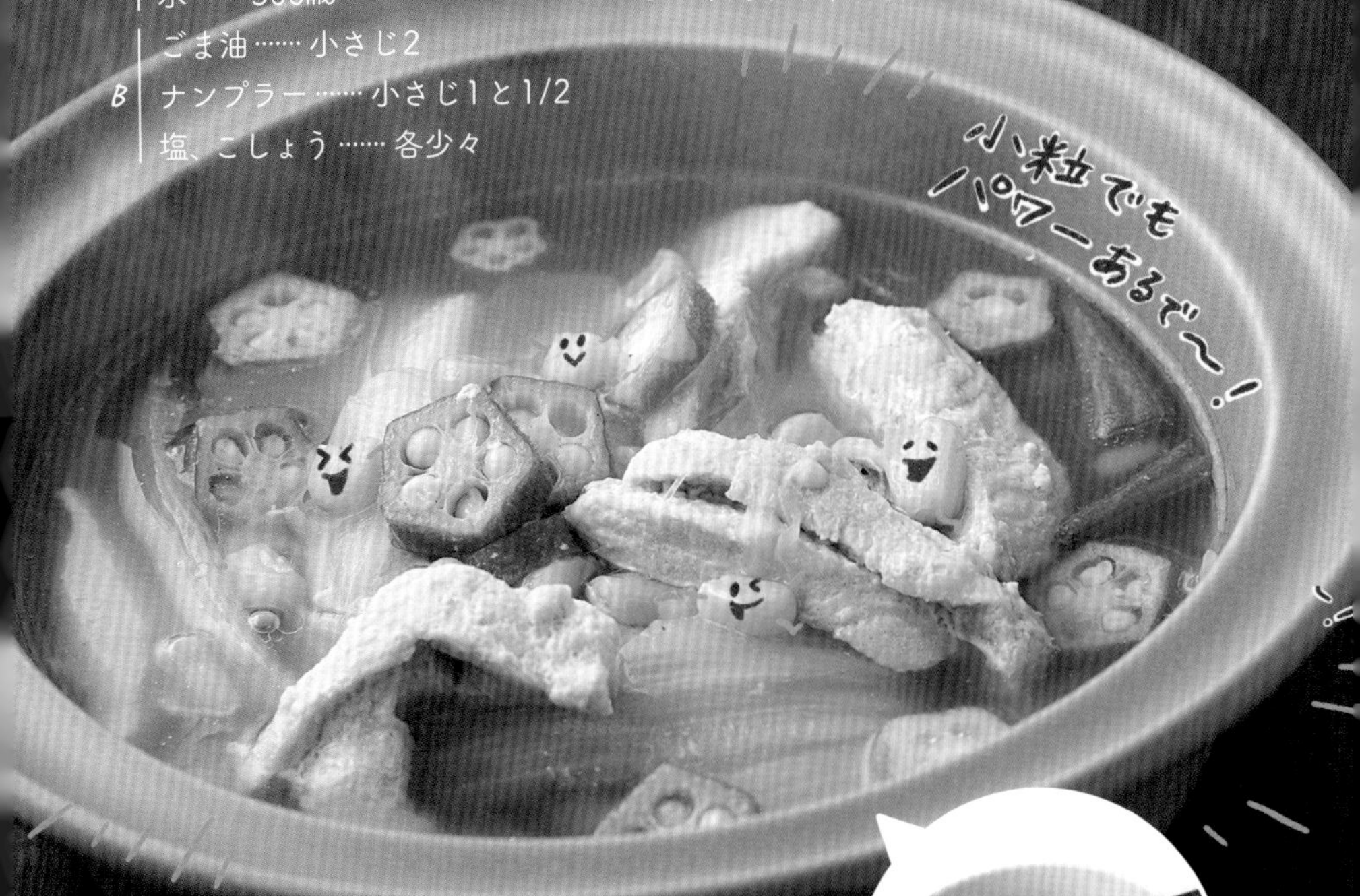

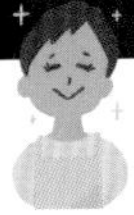

\ SOUP ADVICE /

鶏むね肉とコーンを味方にして疲れ取り

低脂肪低糖質の鶏むね肉は、太る心配が少ない食材で、疲労回復に力を発揮するイミダペプチドも含みます。とうもろこしのビタミンB_1にも疲労回復が！

お助け食材

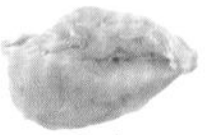
鶏肉

コーン

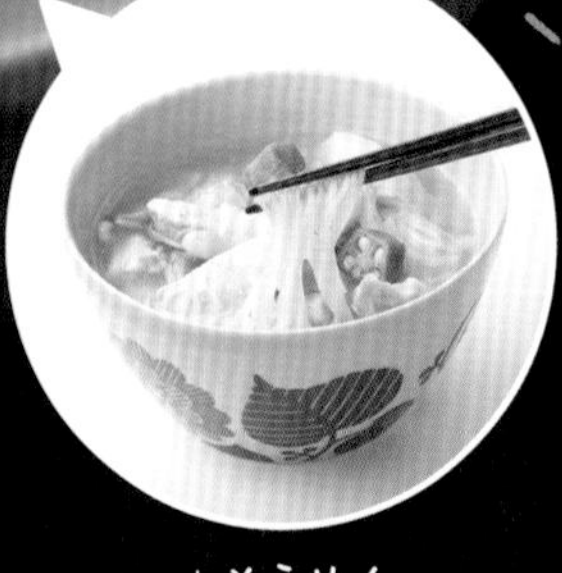

＋そうめん

残ったスープにゆでたそうめん50gを入れ、さっと煮る。

冷蔵3日／冷凍3週間

ストレス消えされスープ①

おつまみの焼鳥串を大胆に投入！　意外なほどおいしい

焼き鳥レバーでセロリのトムヤムガイ

材料（2人分）

焼き鳥のレバー（たれ）……3串
セロリ……1/2本
ピーマン……2個
にんにくの薄切り……1/2かけ分
赤唐辛子の輪切り……1/2本分
A　中華スープの素……小さじ1/4
　　水……400mℓ
B　レモン汁……大さじ1
　　ナンプラー……小さじ1
ごま油……小さじ2

作り方

1 レバーは串から外す。セロリは斜め薄切り、ピーマンはひと口大に切る。
2 鍋を熱してごま油、にんにく、赤唐辛子を炒め、1のセロリ、ピーマン、Aを加えて煮立てる。
3 2にレバーを入れて、Bを加えてひと煮立ちさせる。

いろいろうまくいかなかったことを思い返し、反省したり、落ち込んだり。

いつもならお酒のおつまみにする、焼き鳥や刺身、缶詰を、発酵食品や野菜と一緒にスープにして、熱々をいただきます。

不思議なもので、体が温まるころには、ストレスが軽減されて、「まあ、いいかっ！」という気持ちになってきますよ。

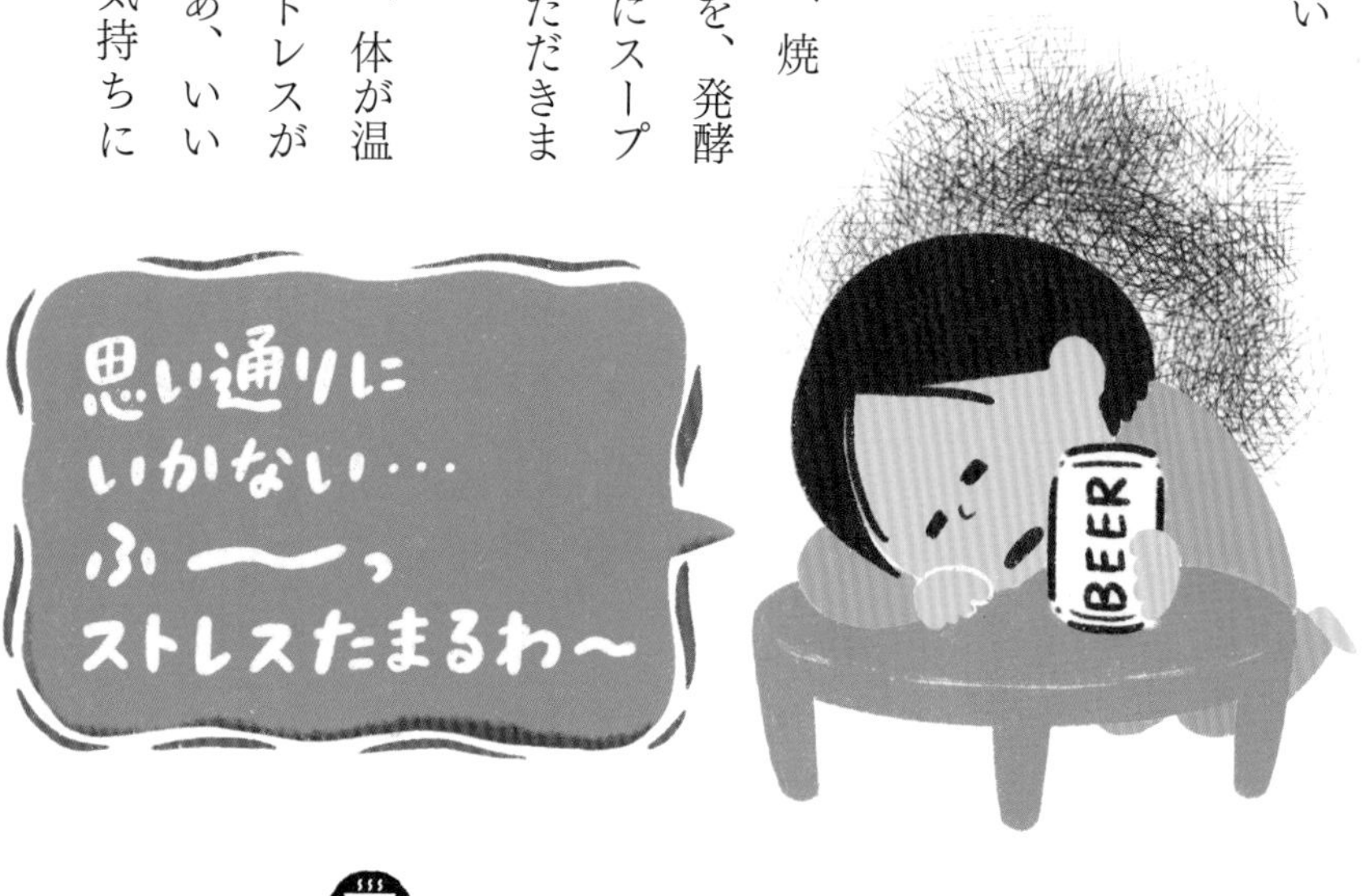
思い通りにいかない…
ふ――っ
ストレスたまるわ～
BEER

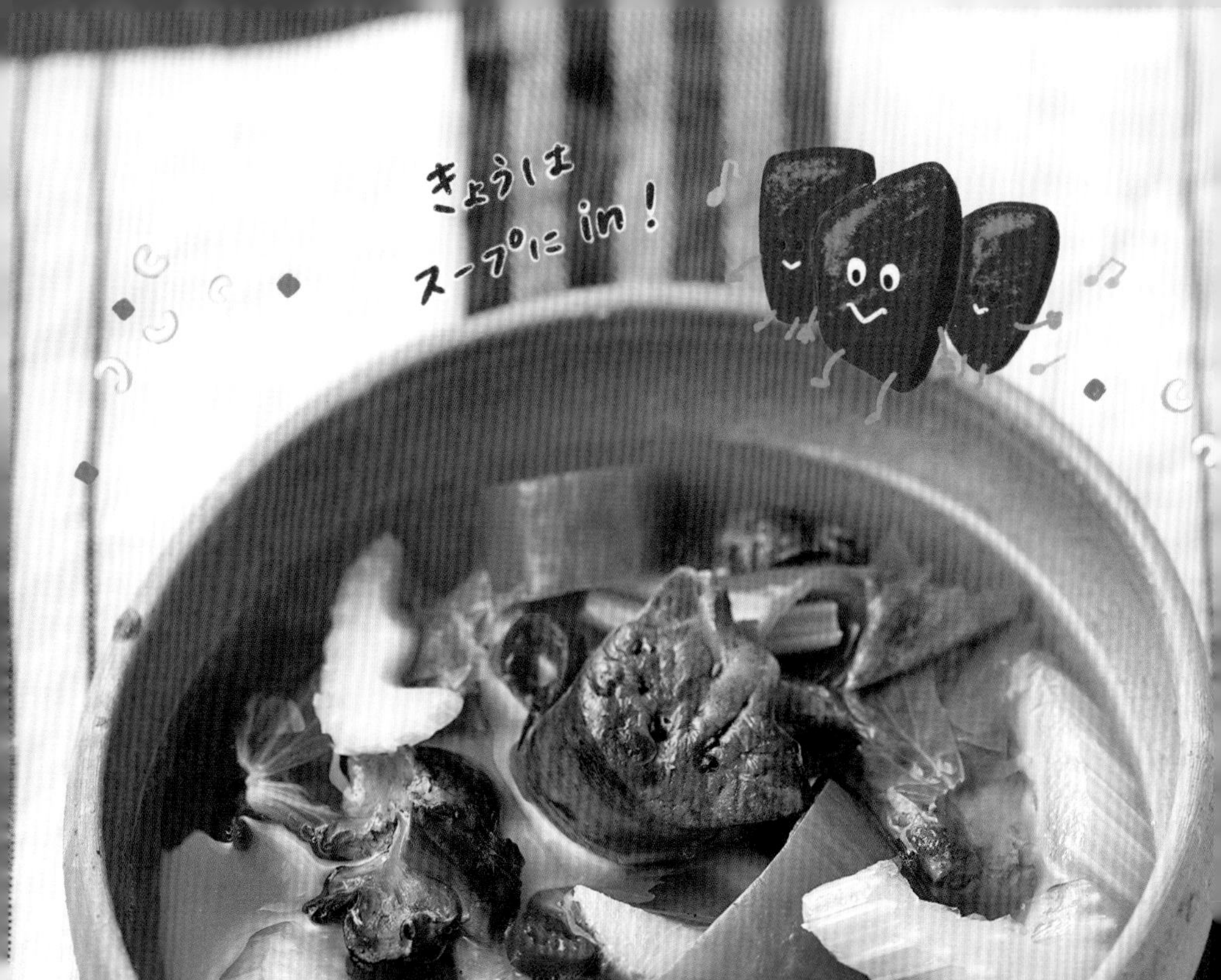

\ SOUP ADVICE /

焼き鳥のレバーで時短スープ

香ばしく焼けた焼き鳥のレバー串を使い、手軽に疲れを緩和するビタミンAやB、パントテン酸、鉄を摂取。ピーマンのビタミンCやセロリの香り成分を合わせ、ストレスも解消します

お助け食材

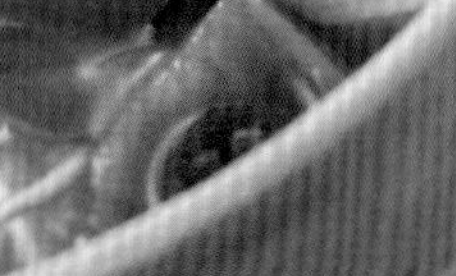

焼き鳥のレバー　ピーマン

ストレス消えされスープ②

外に出たくない日は、キッチンのストック食材が大活躍

さば缶と納豆キムチのもやもや発散スープ

材料（2人分）

さばの水煮……1缶（180g）
豆苗……1/2パック
まいたけ……1/2パック
にんにくの薄切り……1かけ分
納豆……1パック
白菜キムチ……100g
水……400mℓ
A しょうゆ……小さじ1
A 酢……小さじ1
ごま油……小さじ2

作り方

1 さばの水煮は汁気をきって、大きく割りほぐす。豆苗はざく切り、まいたけは適当な大きさに分ける。
2 鍋を熱してごま油、にんにくを入れて炒め、香りが出たらキムチを炒め合わせる。
3 水を注いで煮立ったらさば、まいたけを入れ、Aで味を調える。豆苗を加えてさっと煮て、仕上がりに納豆を合わせる。

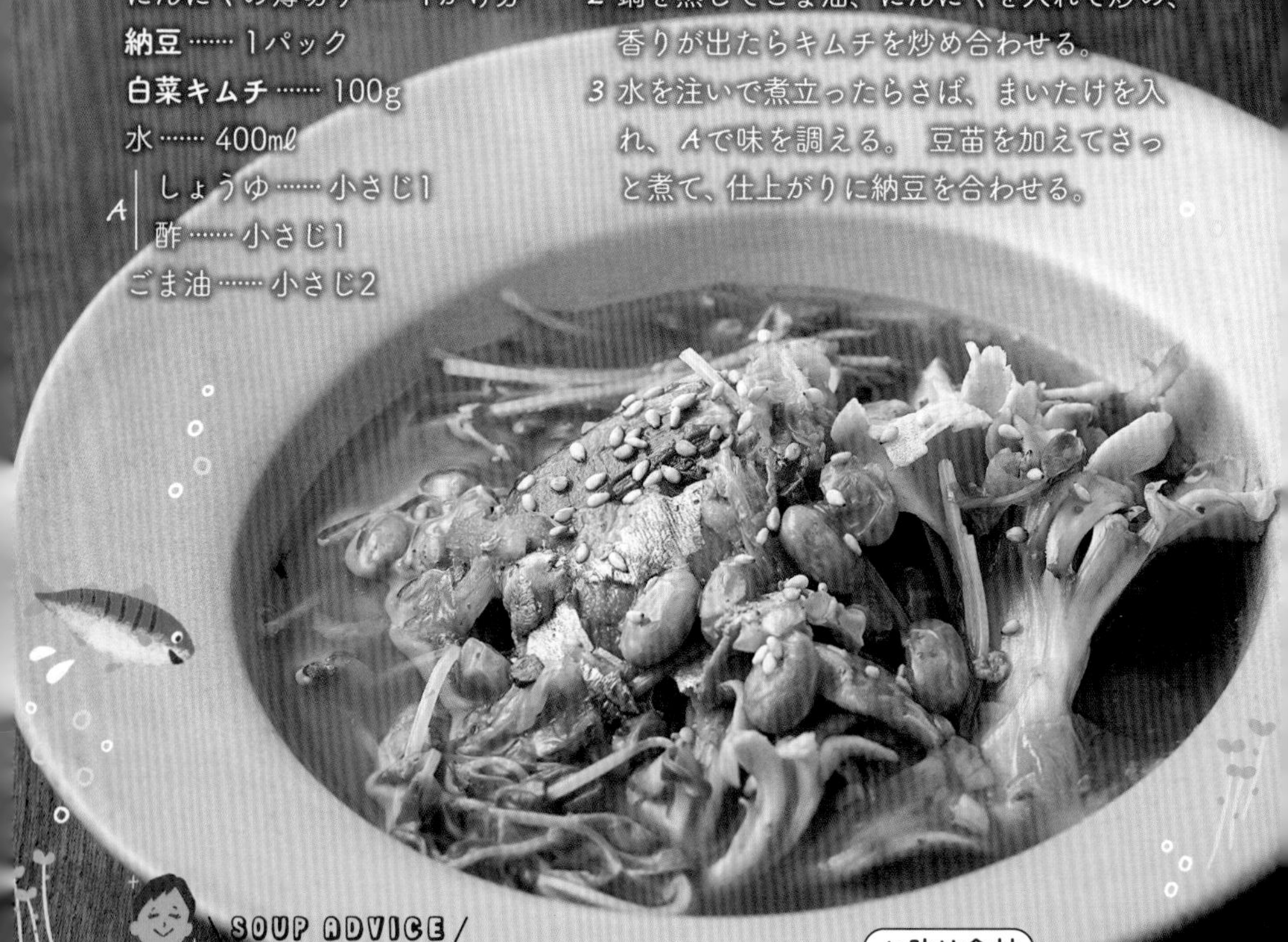

\ SOUP ADVICE /

ストレス解消食材をフル活用

納豆のトリプトファン、カルシウム、鉄、葉酸、そしてキムチの乳酸菌が気持ちを鎮静。豆苗にも葉酸は豊富です。さばのDHAやEPAは、脳の疲れを除きます。

お助け食材

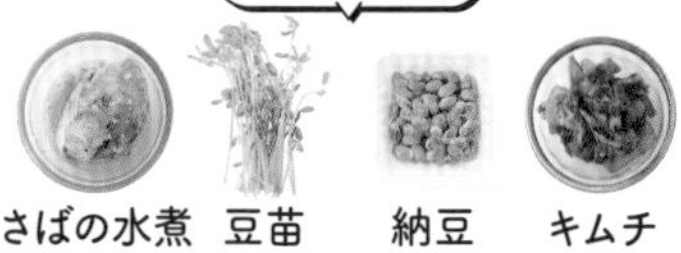

さばの水煮　豆苗　納豆　キムチ

悩んでたってしょうがない
ぷか

ストレス消えされスープ③

ごま風味のぜいたく鍋に気分も向上します

気持ちすっきり！ ねぎまとモロヘイヤのごまスープ

材料（2人分）

まぐろ刺身…… 150g
長ねぎ…… 1/2本
モロヘイヤ…… 80g
ごま油…… 小さじ1
A
だしの素…… 2つまみ
酒…… 大さじ1
しょうゆ…… 小さじ2
塩…… 少々
水…… 400mℓ
黒すりごま…… 大さじ2

作り方

1 まぐろの刺身はひと口大に切る。長ねぎは斜め切り、モロヘイヤはかたい茎の部分を除いて3cm長さに切る
2 鍋を熱してごま油をひいて *1*の長ねぎを焼き、*A*を加えて煮立てる。
3 *2*にまぐろを加え、2〜3分煮たらモロヘイヤとごまを入れてひと煮立ちさせる。

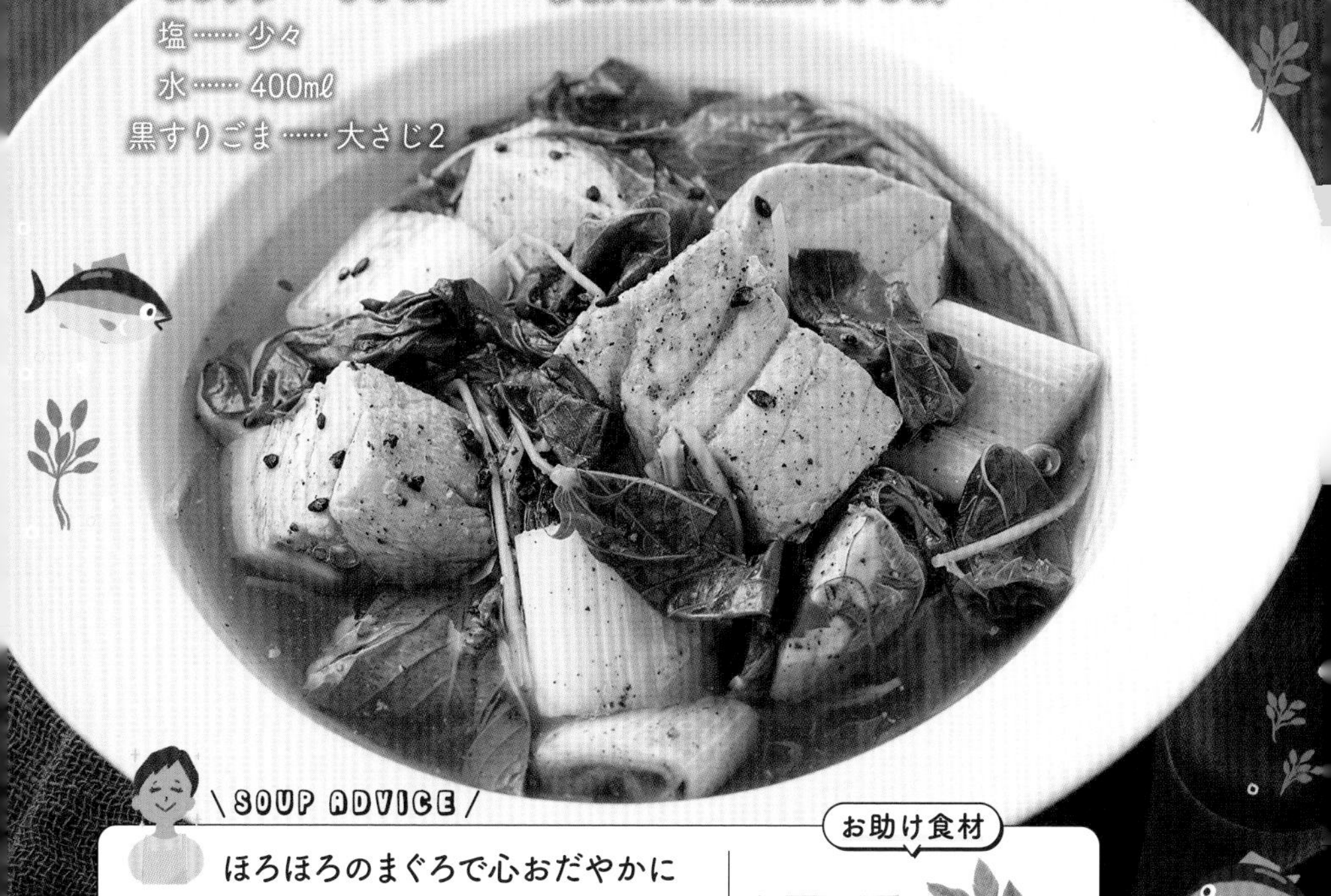

\ SOUP ADVICE /

ほろほろのまぐろで心おだやかに

まぐろの食感がごちそうの、日本の伝統定番鍋をスープに。まぐろのたんぱく質やEPA、鉄、モロヘイヤのビタミンCがストレス解消効果を発揮します。

お助け食材

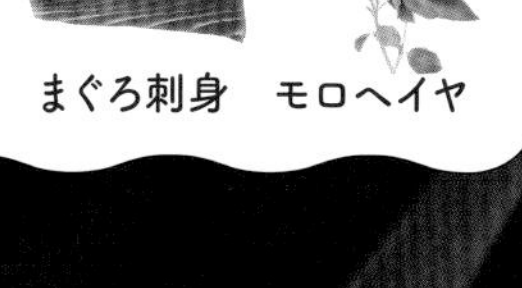

まぐろ刺身　**モロヘイヤ**

冷蔵3日／冷凍3週間

寝る前にはお腹がすいてしまい、食べるべきか悩んで葛藤することがありませんか？結局はスナック菓子やインスタント食品などを口にしてしまい、後からひどく落ち込んだ経験もあるはず！

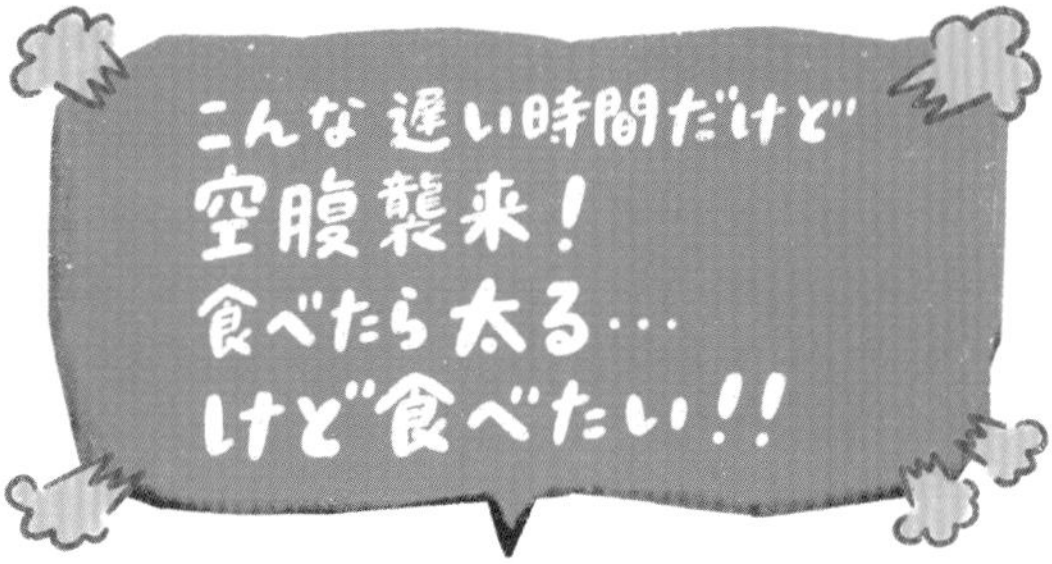
こんな遅い時間だけど
空腹襲来！
食べたら太る…
けど食べたい!!

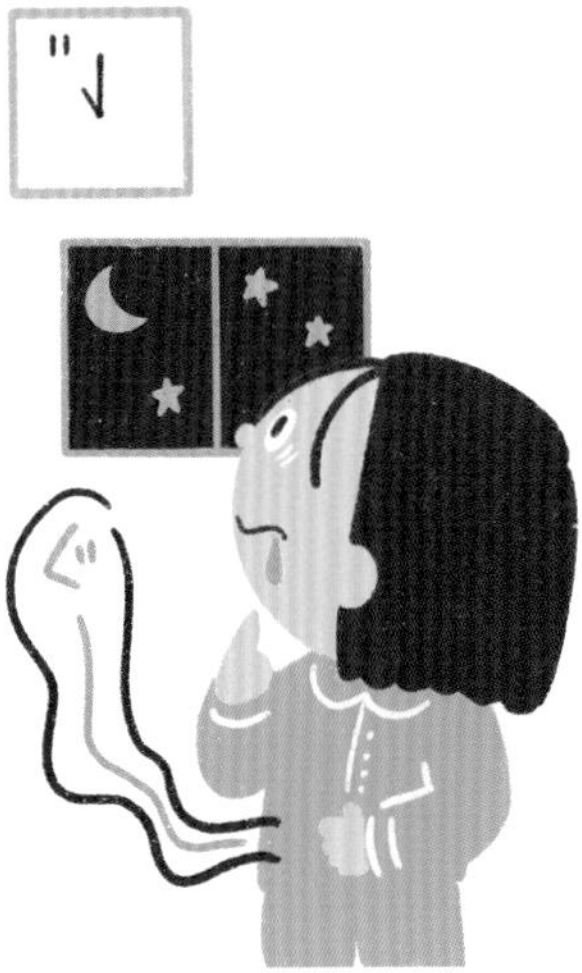

それならば遅い時間に食べても後ろめたさの少ない、スープを選びましょう。食材は低糖質・低カロリーで、翌朝、胃に不快感の残らない、消化のよいものをやわらかく煮ていきます。

遅い時間の帰宅のごはんにもぴったりです。

遅い時間に食べてもOKスープ①

たっぷりの大根とブロッコリーで満腹感を高めます

しっかり噛んで大満足の野菜ポトフ

材料（2人分）

大根…… 200g

キャベツ…… 4枚

ブロッコリー…… 50g

ソーセージ…… 4本

A
- コンソメ（顆粒）…… 小さじ1
- 水…… 600mℓ

塩…… 小さじ1/4

こしょう…… 少々

作り方

1 大根は縦4等分に切り、キャベツは大きめに切り、ブロッコリーは小房に分ける。ソーセージは、斜めに切り目を入れる。

2 鍋にA、1の大根とキャベツを入れ、ふたをする。煮立ったら弱火にして10分煮る。

3 2にソーセージ、ブロッコリーを入れ、塩、こしょうで味を調えて2〜3分煮る。

冷蔵3日

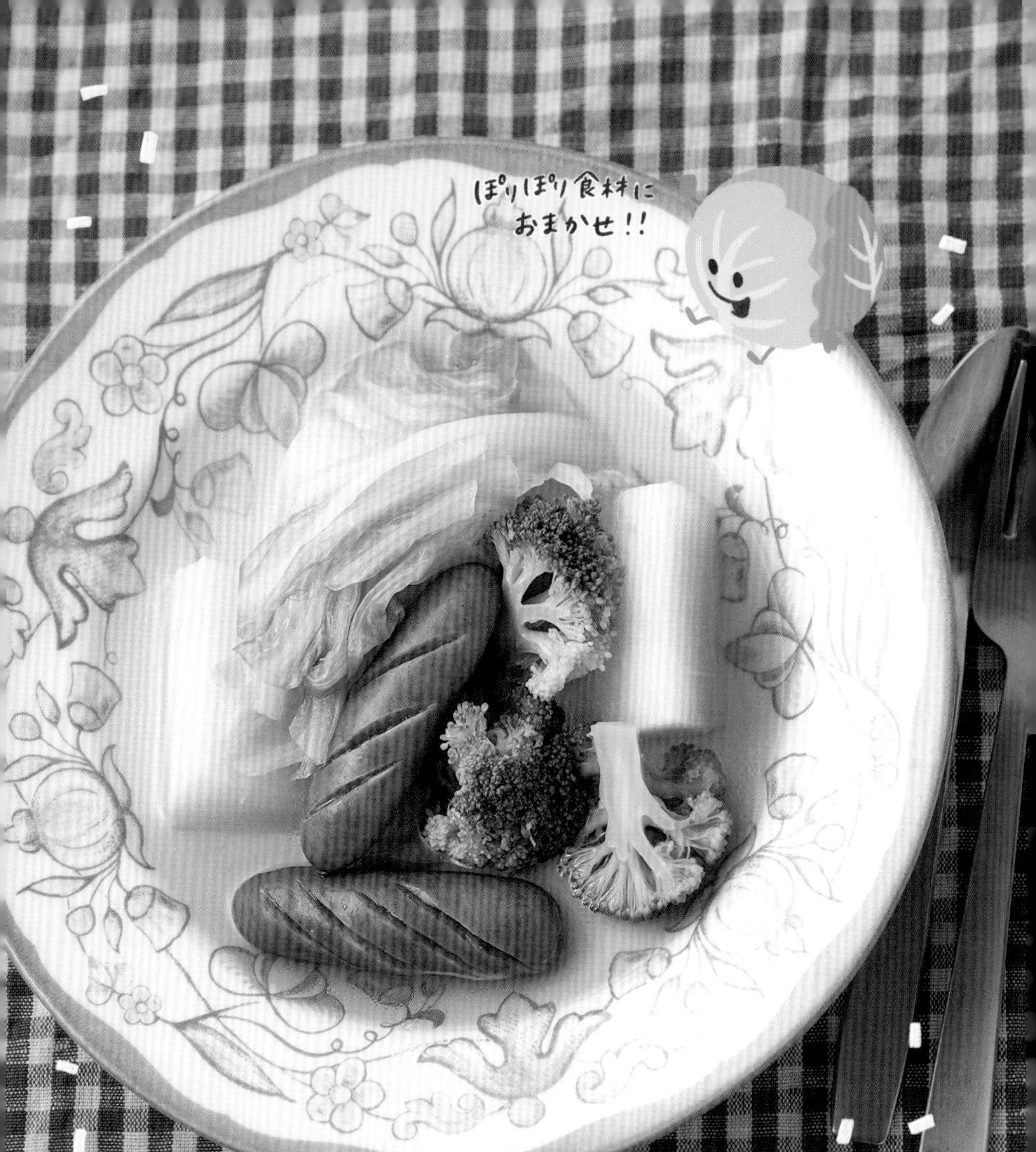
ぽりぽり食材に
おまかせ!!

\ SOUP ADVICE /

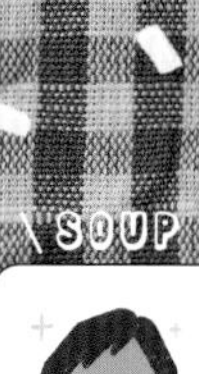

低糖質の野菜ならば遅い時間でもOK

歯ごたえのよい野菜を噛むことで、脳の満腹中枢を刺激して食べすぎを防ぎます。キャベツは芯の部分、ブロッコリーは茎、大根はついていれば葉っぱを加えると、より食感が得られます

お助け食材

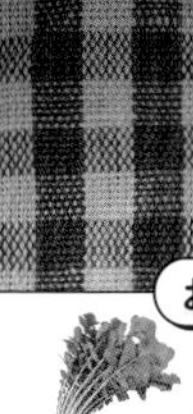
大根

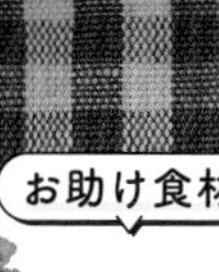
キャベツ

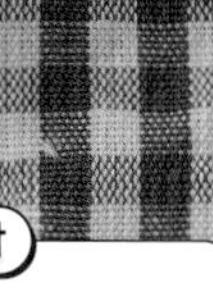
ブロッコリー

高カロリーに見えるスープをもやしと厚揚げでヘルシーに

遅ごはんにうれしい濃厚担々スープ

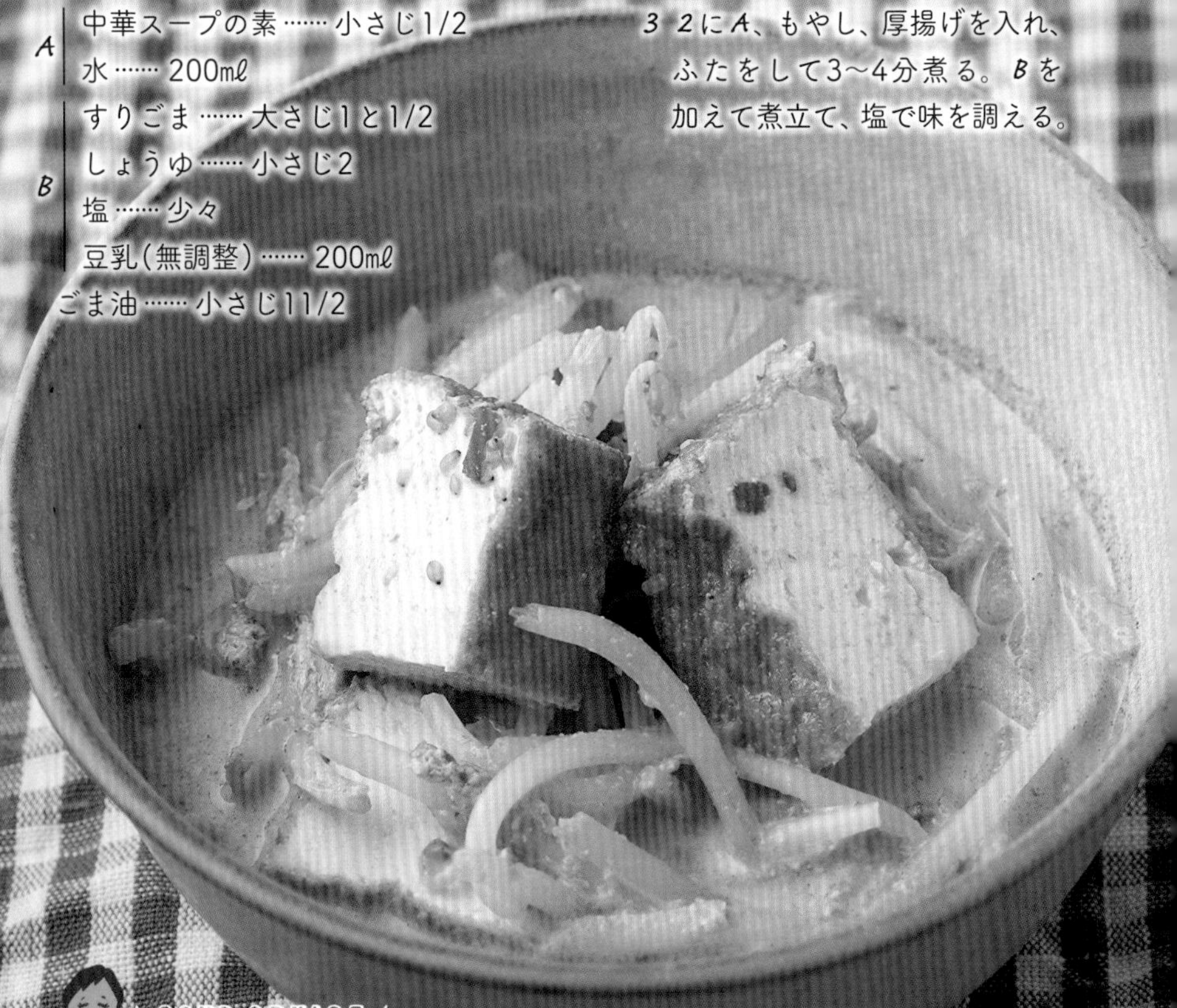

材料（2人分）

厚揚げ……1枚
もやし……1袋
長ねぎの粗みじん切り……長さ3cm分
にんにくの粗みじん切り……1/2かけ分
豆板醤……小さじ1/2
A
中華スープの素……小さじ1/2
水……200mℓ
B
すりごま……大さじ1と1/2
しょうゆ……小さじ2
塩……少々
豆乳（無調整）……200mℓ
ごま油……小さじ1 1/2

作り方

1 厚揚げは大きめの角切りにし、もやしは洗って水気をきる。
2 鍋を熱してごま油をひき、長ねぎとにんにくを炒め、豆板醤を加えさっと炒め合わせる。
3 2にA、もやし、厚揚げを入れ、ふたをして3～4分煮る。Bを加えて煮立て、塩で味を調える。

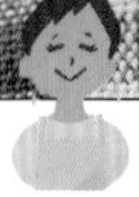

\ SOUP ADVICE /

丸ごともやし＋厚揚げで低糖質に

もやしはむくみを解消するカリウム、便秘を予防する食物繊維を豊富に含みます。脂肪燃焼に不可欠なたんぱく質は、低糖質の厚揚げで補います

お助け食材

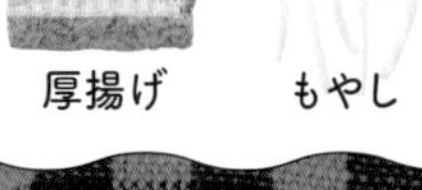

厚揚げ　もやし

低糖質高たんぱくのささ身は遅い食事の救世主です

罪悪感ゼロ！ 白菜とささみのすまし汁

材料（2人分）

白菜…… 2枚
ささみ…… 150g
スプラウト…… 1パック
だしの素…… 2つまみ
水…… 400mℓ
A しょうゆ…… 小さじ1/2
A 塩…… 小さじ1/3
粗びき黒こしょう…… 少々

作り方

1 白菜、ささみは細切りにする。
2 鍋に水、1の白菜とささみ、だしの素を入れ、ふたをして煮立ったら弱火にして4〜5分煮る。
3 火を止めてAで味を調え、根元を切ったスプラウト、黒こしょうを加える。

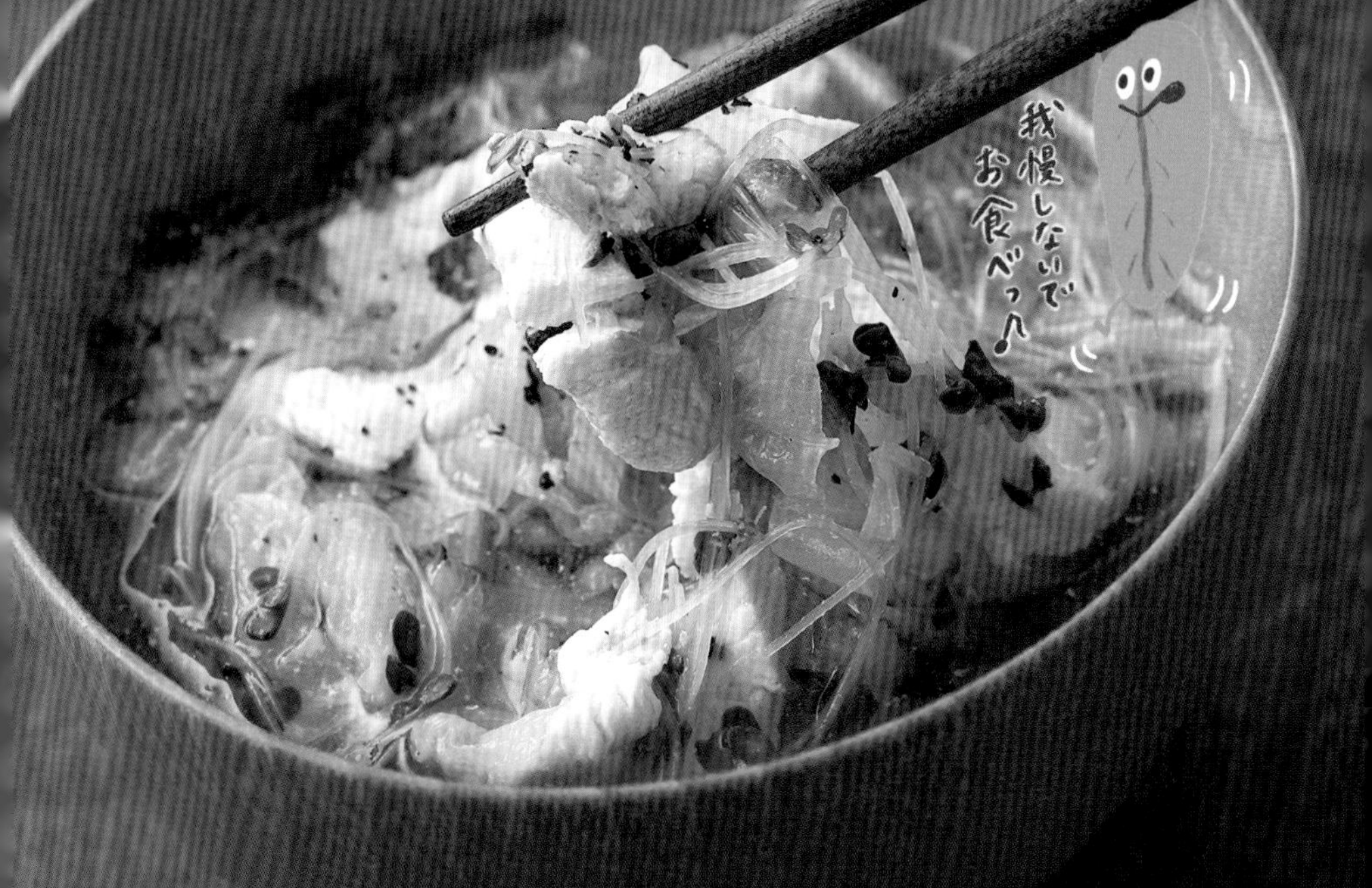

＼SOUP ADVICE／

ダイエットにも健胃にもおすすめ

遅い時間の食事は、太る心配と同時に、翌朝の胃もたれも気になります。白菜、ささみ、スプラウトの低糖質＆消化によい食材で作るスープならば安心です

お助け食材

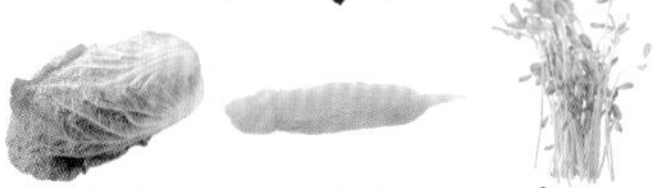

冷蔵3日／冷凍3週間

眠れん！
スマホ、見ようかな

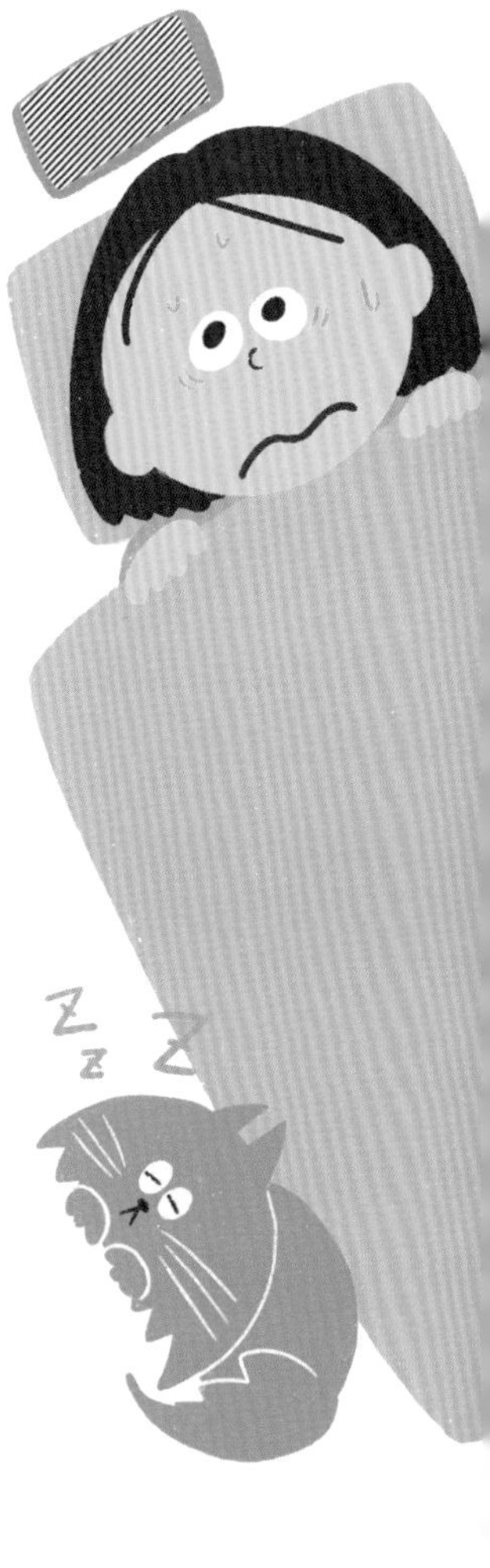

なかなか眠れないという日が続くならば、夕ごはんの食材をひと工夫。
　誘眠成分を含む食材をたっぷり摂ることです。スープで煮ると、多めの食材も無理なく食べられます。
　眠れないからといって、寝ながらスマホは、ますます目が覚めてしまいますよ。

ぐっすり夢の世界へスープ①

ほたてとキムチのうまみが、なすにしみ込みます

ほたての
すやすやみそキムチスープ

材料（2人分）

蒸しほたて……150g
なす……2本
パプリカ……1/4個
白菜キムチ……100g
A ｜中華スープの素……小さじ1/4
　｜水……500mℓ
みそ……小さじ1と1/2
ごま油……小さじ2

作り方

1 パプリカは細めの乱切りにし、なすはヘタを切って輪切りにする（皮を縦にところどころむくと、きれい！）。
2 鍋を熱してごま油をひいてキムチ、1を炒め、Aを加えて煮立ったら、そのまま2〜3分煮る。
3 2にほたてを入れて再び煮立ったら、みそを溶き入れてひと煮立ちさせる。

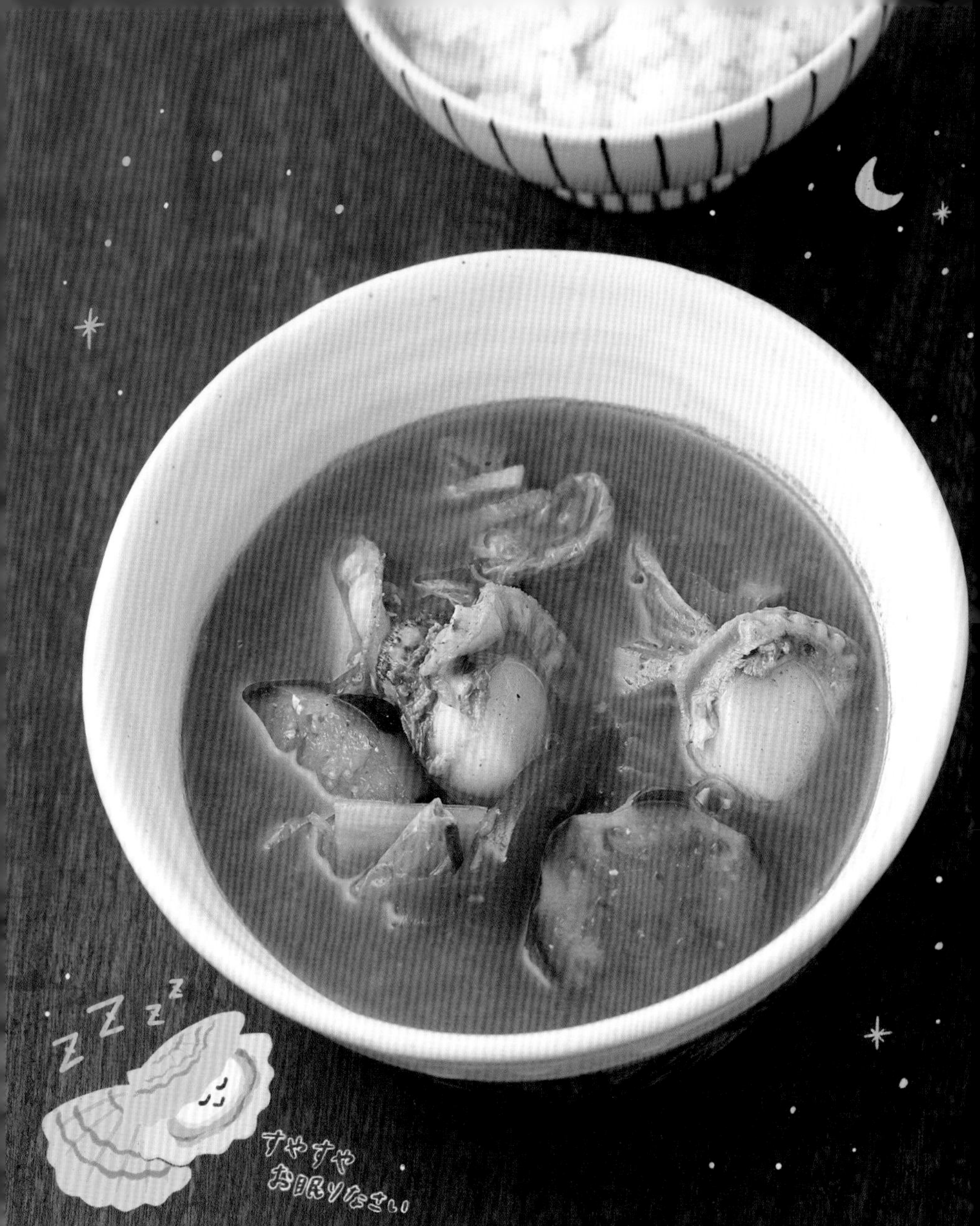

ZZZZ
すやすや
お眠りなさい

\ SOUP ADVICE /

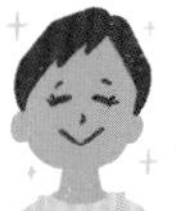

良眠のための栄養素がいっぱいです

ほたてのグリシンが、深部体温を下げて良眠に誘います。なすのコリンエステルが睡眠の質を改善し、キムチで腸内の善玉菌がふえると、睡眠ホルモン生成に必要なトリプトファンも増加！

お助け食材

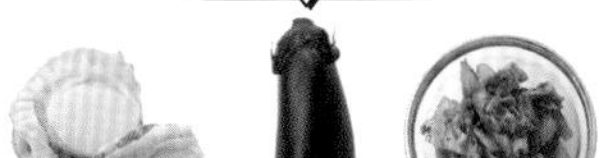

ほたて　なす　白菜キムチ

眠れん！
スマホ、見ようかな

ぐっすり夢の世界へスープ②

煮るほどに広がるトマトの酸味を味のまとめ役に

GABAいっぱい野菜と肉だんごの良眠スープ

材料（2人分）

トマト …… 小2個
グリーンアスパラガス …… 1束
にんにくのみじん切り …… 1/4かけ分
水 …… 400mℓ
酒 …… 大さじ1
豚ひき肉 …… 150g
A ┃ オイスターソース、しょうゆ …… 各小さじ1
A ┃ 塩、こしょう …… 各少々
ごま油 …… 小さじ2

作り方

1 トマトはくし形切り、アスパラガスは斜め切りにする。
2 鍋を熱してごま油をひき、にんにく、1のアスパラガスを炒め、水と酒を加えて煮立てる。
3 ひき肉をスプーンですくい、2に落とすように入れる。
4 ふたをして4～5分煮て、トマト、Aを加えてひと煮立ちさせる。

ねむれ～～♫

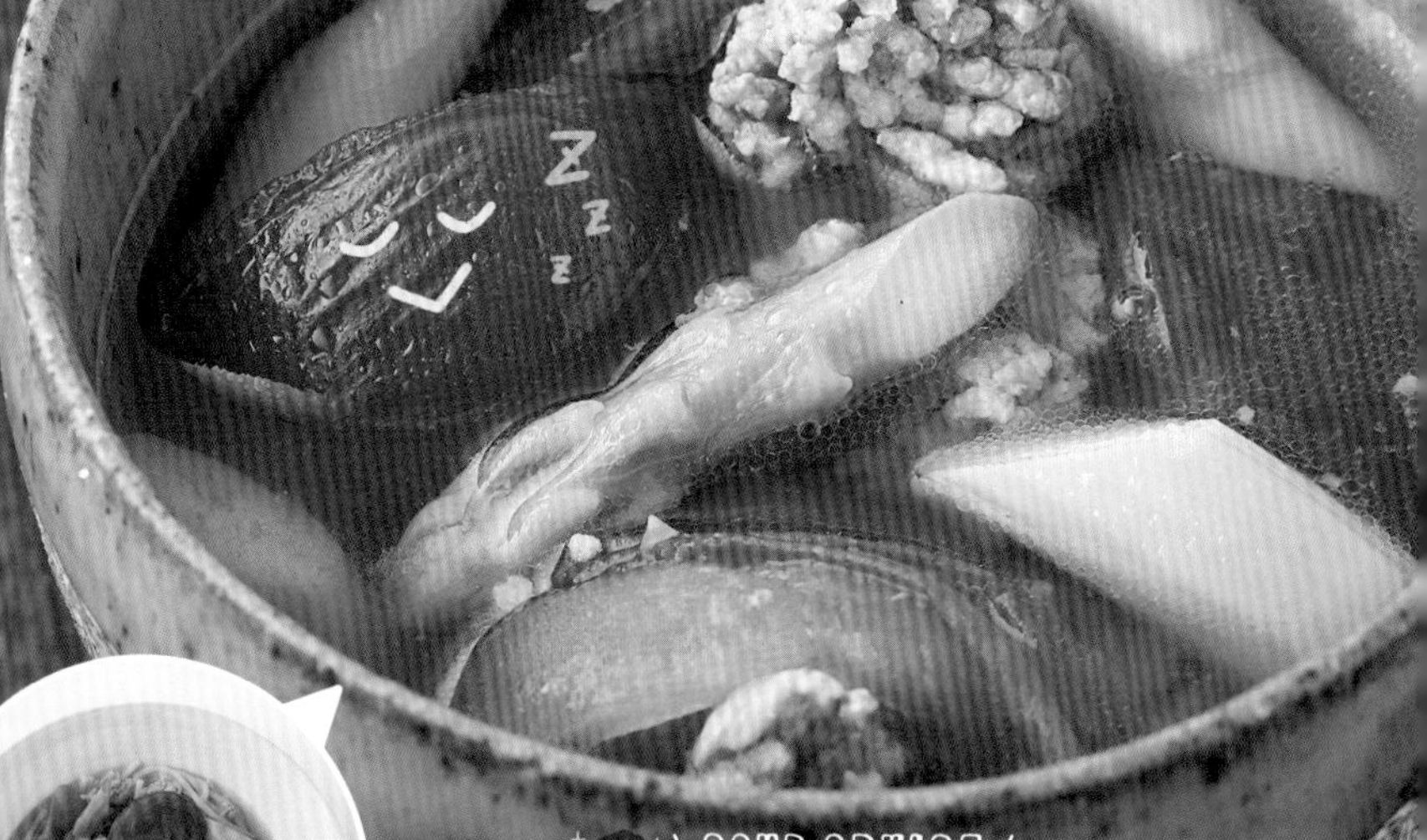

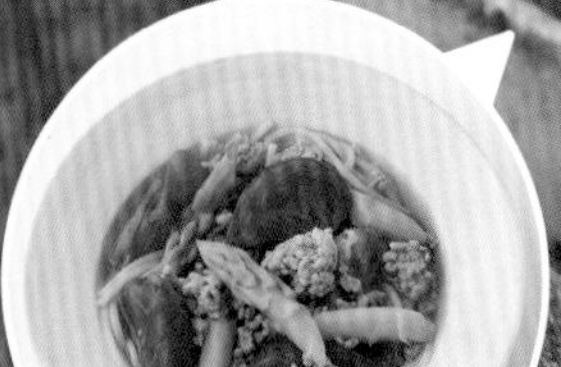

＋パスタ

お好みのパスタ60gを指定の時間ゆで、スープに加えてさっと煮る。

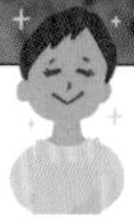

＼SOUP ADVICE／

おいしく食べて、質のよい睡眠へ

トマトには体の中心温度を下げて脳の興奮を抑えるGABAが豊富。アスパラガスのアスパラプロリンという成分は、睡眠の質を高め、睡眠リズムを整えます

お助け食材

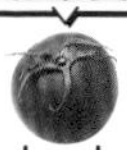

トマト

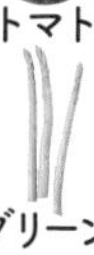

グリーン
アスパラガス

煮くずれたかぼちゃの甘みがやさしい

気持ちほぐれる！ えびのミルクスープ

材料（2人分）

えび…… 200g
塩、こしょう …… 各少々
かぼちゃ …… 200g
カットしめじ …… 100g
コンソメ（顆粒）…… 小さじ1/2
水 …… 200mℓ
A
- 塩 …… 小さじ1/4
- こしょう …… 少々
- 牛乳 …… 200mℓ

バター …… 小さじ2

作り方

1 えびの殻をむき、あれば背わたを取って塩、こしょうをふる。かぼちゃは角切りにする。
2 鍋にバターを溶かして1のかぼちゃを炒め、しめじ、水、コンソメを入れてふたをする。煮立ったら弱火にして、かぼちゃがやわらかくなるまで7〜8分煮る。
3 2にえび、Aを加え、煮立ったらそのまま3〜4分煮る。

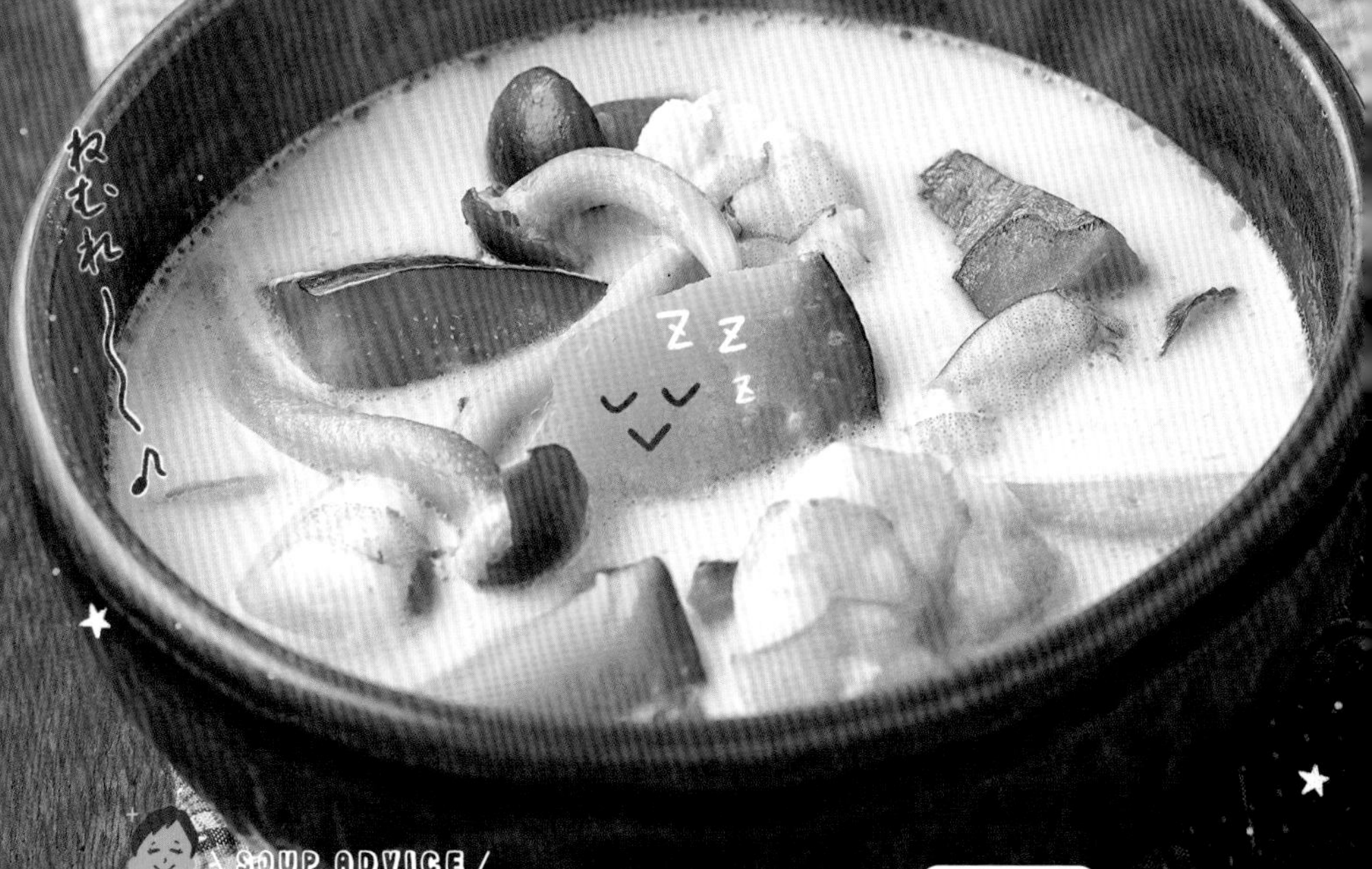

\ SOUP ADVICE /

深くゆっくり眠れる理想的スープ

鎮静効果のあるカルシウムたっぷりの牛乳スープに、かぼちゃのGABA、えびのグリシンを加えます。しめじのオルニチンで、深い睡眠が得られます

お助け食材

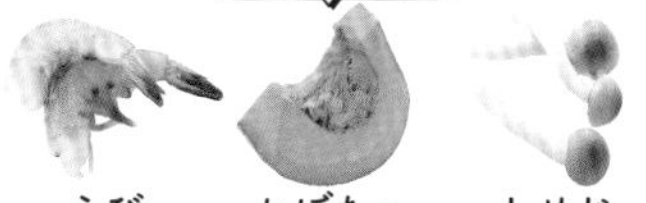

えび　かぼちゃ　しめじ

冷蔵3日／冷凍3週間

ごはんにかけてもおいしい根菜ビーフカレーです

根菜におまかせ！ カレーミルクスープ

材料（2人分）

牛切り落とし肉…… 150g
ごぼう …… 60g
れんこん …… 40g
A
コンソメ（顆粒）…… 小さじ1/2
水 …… 200mℓ
B
カレー粉 …… 小さじ1
牛乳 …… 200mℓ
塩 …… 小さじ1/4
塩、こしょう …… 各適量
バター …… 小さじ2

作り方

1 牛肉は塩、こしょうを各少々ふる。れんこんはいちょう切り、ごぼうはささがきにし、水にさらして水気をきる。
2 鍋にバターを溶かして1のれんこん、ごぼうを炒め、牛肉を炒め合わせる。
3 2にAを入れ、ふたをして煮立ったら弱火で4〜5分煮る。Bを加えて煮立ったら、塩、こしょうで各少々味を調える。

食物繊維が豊富な食事をしても、便意の即効性はほとんど期待できません。むしろ、「夜の食物繊維は、翌朝の腸内環境整備」と気長に構えておきましょう。

食物繊維はスープにするとかさが減って大量に摂取できます。これで翌朝は、お腹すっきりです！

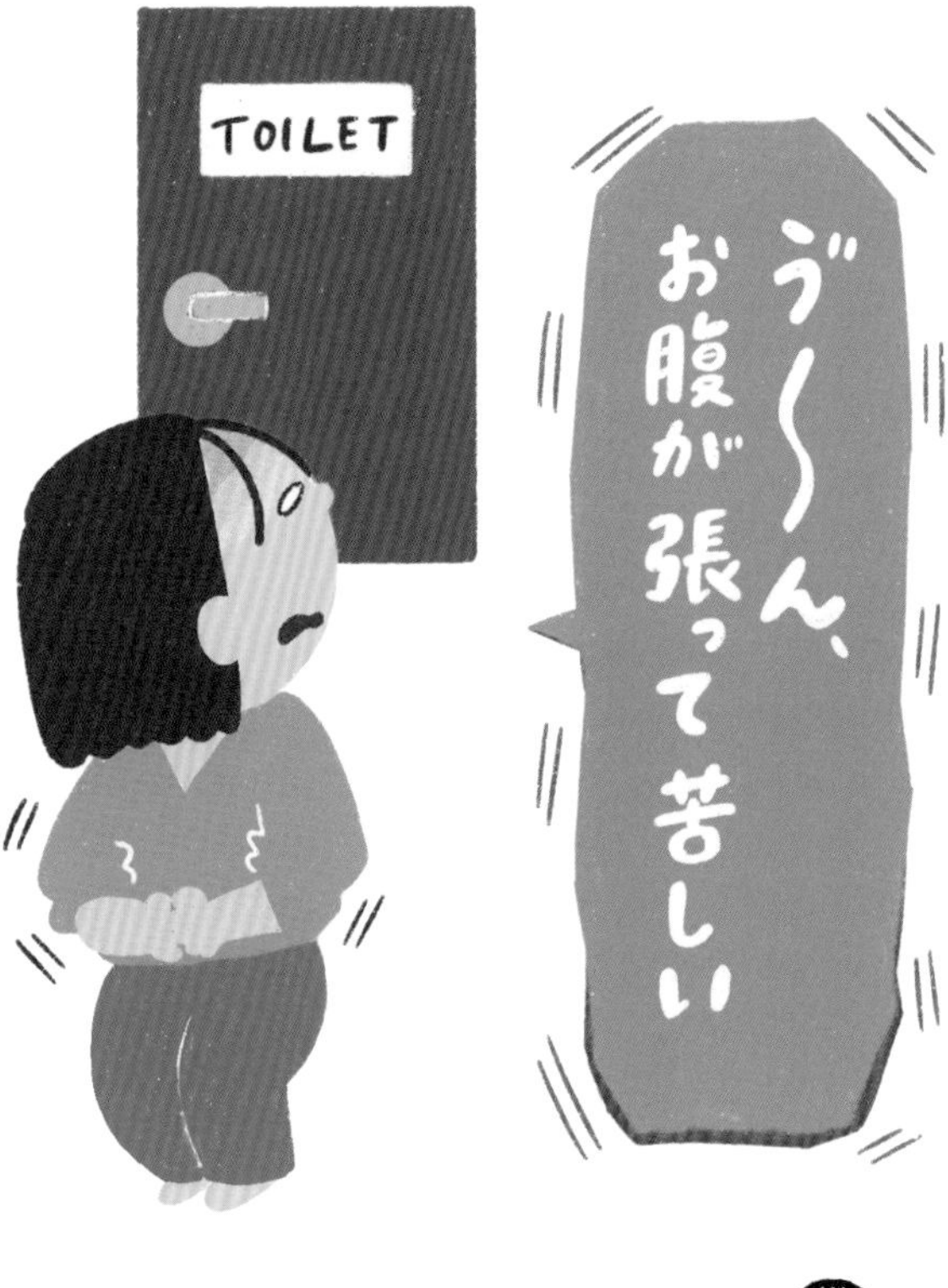
TOILET
う〜ん、お腹が張って苦しい

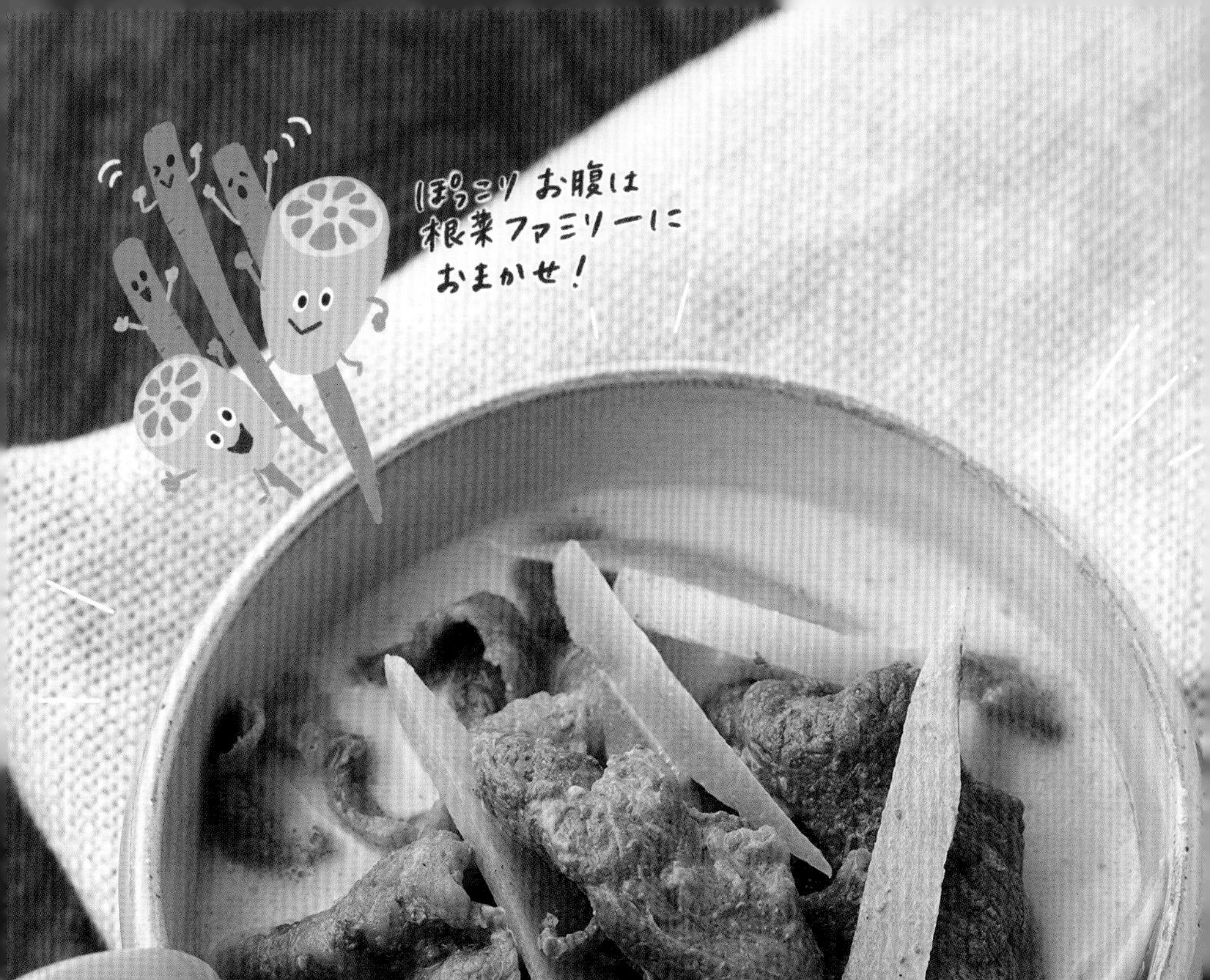
ぽっこり お腹は
根菜ファミリーに
おまかせ！

\ SOUP ADVICE /

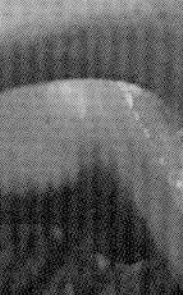

食物繊維を残しつつ満腹度もUP

ごぼうとれんこんの食物繊維は水に溶けない不溶性食物繊維が多いので、スープに加えても繊維質はそのまま。体内で水分を吸収してふくらみ、腸を刺激しながら便通を促進します

お助け食材

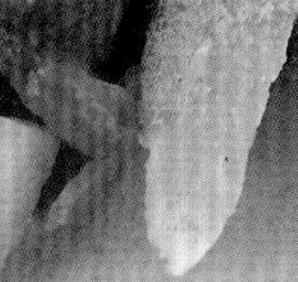
ごぼう

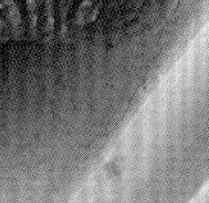
れんこん

食材の歯ごたえの違いも、おいしさのひとつです

しらたきとエリンギの腸活マーボースープ

材料（2人分）

- 長ねぎ……1/4本
- **エリンギ**……1本
- **しらたき**……100g
- 木綿豆腐……1/2丁
- 豚ひき肉……50g
- にんにくのみじん切り……1/4かけ分
- 豆板醤……小さじ1/2
- A
  - 水……500mℓ
  - しょうゆ……小さじ2
  - 中華スープの素……小さじ1/4
- ごま油……小さじ2
- ［水溶き片栗粉］
  - かたくり粉……小さじ2
  - 水……大さじ1と1/2

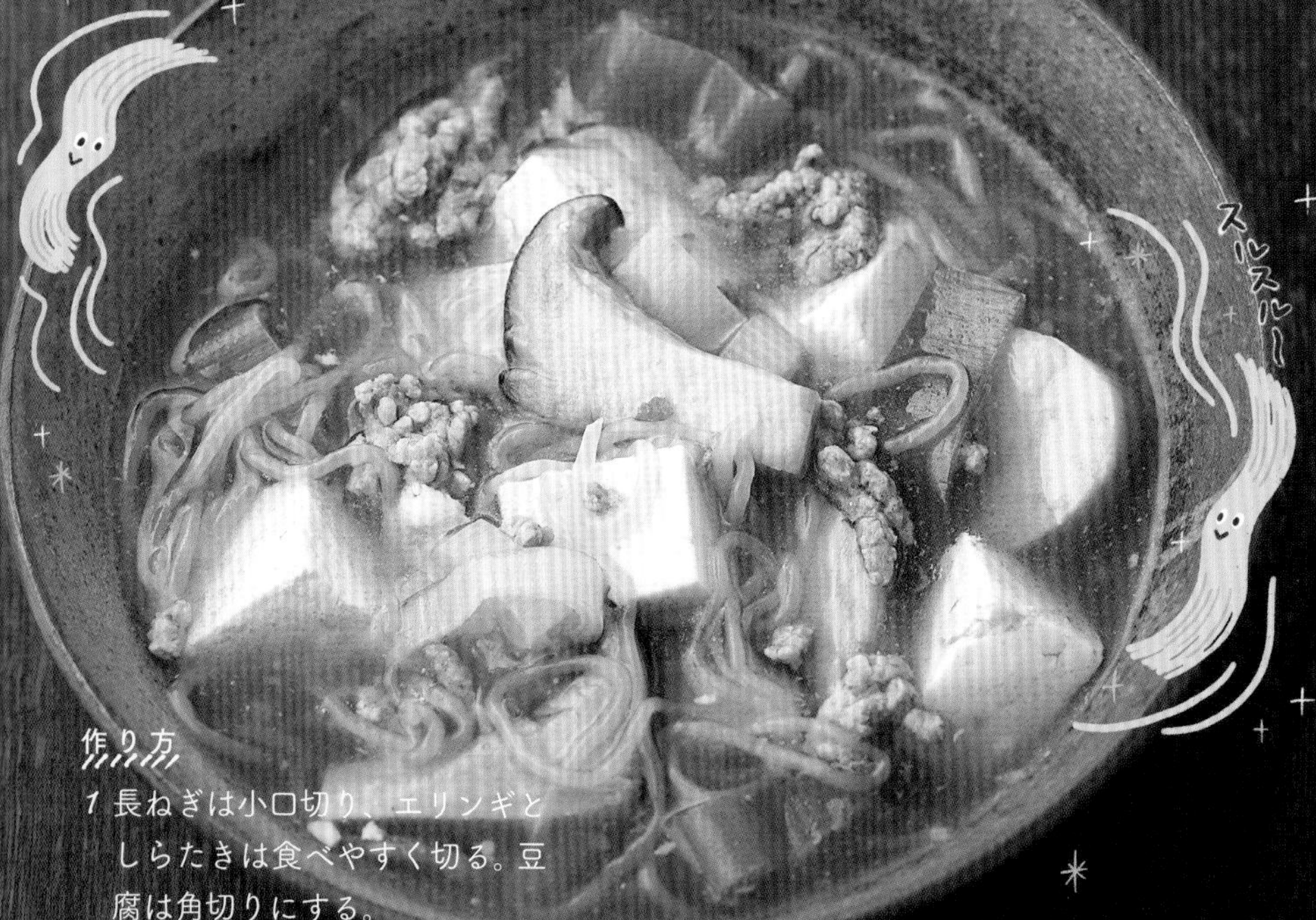

作り方

1 長ねぎは小口切り、エリンギとしらたきは食べやすく切る。豆腐は角切りにする。

2 鍋を熱してごま油をひき、にんにく、1の長ねぎとエリンギ、ひき肉を炒め、豆板醤を加えてさっと混ぜる。

3 2にAを加えて煮立て、豆腐、しらたきを入れて煮立ったら、水溶き片栗粉を回し入れて再度煮立てる。

＼SOUP ADVICE／

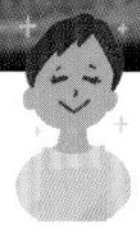

違った食感の食物繊維が楽しい

こんにゃくの一種のしらたき、エリンギは不溶性食物繊維、チンゲン菜は水溶性食物繊維の宝庫。ともに便通を促し、腸内の善玉菌をふやし環境を整えます

お助け食材

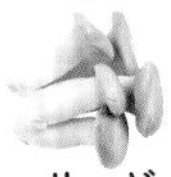

エリンギ

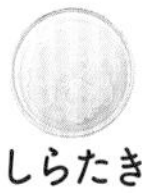

しらたき

冷蔵3日

少ない具でもみそ仕立てにすれば満足の味に

もずくのお腹おそうじ豚汁

+ごはん

スープに白飯100gを入れてさっと煮れば雑炊に。そのままスープかけごはんも◎

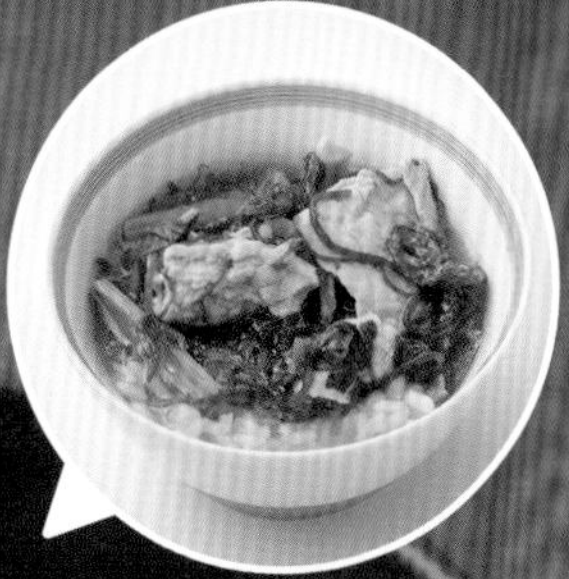

材料（2人分）

小松菜……100g
しいたけ……2枚
もずく……100g
豚切り落とし肉……150g
A｜だしの素……2つまみ
A｜水……500ml
みそ……大さじ1
サラダ油……小さじ2

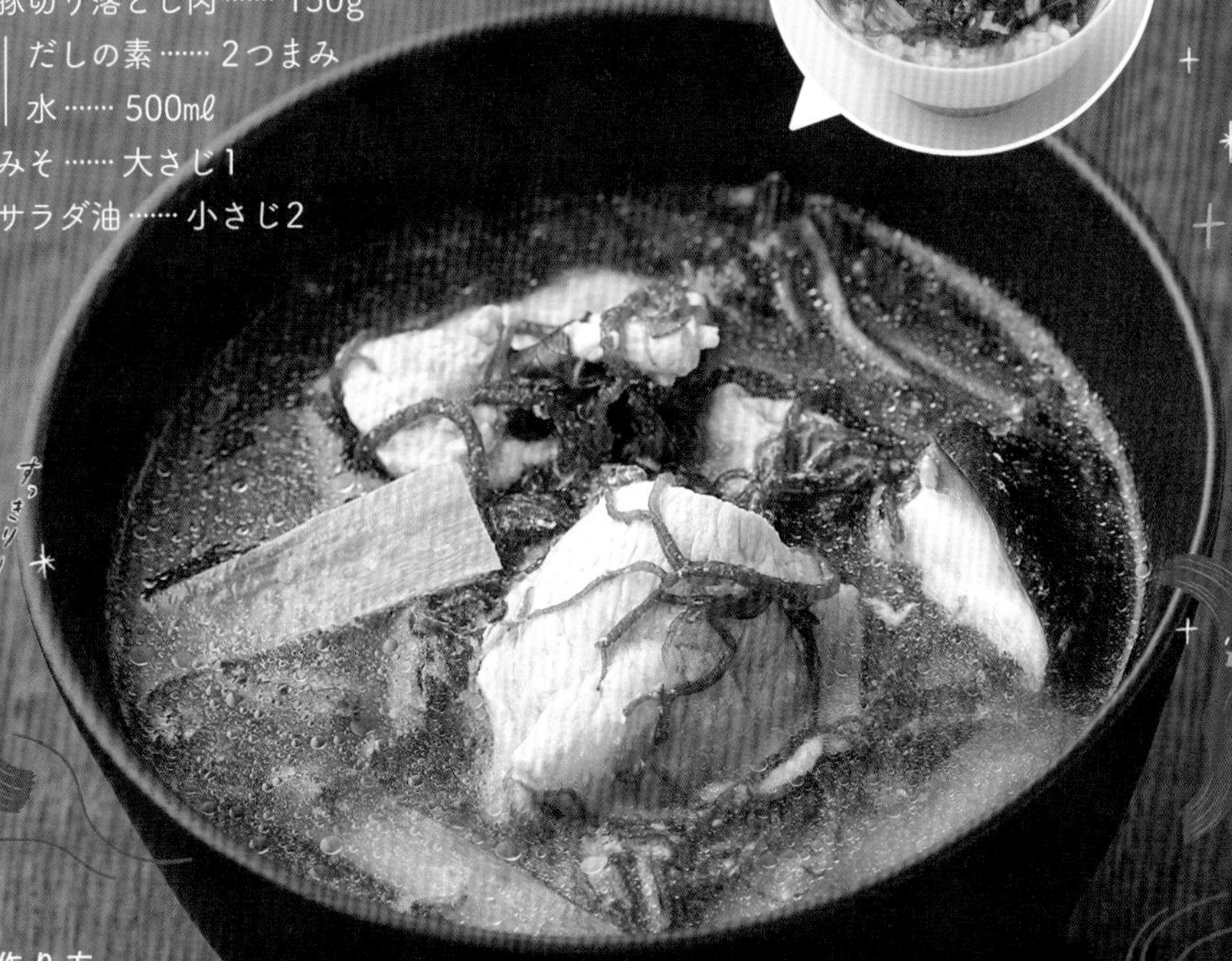

作り方

1 小松菜は3cm長さに切り、しいたけは軸を取って4つに切る。もずくは食べやすい長さに切り

2 鍋を熱してサラダ油をひいて*1*の小松菜を炒め、*A*を加えて煮立て、豚肉、しいたけを入れて5分煮る。

3 *2*にみそを溶き入れ、仕上げにもずくを加えてひと煮立ちさせる。

＼SOUP ADVICE／

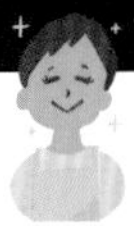

火の通りやすい食物繊維で時短！

下ごしらえに手間がかからずにすむ、もずく、小松菜にも食物繊維がたっぷり。簡単にお腹をすっきりとさせる、具だくさん汁ができあがります

お助け食材

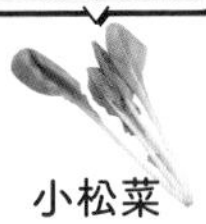

小松菜

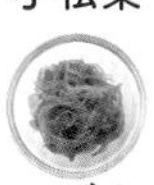

もずく

冷蔵3日／冷凍3週間

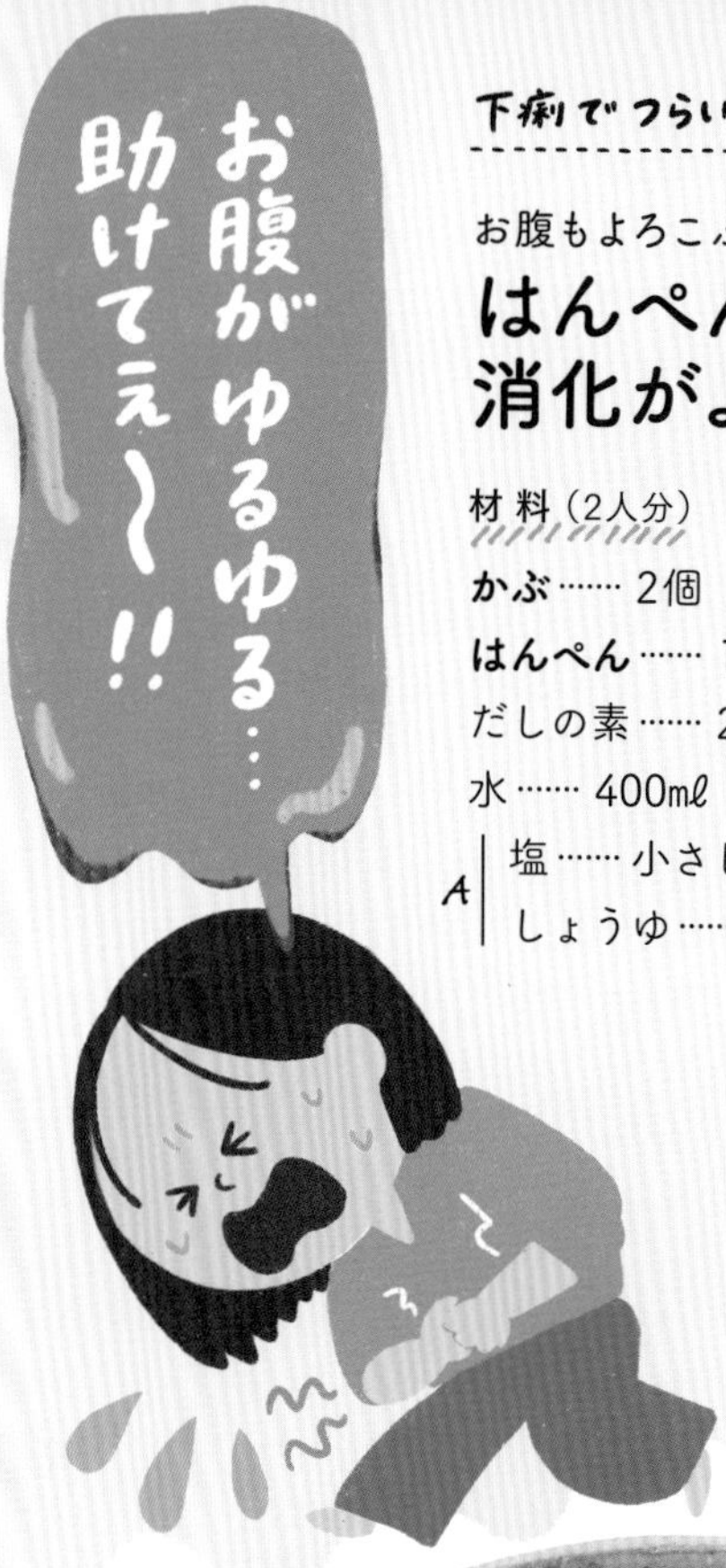
お腹がゆるゆる…
助けてぇ〜!!

お腹もよろこぶ、やさしい食感

はんぺんとかぶの 消化がよくなるすまし汁

材料（2人分）

かぶ……2個
はんぺん……1/2枚
だしの素……2つまみ
水……400㎖
A 塩……小さじ1/4
　しょうゆ……少々

作り方

1 かぶは皮をむいて4つに切り、はんぺんは角切りにする。
2 鍋にかぶ、だしの素、水を入れ、ふたをして煮立ったら弱火にし、かぶがやわらかくなるまで煮る。
3 かぶをお玉の背などで粗くつぶし、A、はんぺんを加えてさっと煮る。

\ SOUP ADVICE /

ふわとろスープに

はんぺん、かぶも加熱すると、やさしい口当たりに。消化を改善し、腸の不調をやさしくフォローします

お助け食材

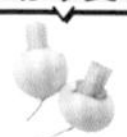
かぶ

はんぺん

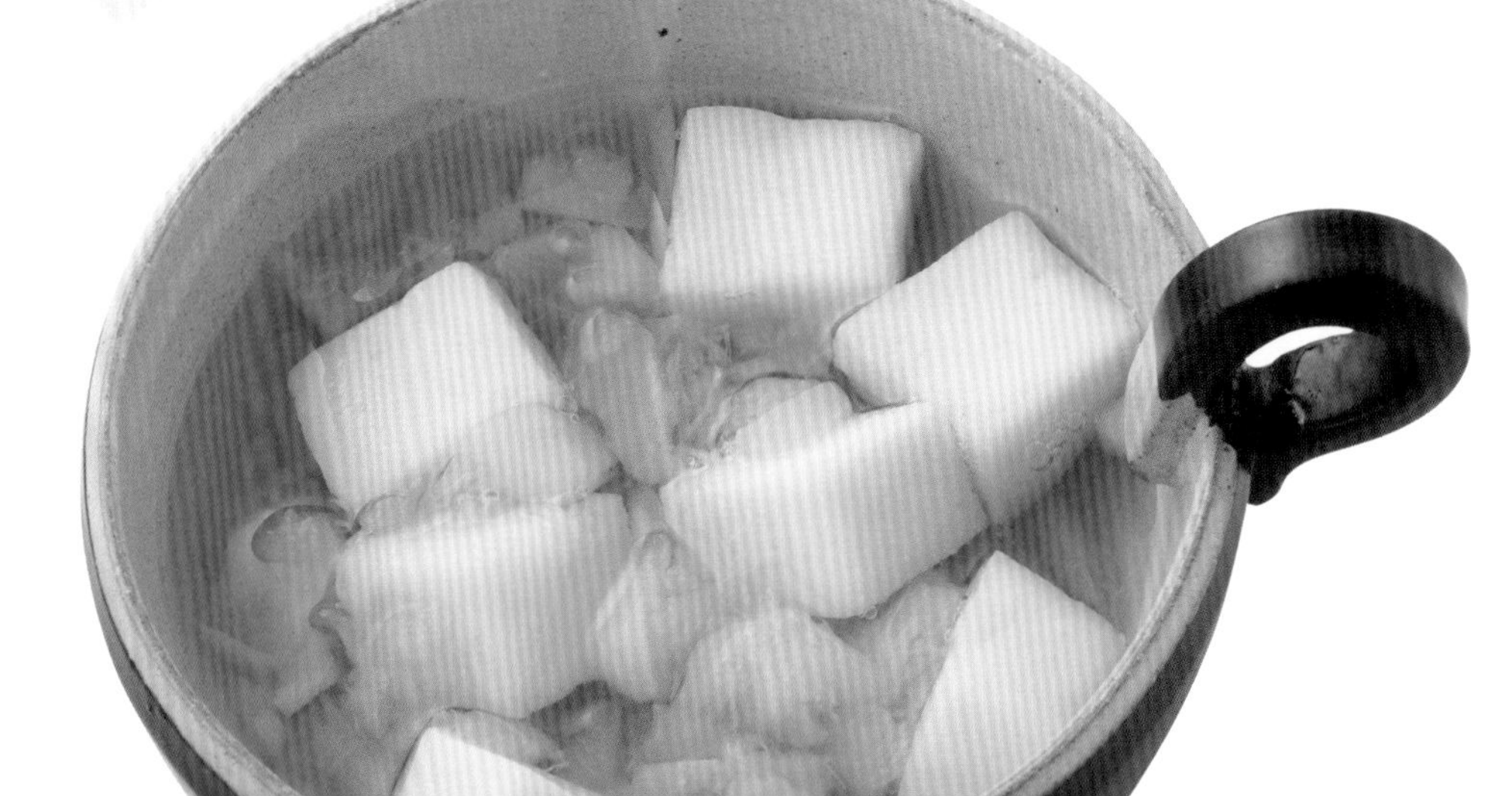

冷蔵2日

便秘でお腹が張って苦しいのと同じように
下痢からくる腹痛もつらいものです。
お腹の調子を整えるには、
具をやわらかく煮たスープが一番の妙薬です

スープのとろとろにお腹も体も温まります

豆腐のお腹にやさしいあんかけスープ

材料（2人分）

ほうれん草……80g
だしの素……2つまみ
水……300mℓ
絹ごし豆腐……1/3丁
A しょうゆ……小さじ2
A 塩……少々
〔水溶き片栗粉〕
片栗粉……小さじ1と1/2
水……大さじ1と1/2

作り方

1 ほうれん草をやわらかくなるまでゆで、刻む。
2 鍋に水、だしの素を入れて煮立て、豆腐をくずしながら加えて煮立てる。
3 2に1を入れ、Aで味を調え、水溶き片栗粉を回し入れて再び煮立たせる。

＋うどん

スープにうどん1/2玉を入れて、3分煮る。うどんはゆで麺が便利！

\ SOUP ADVICE /

やわらかい食材に

豆腐はやわらかい絹ごしを選び、ゆでたほうれん草はこまかく刻んで、消化をよくします。卵やうどんを加えても

お助け食材

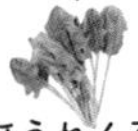
ほうれん草

豆腐

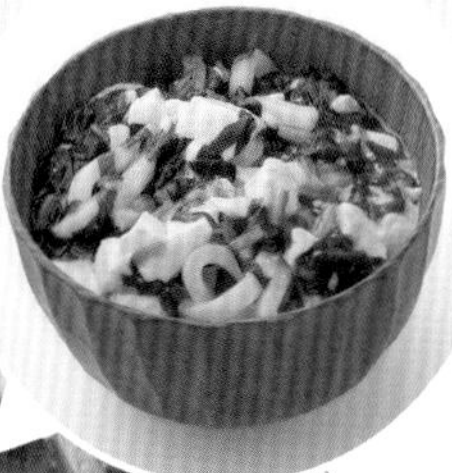

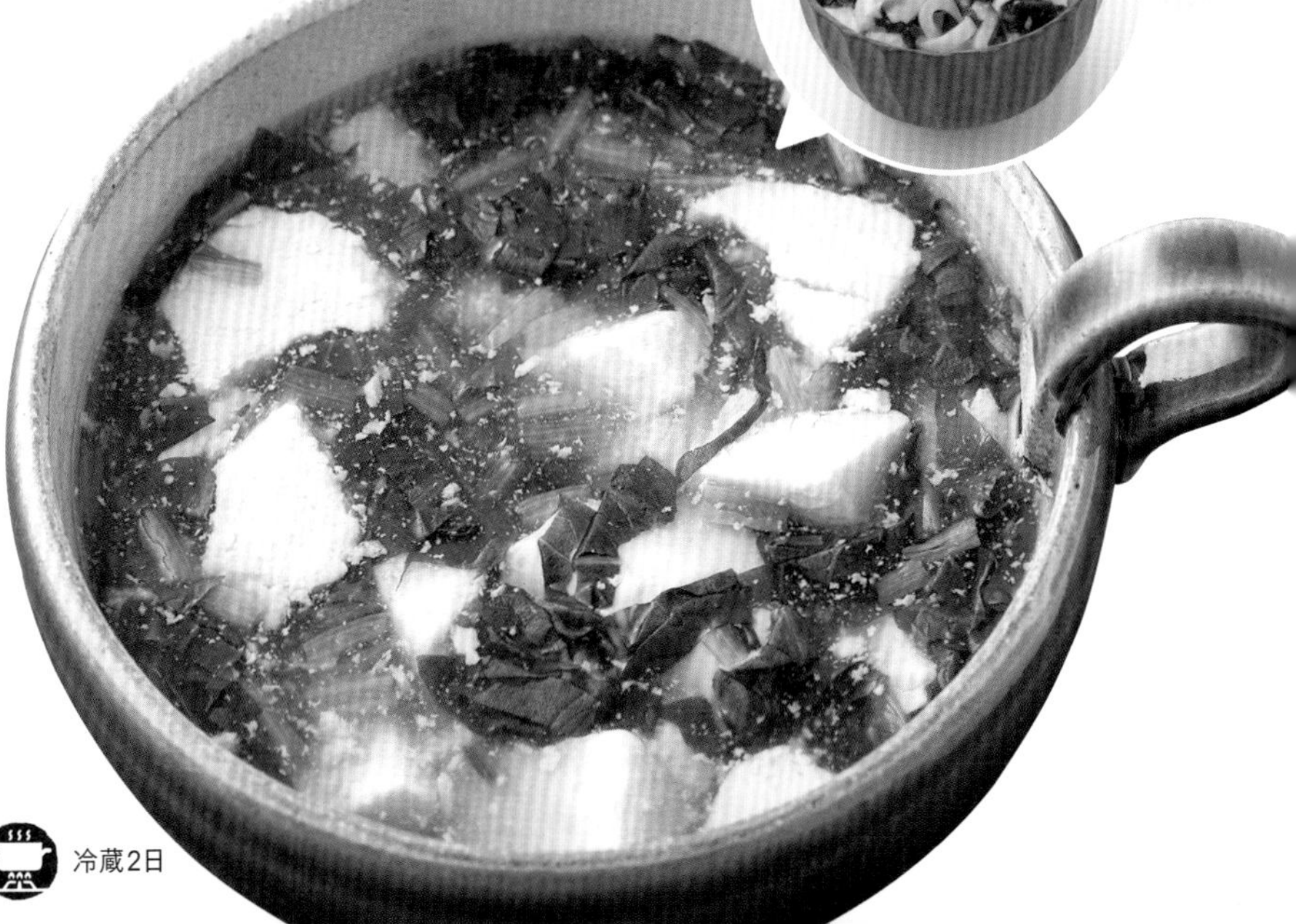

冷蔵2日

お酒と一緒に楽しむ

おつまみスープ

Soup column

おつまみのかわりになる、ちょっと味が濃厚なスープです。市販品を使って手軽にできて、野菜もきちんと摂れます

ちくわ入りわかめスープ

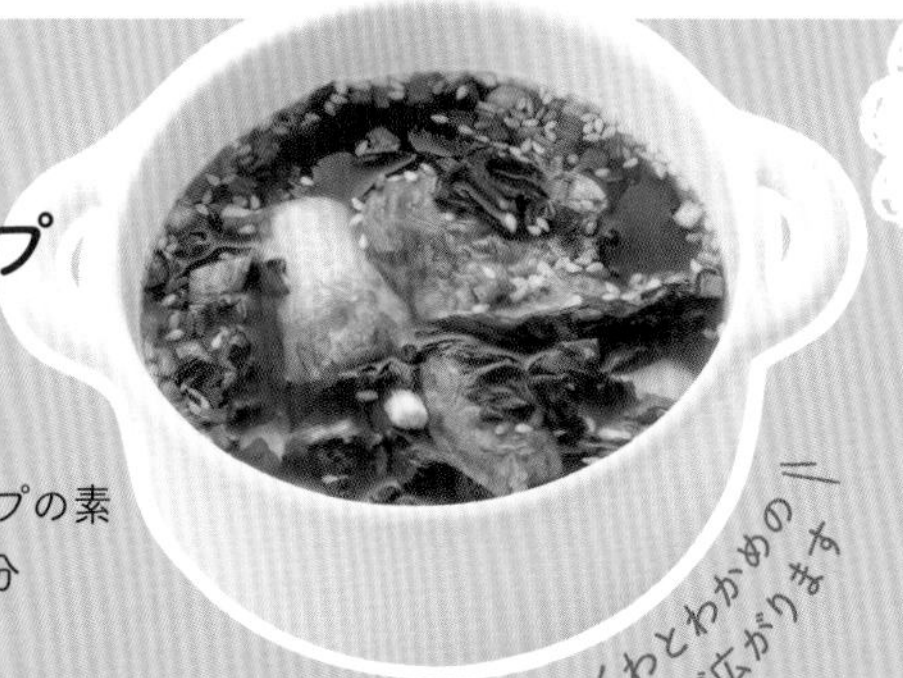

ちくわとわかめのうまみが広がります

材料（1人分）

ちくわ…… 2本
市販のわかめスープの素
…… カップ1杯分
熱湯
…… スープの素の表示通りの分量

作り方

ちくわをぶつ切りにしてカップに入れ、わかめスープの素、熱湯を入れて混ぜる。

ブロッコリーのコンビーフスープ

コンビーフ風味がスープの味のベース！

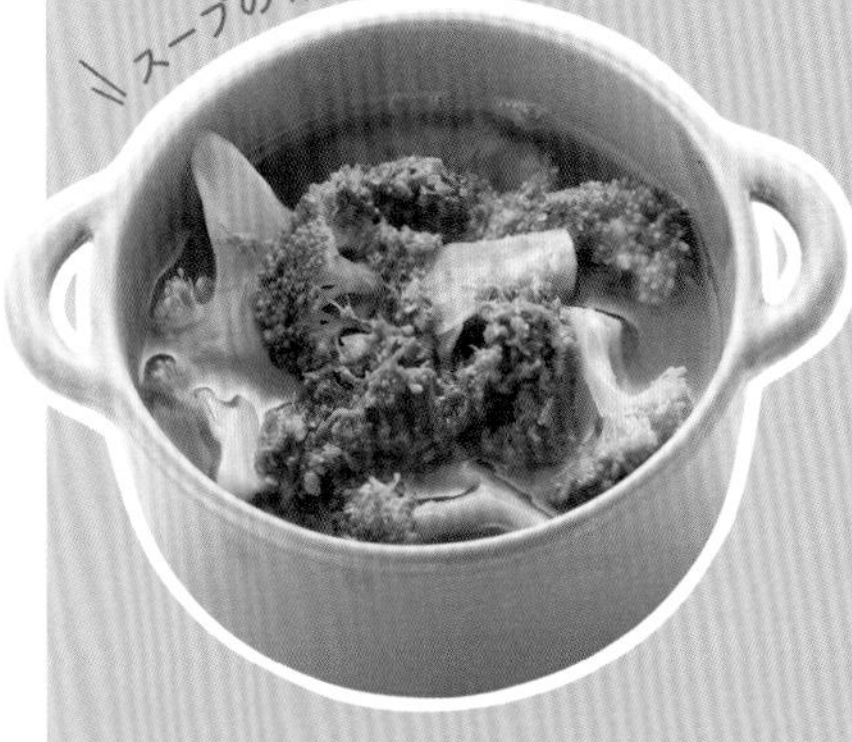

材料（1人分）

コンビーフ缶…… 1/2缶
ブロッコリー…… 50g
A こしょう…… 少々
A 水…… 150mℓ

作り方

1 ブロッコリーは小房に分け、コンビーフは粗くほぐす。
2 カップに1、Aを入れてラップをかぶせ、電子レンジで3分加熱する。

枝豆トマトスープ

材料（1人分）

枝豆（冷凍・さやつき）…… 80g
市販のトマトスープの素…… カップ1杯分
熱湯…… スープの素の表示通りの分量

作り方

1 枝豆をラップに包み、電子レンジで1分40秒加熱する。
2 カップにトマトスープの素、熱湯を入れて混ぜ、1を加える。

豆を食べる前に枝豆のさやをしゃぶります

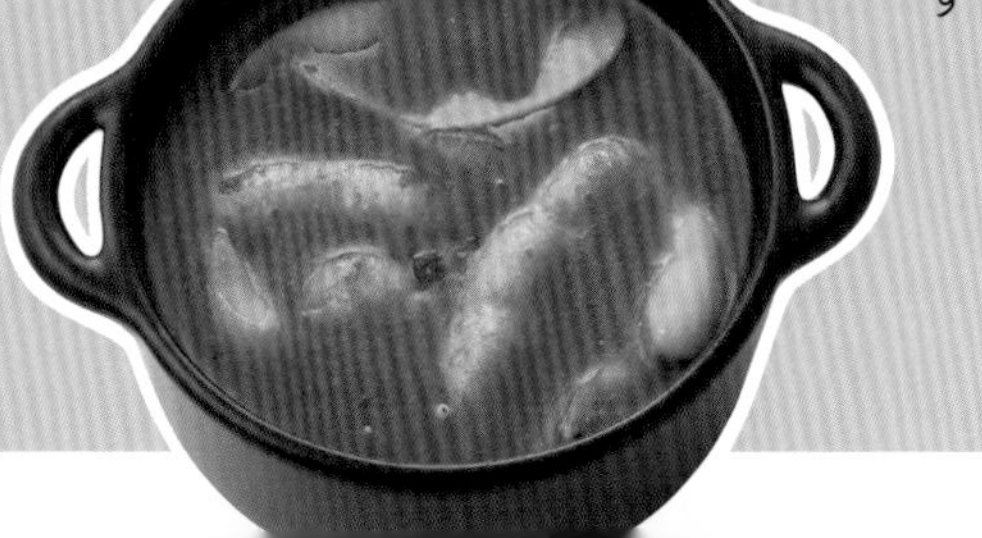

PART 4

つらいときにあるとうれしい！

スープの冷凍つくりおき

調理するのもつらいときに助けてくれる、
頼もしい存在は冷凍つくりおきスープたちです。
味わいのやさしいスープをいつも多めに作り、
食べる分以外をストックしておくのがおすすめです。

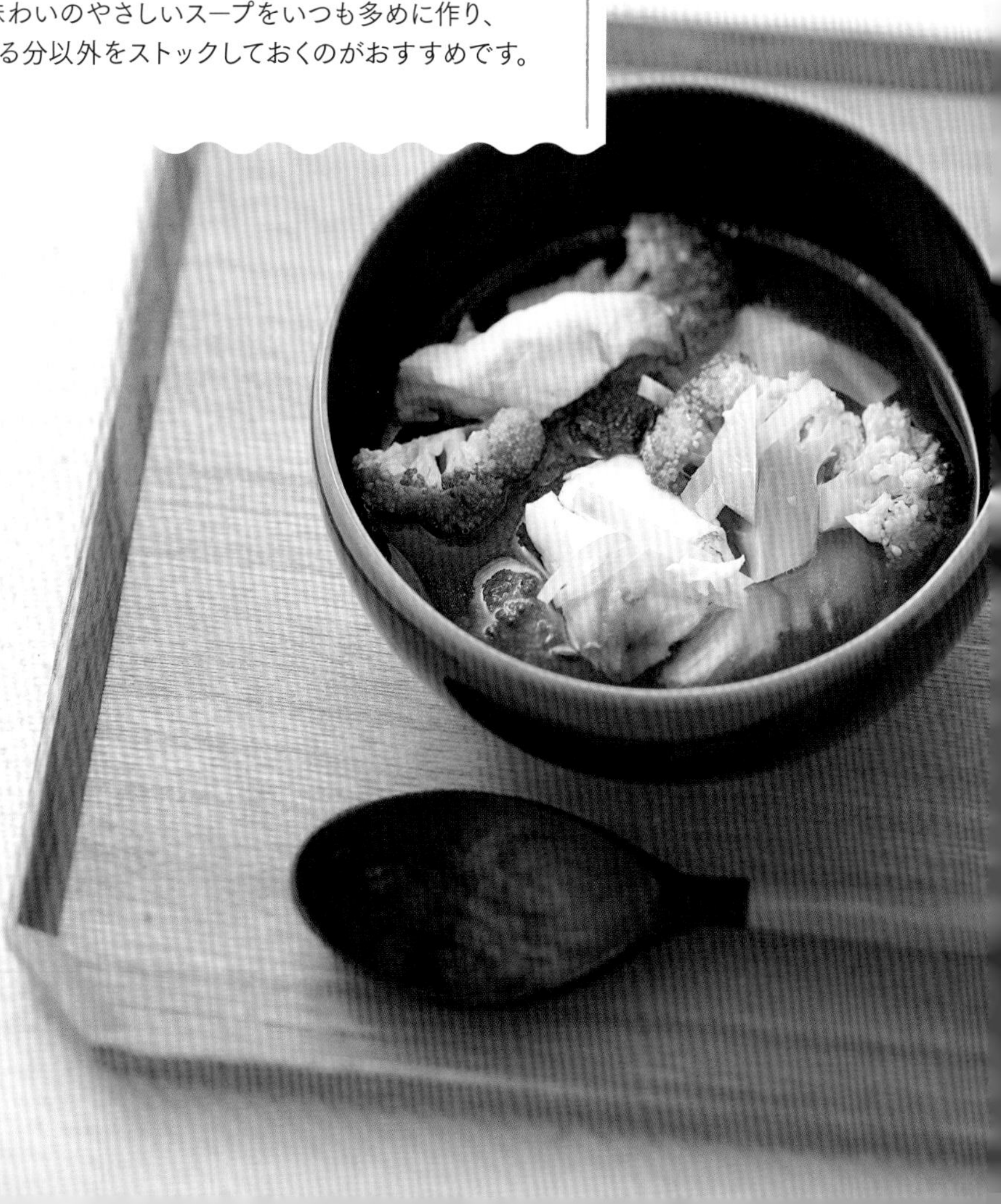

ちょっとつらいときのつくりおきスープ

体調がすぐれないときは
胃腸の消化や吸収する力も落ちているので、
体に負担をかけないように、
やわらかくてやさしい味の温かいスープを
ゆっくりといただくようにしましょう。
とはいえ何でもいいというわけではなく、
不調を改善する効能ある食材を摂ることで、
免疫も高まり、回復効果も出てきます。
調理することも大変なときは、
つくりおきのスープが助けてくれます。
いつものスープを少し多めに作って、

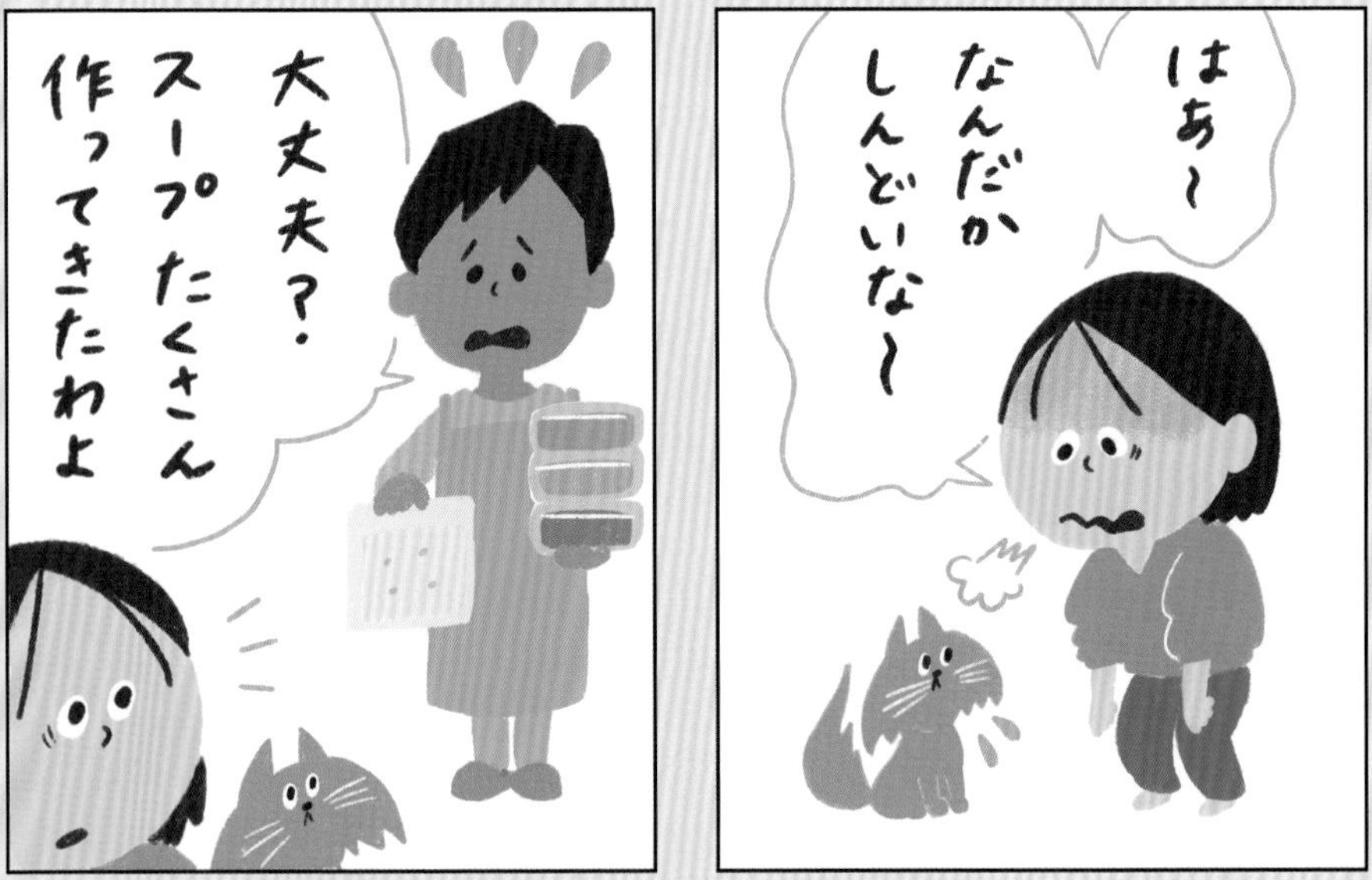
はあ～
なんだか
しんどいな～
大丈夫？
スープたくさん
作ってきたわよ

その日に食べる分以外を冷凍保存しておくと、ちょっとつらいときにレンチンすれば食べられます。シンプルな味のスープストックも大量に煮て、冷凍保存しておくのも便利。いろいろな野菜やハーブなどを加えるだけで、違った味が楽しめます。

これでつくりおき！

1食分ずつの小分け冷凍が便利！

1人分の量に分け、冷凍保存袋や密閉容器に入れて冷凍しておくと、むだなく食べられます。加熱は少し解凍し、器に移してレンチンするか、鍋で煮れば、おいしさ復活です！

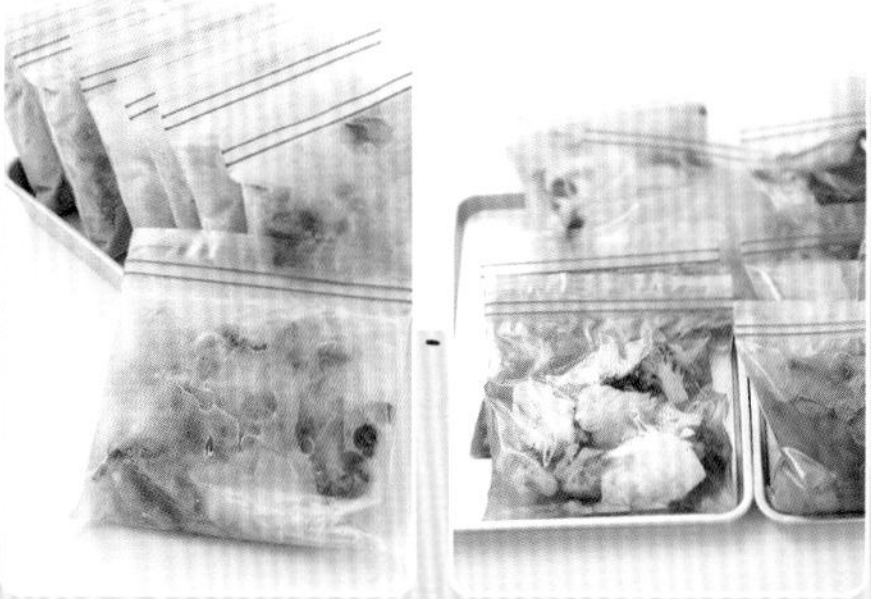

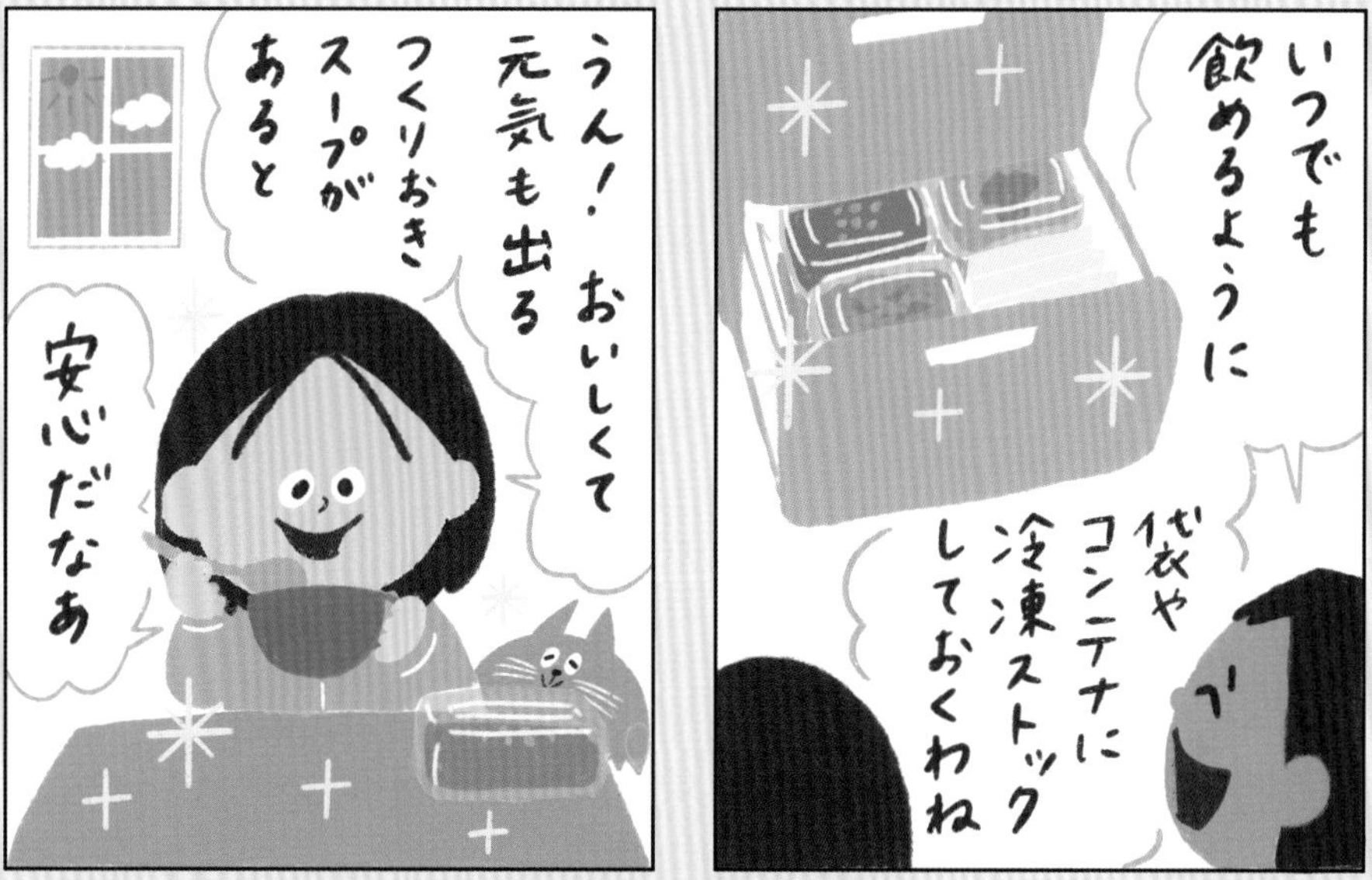

いつでも飲めるように
袋やコンテナに冷凍ストックしておくわね
うん！おいしくて元気も出るつくりおきスープがあると
安心だなあ

お助けスープのつくりおき＋保存

スープは少し多めに作って冷凍しておくと、いつでも食べられて便利です。
そして食材が安いときにまとめて作ってしまえば、お財布にもやさしい！

つくりおきのメリット

時間がないときやリモートワークのお昼ごはん、そして小腹が減ったときなど、つくりおきがあれば温めるだけで、すぐに食べられます。とくに体調がすぐれないときは料理をするのも面倒。スープがあると大助かりです。

冷凍保存のメリット

大量にスープを作っても、冷凍しておけば長く保存できるので食品ロスが防げます。さらに食品は凍っていく過程で組織が少しずつ壊され、スープのうまみがしみ込んで、よりおいしくなるという効果も生まれます。

解凍加熱のメリット

凍っていくと同じように、解凍時にもうまみはさらにしみ込んで、スープのうまみがアップ。でも全解凍してしまうと食感が悪くなる食材もあるので、半解凍くらいで器に移し、電子レンジや鍋で温めるのがベストです。

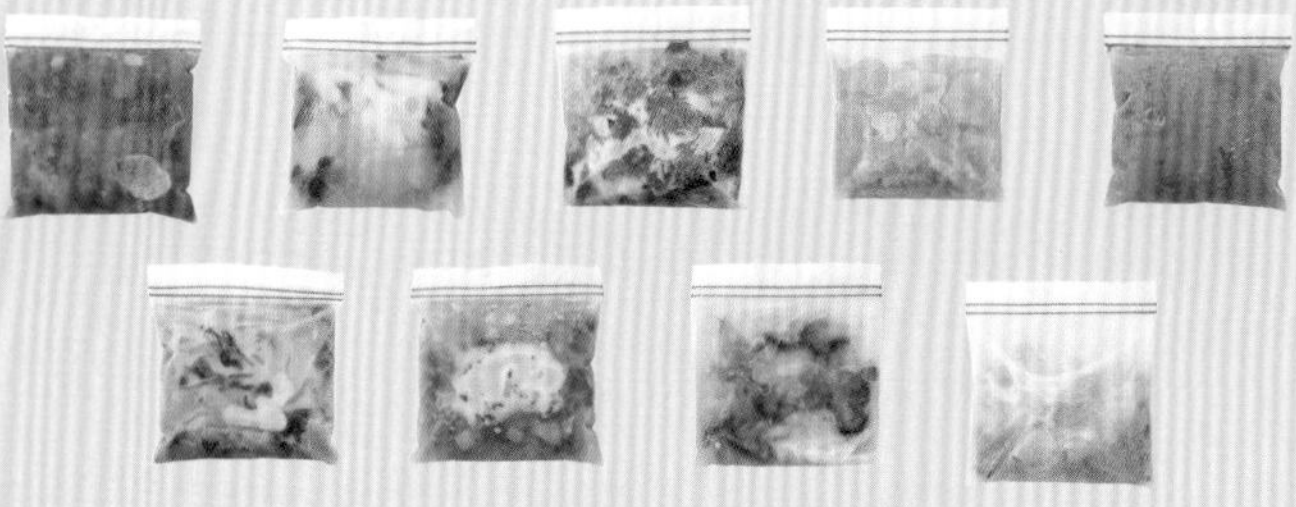

スープのつくりおきプロセス

保存するスープは味つけまで完了した完成品保存と、スープのベースになり、調味料や食材を足せるようにシンプルな味つけにしておく下味保存があります

下味保存

①作る

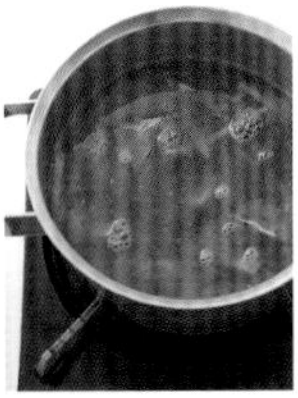

大量にスープを作る場合は、鍋で煮込んで味をなじませます。いろいろな食材と合うよう、味つけはシンプルに

②保存

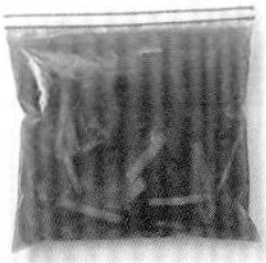

粗熱を取り、冷凍保存袋に入れ、空気を抜いて口を閉じます。食材は細かくすることが多いので、できるだけ平らに入れて

③解凍

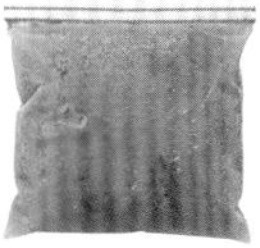

食べる前に冷蔵庫に移すか、電子レンジで半解凍の状態に。鍋や電子レンジで温めるときに、追加する食材を加えます

できあがり！

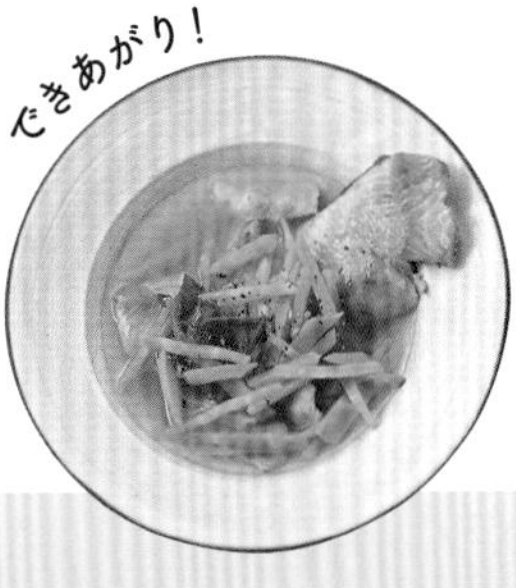

完成品保存

①作る

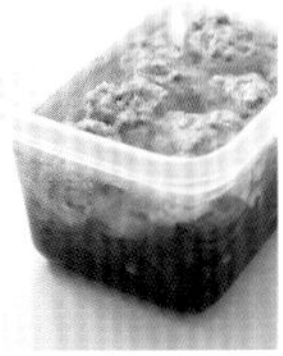

スープの具に調味料を合わせ、中まで火を通して煮えた状態にします。電子レンジ加熱だと、冷凍までがより簡単です

②保存

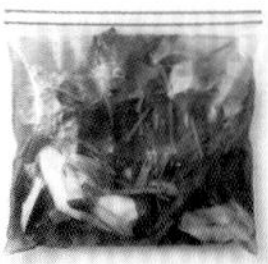

粗熱が取れてから冷凍保存袋に平らに入れ、空気を抜くようにしながら口を閉じます。具が偏らないよう気をつけること

③解凍

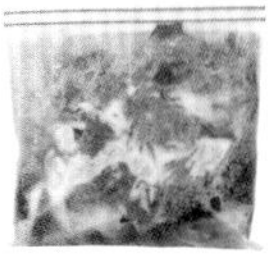

食べる前に冷蔵庫に移すか、電子レンジで半解凍の状態に。これを鍋で温めるか、耐熱容器に移し電子レンジで加熱します

できあがり！

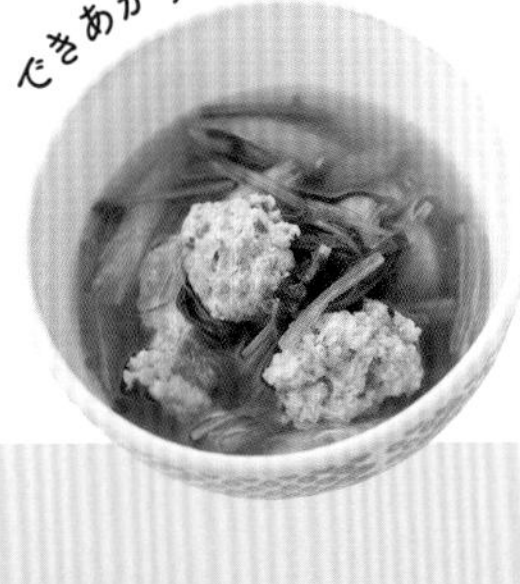

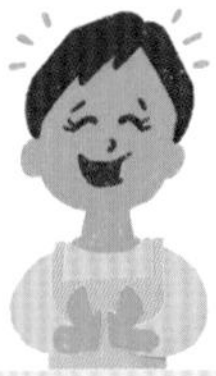

症状

1 免疫を高めたい

ウイルスや病原菌などから体を守って、健康維持する免疫を高めるには、食事で免疫細胞を活性化し、腸内環境を整えておきます。

食事ではたんぱく質、食物繊維、ビタミン類、ミネラル類、発酵食品などを摂ること。スープにすれば、これらをまとめて手軽に体内に摂取できます。

免疫力も気持ちも向上する、うまみ×ピリ辛味

シーフードが泳ぐ情熱チリビーンズスープ

材料（4食分）

- セロリ…… 1/2本
- さやいんげん…… 100g
- にんにく…… 1/2かけ
- オリーブオイル…… 大さじ1
- **トマトの水煮**…… 200g
- **ゆで大豆**…… 200g
- A
  - 赤唐辛子…… 1本
  - コンソメ（顆粒）…… 小さじ1と1/2
  - 水…… 800mℓ
- **シーフードミックス（冷凍）**…… 200g
- B
  - 塩…… 小さじ1
  - こしょう、あればオレガノ…… 各少々

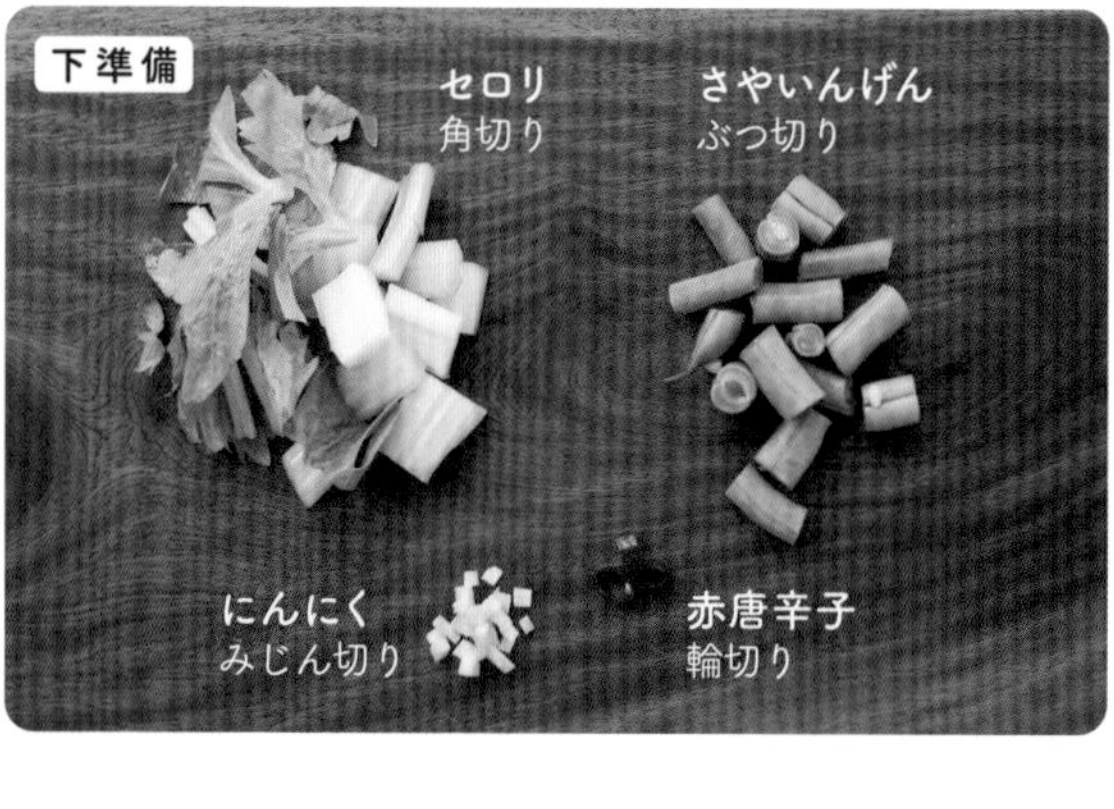

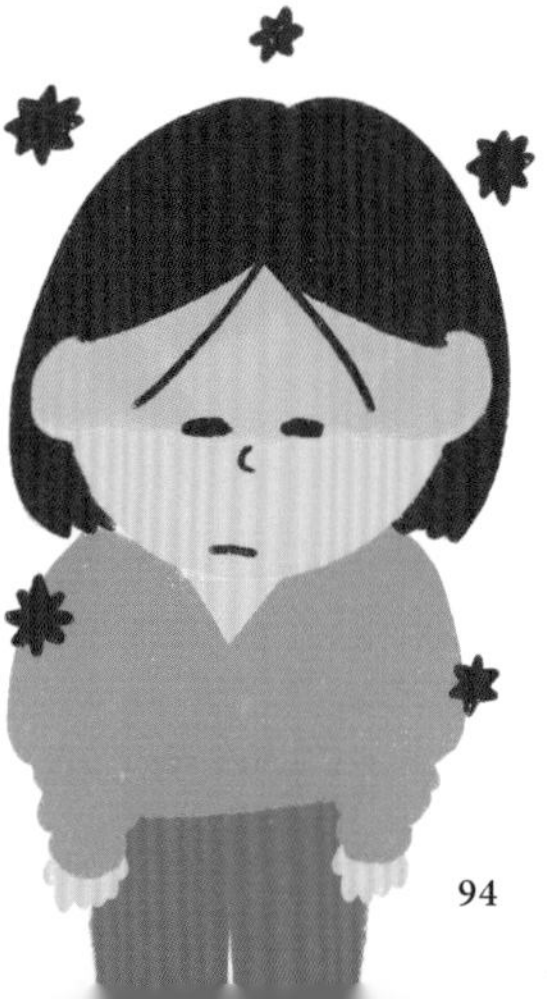

作り方

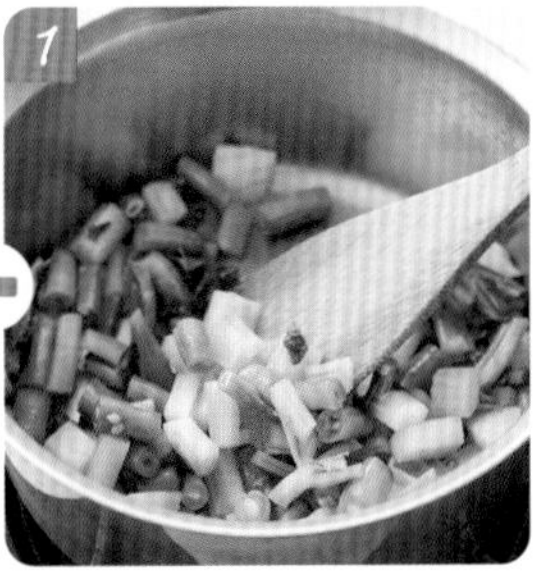

1 鍋にオリーブオイルとにんにくを入れ、中火で香りが出るまで炒め、セロリ、さやいんげんを炒め合わせる。

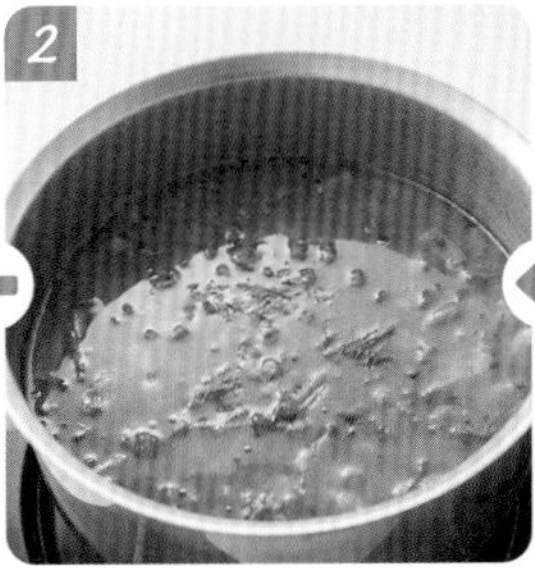

2 トマトの水煮、大豆、Aを入れ、ふたをして煮立ったら弱火で10分くらい煮る。

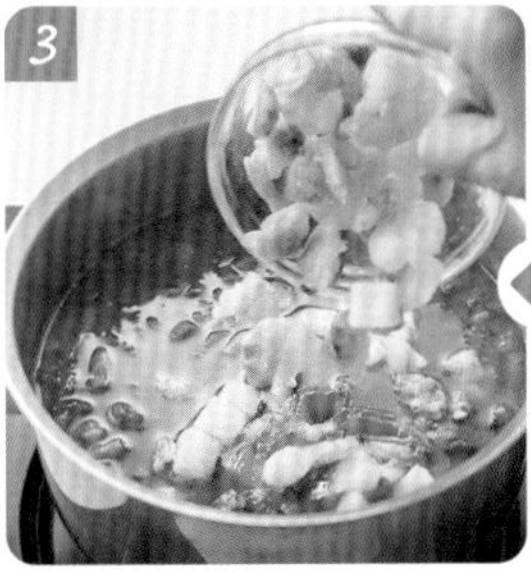

3 さっと洗ったシーフードミックス、Bを加えさらに4〜5分煮る。

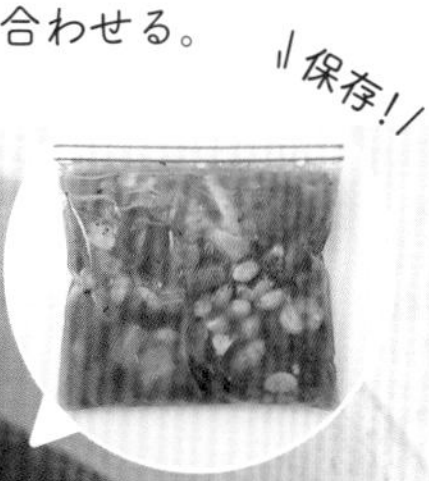
保存!

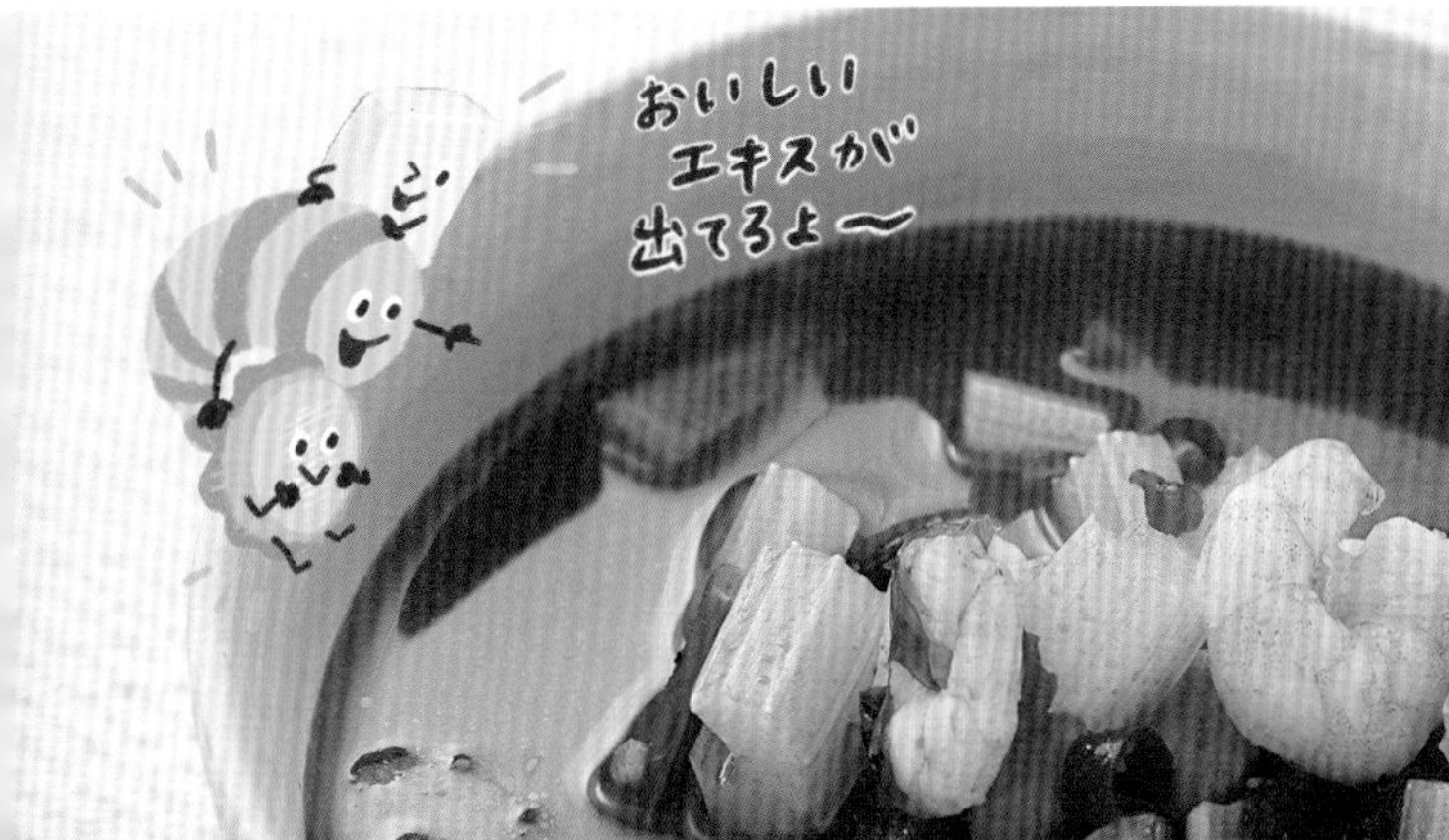
おいしいエキスが出てるよ〜

\ SOUP ADVICE /

たんぱく質とリコピンで免疫UP

大豆や魚介に含まれるたんぱく質で、免疫細胞を活性化し、免疫をアップ。さらにトマトに豊富なリコピンの抗酸化作用で、免疫細胞をガードします

お助け食材

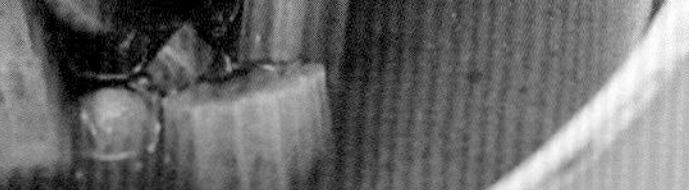

トマトの水煮　大豆　シーフードミックス

冷蔵3日／冷凍3週間

アーモンドミルクでやさしくコクのある甘みに

牛肉とほうれん草のアーモンドミルクスープ

材料（4食分）

牛切り落とし肉…… 300g
玉ねぎ…… 1個
ほうれん草…… 150g
バター…… 大さじ1
A | コンソメ（顆粒）…… 小さじ1
A | 水…… 300mℓ
アーモンドミルク（無糖）
…… 400mℓ
塩…… 小さじ3/4
こしょう…… 少々

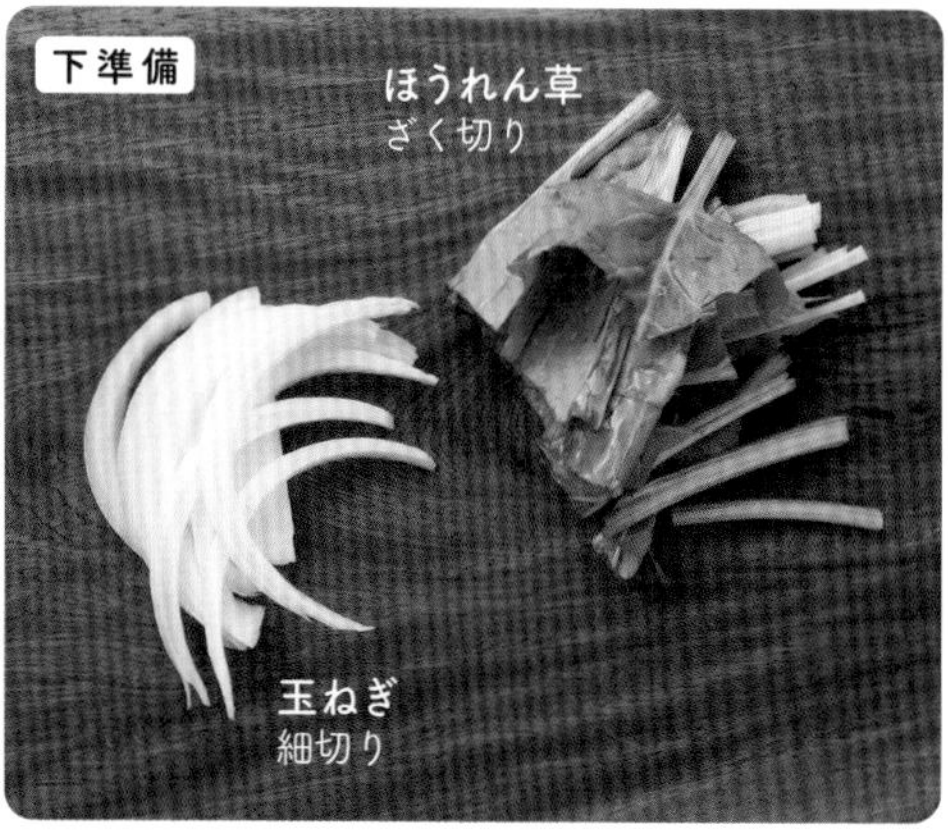

＼保存！／

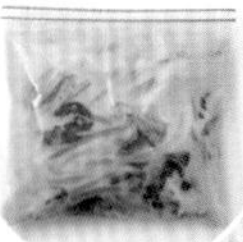

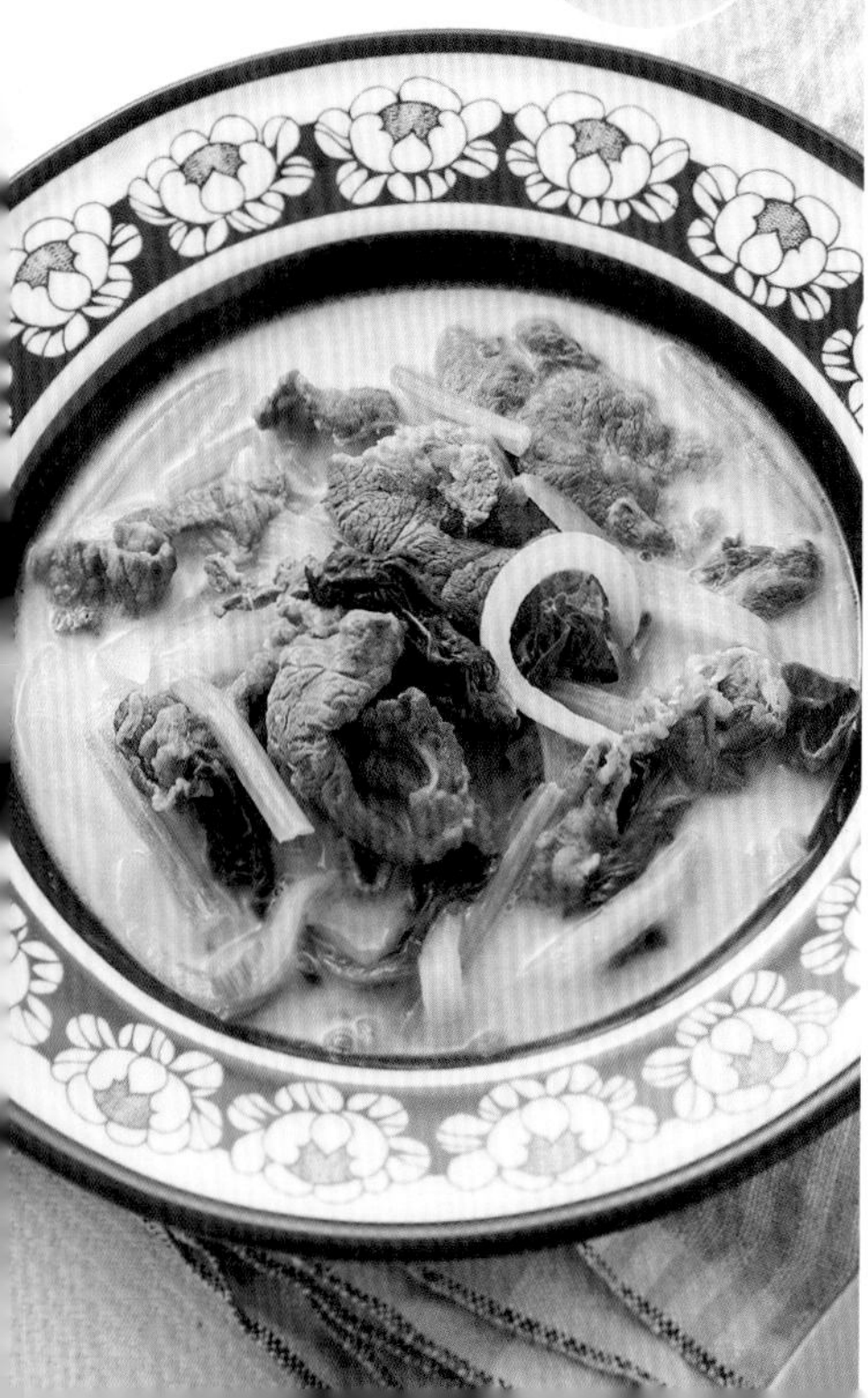

作り方

1

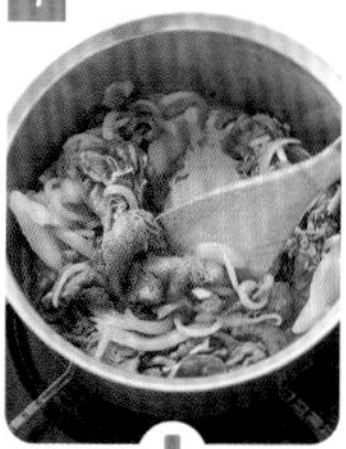

鍋にバターを溶かして玉ねぎ、牛肉を炒め、Aを加えてふたをする。

2

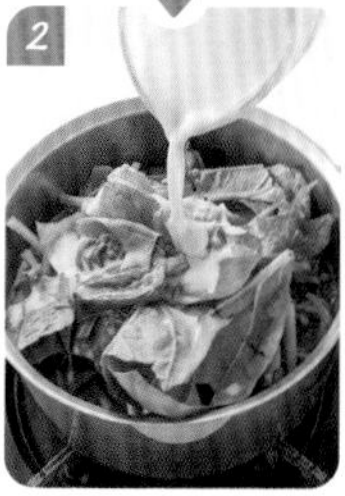

煮立ったら弱火にして10分くらい煮て、ほうれん草を加える。アーモンドミルク、塩、こしょうを加えて再び煮立たせる。

＼SOUP ADVICE／

食材で免疫細胞活性

牛肉の動物性たんぱく質で腸内免疫の働きをよくし、ほうれん草をたっぷりと合わせ、そのビタミンB_1やC、β-カロテンで免疫を高めます

お助け食材

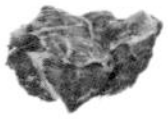

牛肉

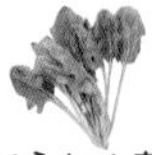

ほうれん草

冷蔵3日／冷凍3週間

鶏の手羽元で作るスープは、簡単なのに本場風の味

手羽元のお手軽参《サム》鶏《ゲ》湯《タン》

材料（4食分）

鶏手羽元……大8本

チンゲン菜……2株

エリンギ……2パック（200g）

米……大さじ2

しょうが……2かけ

A
- 1/2に切ったにんにく……1かけ分
- 酒……大さじ2
- 水……1ℓ

塩……小さじ1

黒ごま……少々

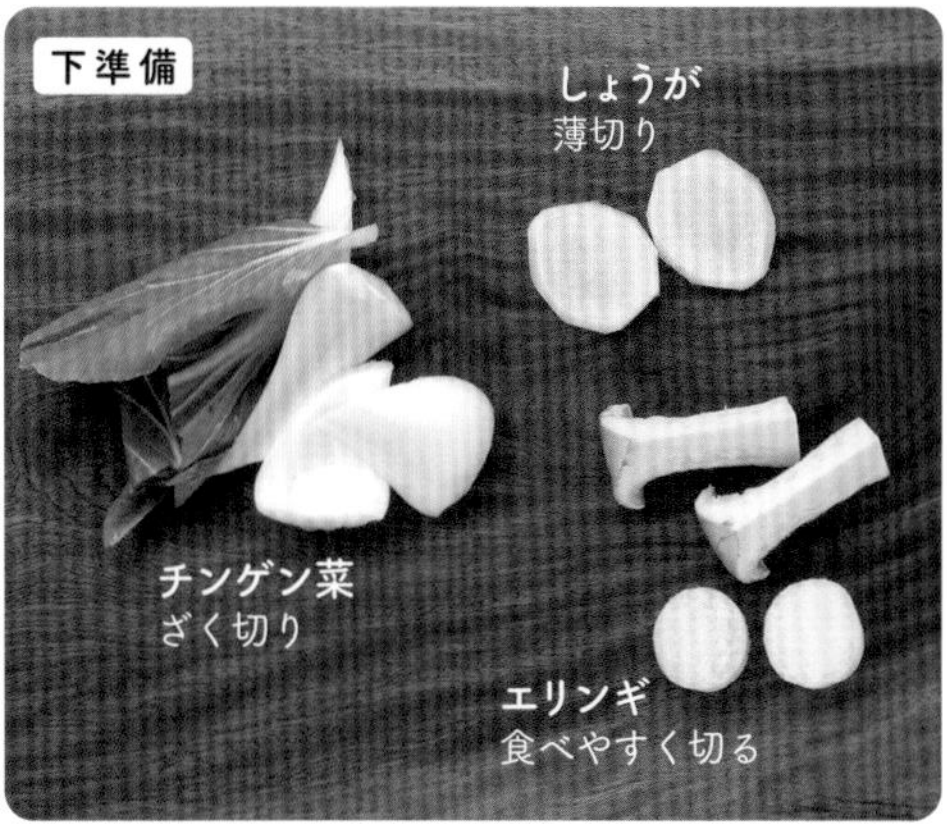

保存!!

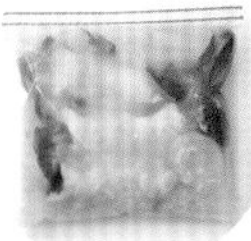

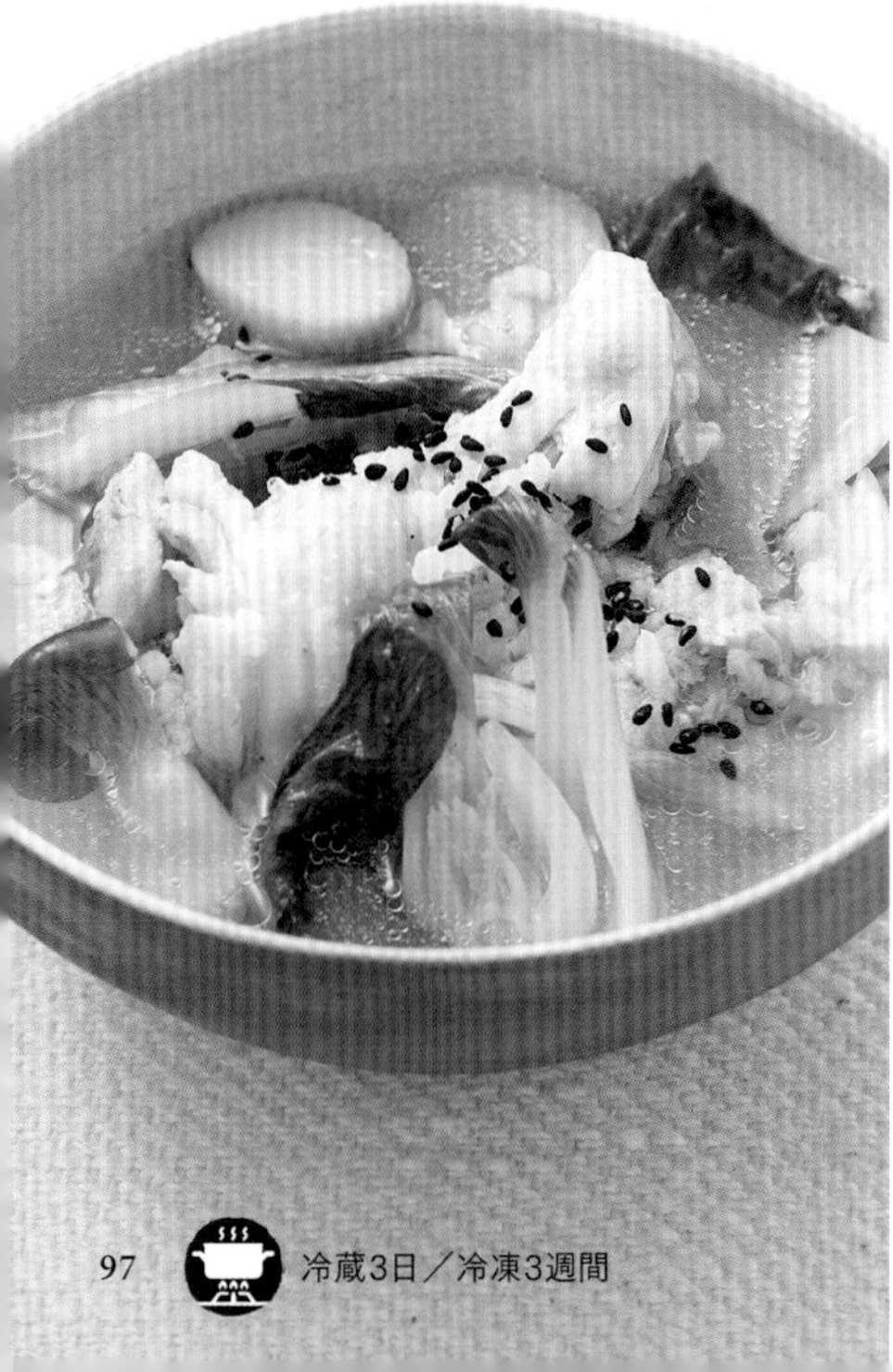

作り方

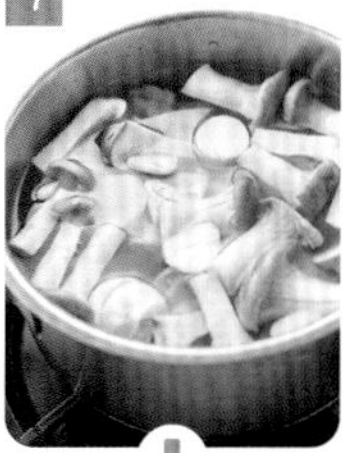

1 鍋に洗った米、手羽元、エリンギ、しょうが、Aを入れ、ふたをして煮立てる。弱火にして、20分煮る。

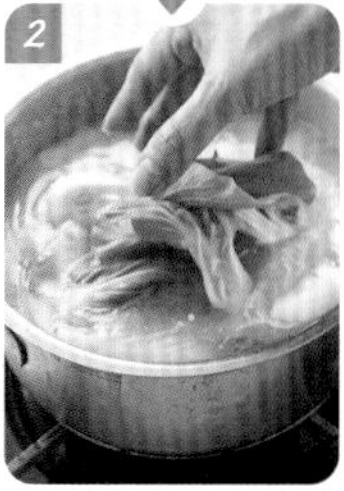

2 塩、チンゲン菜を加えて3〜4分煮て、器に盛ってごまをふる。

\ SOUP ADVICE /

味も栄養価も最強!

鶏肉のたんぱく質とビタミンB群が、免疫細胞の生成を促進。またチンゲン菜のβ-カロテン、ビタミンCが免疫アップしながら、細胞を修復します

お助け食材

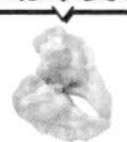

鶏手羽元

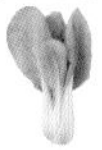

チンゲン菜

冷蔵3日／冷凍3週間

症状

2 ちょっと貧血ぎみ

貧血とは赤血球中にあり、酸素を体中に運ぶヘモグロビンが減った状態。めまい、疲れ、眠気、集中力欠如などの不調を生じます。

貧血の一因は赤血球を作る鉄、亜鉛、葉酸、ビタミンB_{12}などの不足。この栄養素のほとんどを含んでいるのが牛肉で、積極的に摂りたい食材です。

素材のうまみ満載のスープは、アレンジしても美味

牛肉と玉ねぎだけのシンプルなスープストック

材料（4食分）

牛赤身切り落とし肉
…… 300g
玉ねぎ …… 1個

A
- にんにく …… 1/2かけ
- コンソメ（顆粒）…… 小さじ1
- 水 …… 900mℓ
- 塩 …… 小さじ1/2
- こしょう …… 少々
- ローリエ …… 1枚

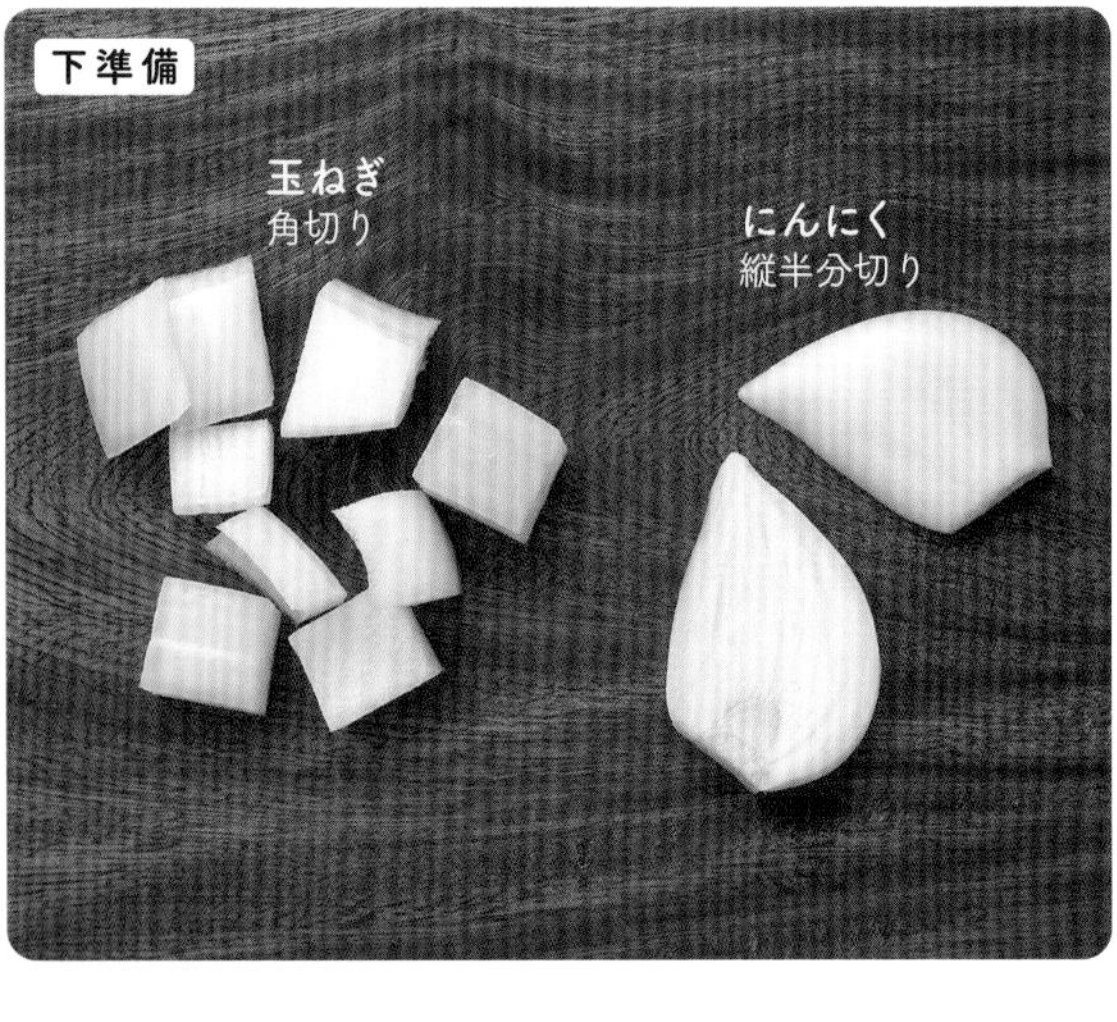

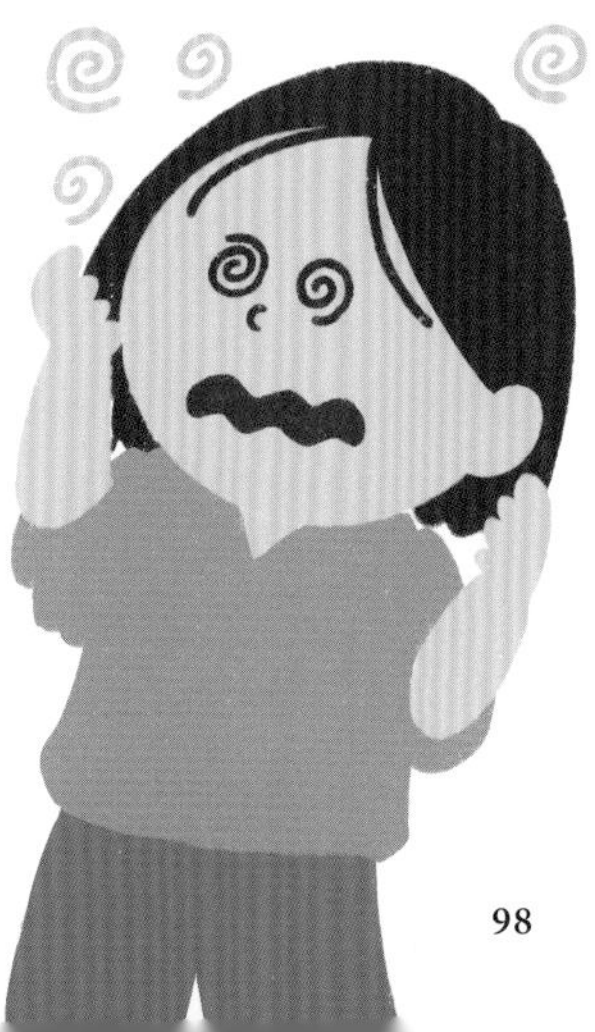

Soup stock アレンジ

すべてスープストック適量に加えて温めるだけ!

1食分の材料と作り方

＋ゆで大豆30g、サラダ菜適量

スープストックとゆで大豆を温め、ちぎったサラダ菜4枚分を加えて火を止める。

＋ゆでたじゃがいも1個、レモン適量

＋ざく切り小松菜40g

作り方

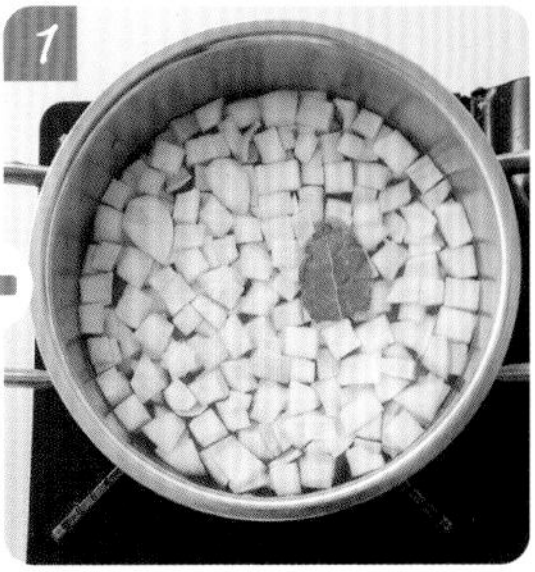

1

鍋に玉ねぎ、Aを入れ、ふたをして煮立てる。

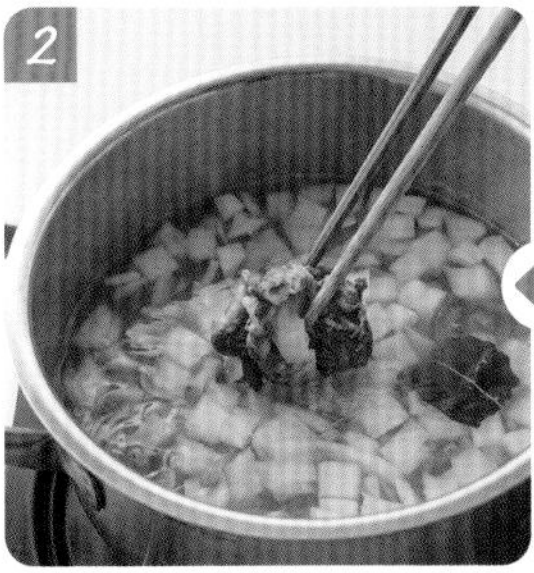

2

1に牛肉を1枚ずつ入れ、アクを取りながらふたをして15分くらい煮る。味をみて塩、こしょうをふる。

保存!

これが基本

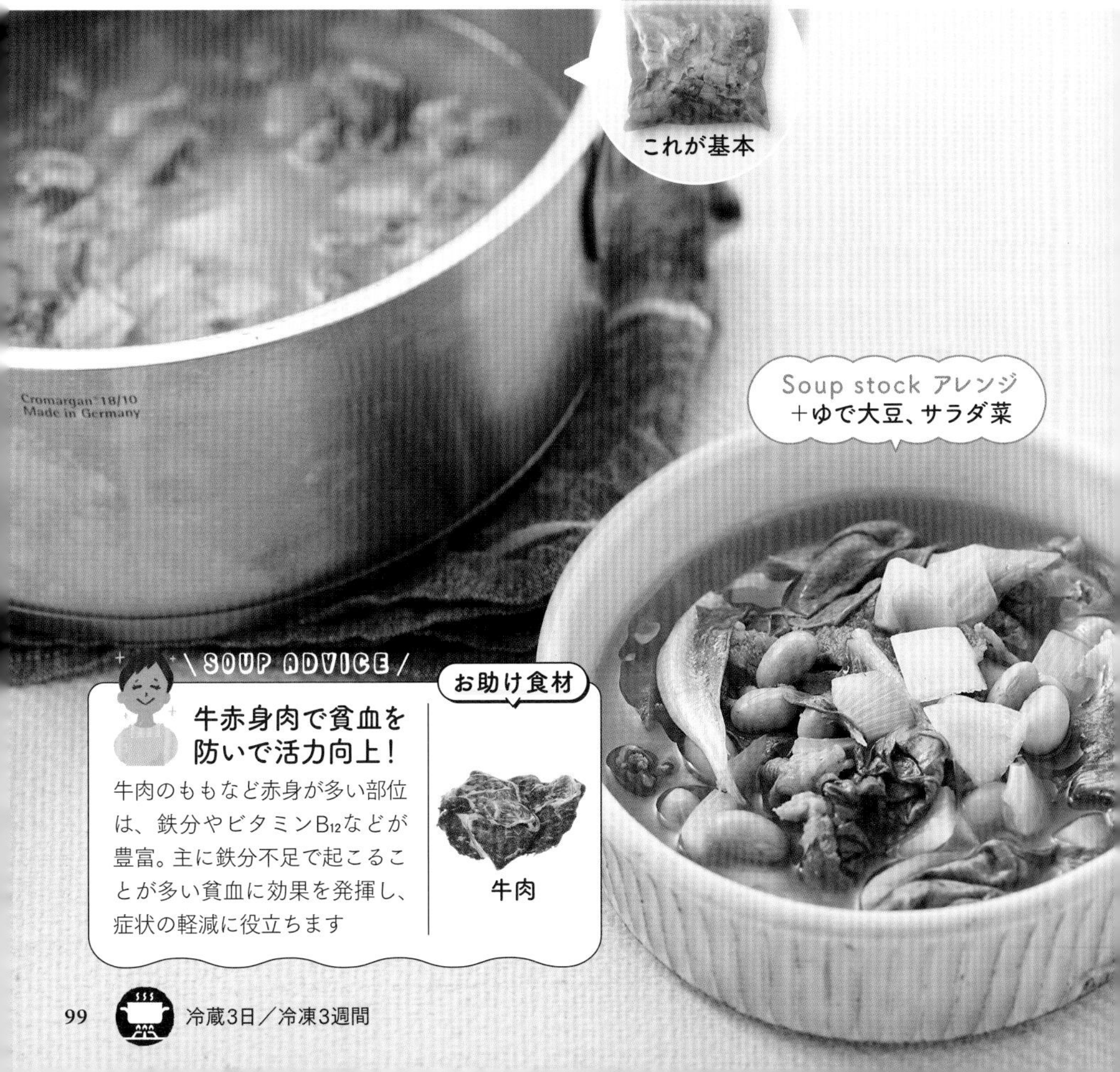

Soup stock アレンジ
＋ゆで大豆、サラダ菜

SOUP ADVICE

牛赤身肉で貧血を防いで活力向上!

牛肉のももなど赤身が多い部位は、鉄分やビタミンB_{12}などが豊富。主に鉄分不足で起こることが多い貧血に効果を発揮し、症状の軽減に役立ちます

お助け食材

牛肉

冷蔵3日／冷凍3週間

症状

3 何か、かぜっぽい

かぜをひくと体は免疫力が低下してしまいます。かぜを撃退するには、栄養価が高く消化のよい食事が大切になってきます。

体力の消耗はビタミンやミネラル、良質のたんぱく質などがサポート。手間のかからない具だくさんスープにすれば、これらの栄養を無理なく摂取できます。

ほぐれた肉だんごは食欲がないときにもぴったり

ほろほろ肉だんご、長ねぎ、ほうれん草の体温めスープ

材料（2食分）

鶏ひき肉…… 150g
長ねぎ…… 1本
ほうれん草…… 100g
塩、こしょう …… 各少々

A
水 …… 300mℓ
塩 …… 小さじ1/3
しょうゆ …… 小さじ1
だしの素 …… 2つまみ

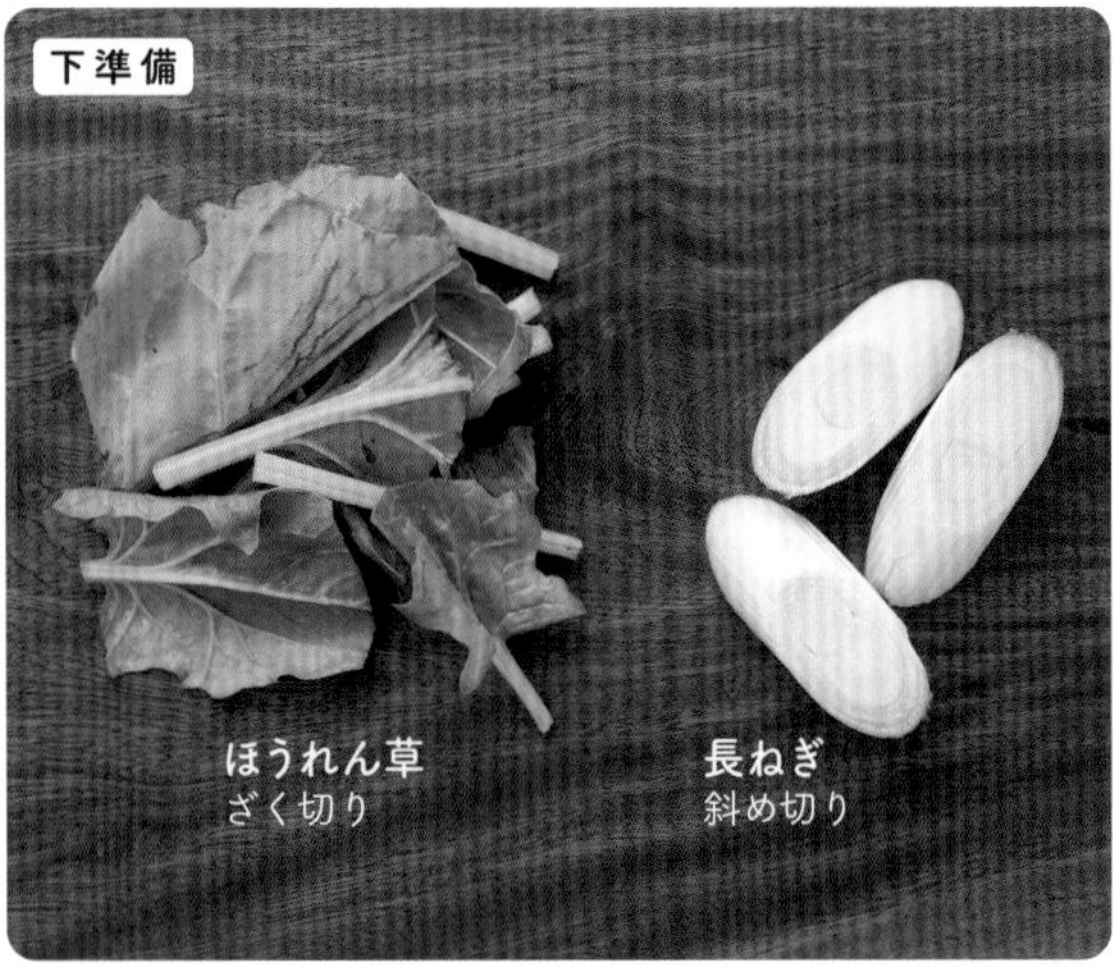

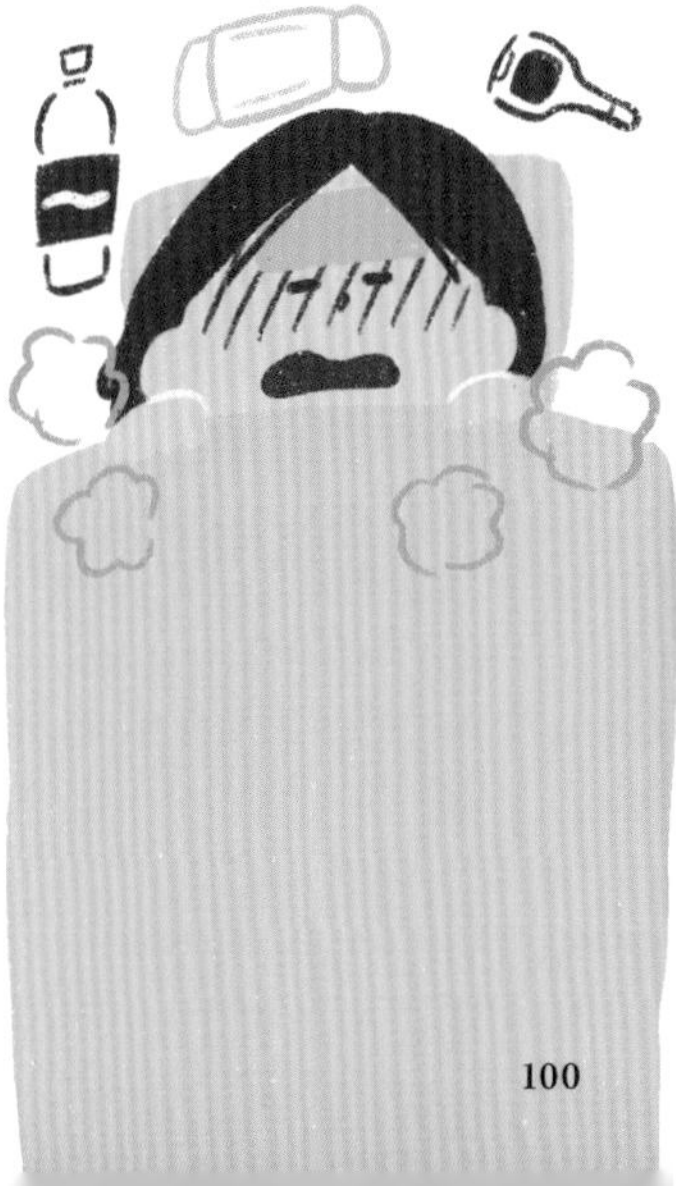

1

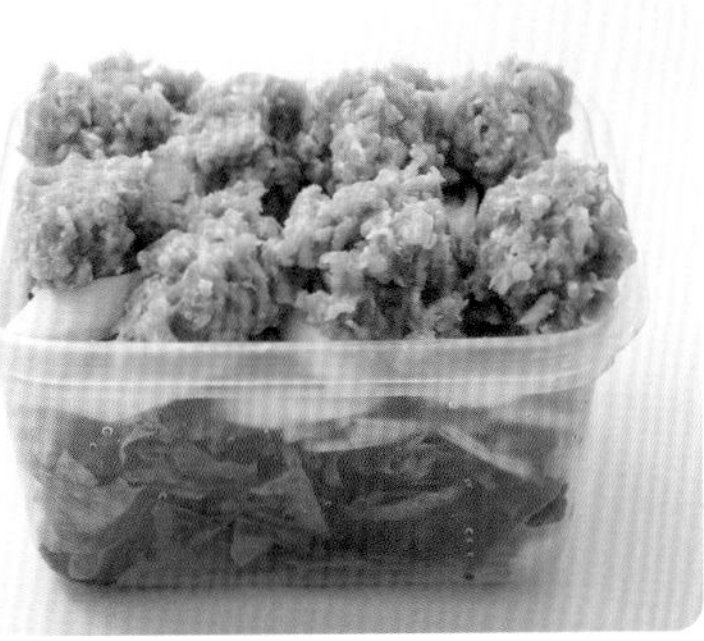

耐熱容器にほうれん草、長ねぎの順に入れる。ひき肉に塩、こしょうを混ぜ、スプーンで8等分に分けて上にのせる。

2

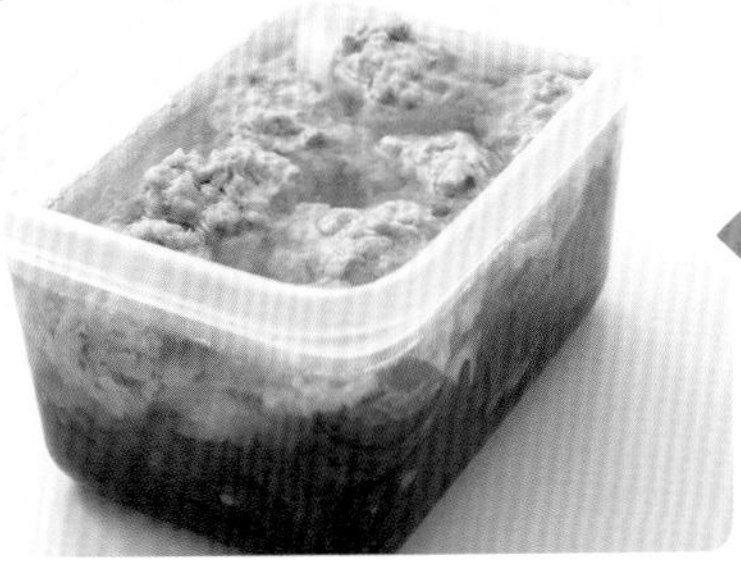

1にふんわりラップをかけ、電子レンジで3分加熱する。Aを加えて混ぜ、ラップをしてさらに2分30秒加熱する。

＼保存！／

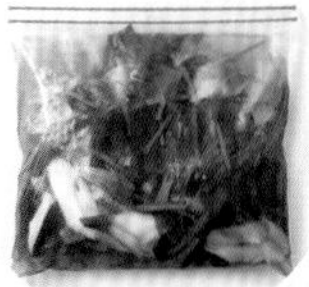

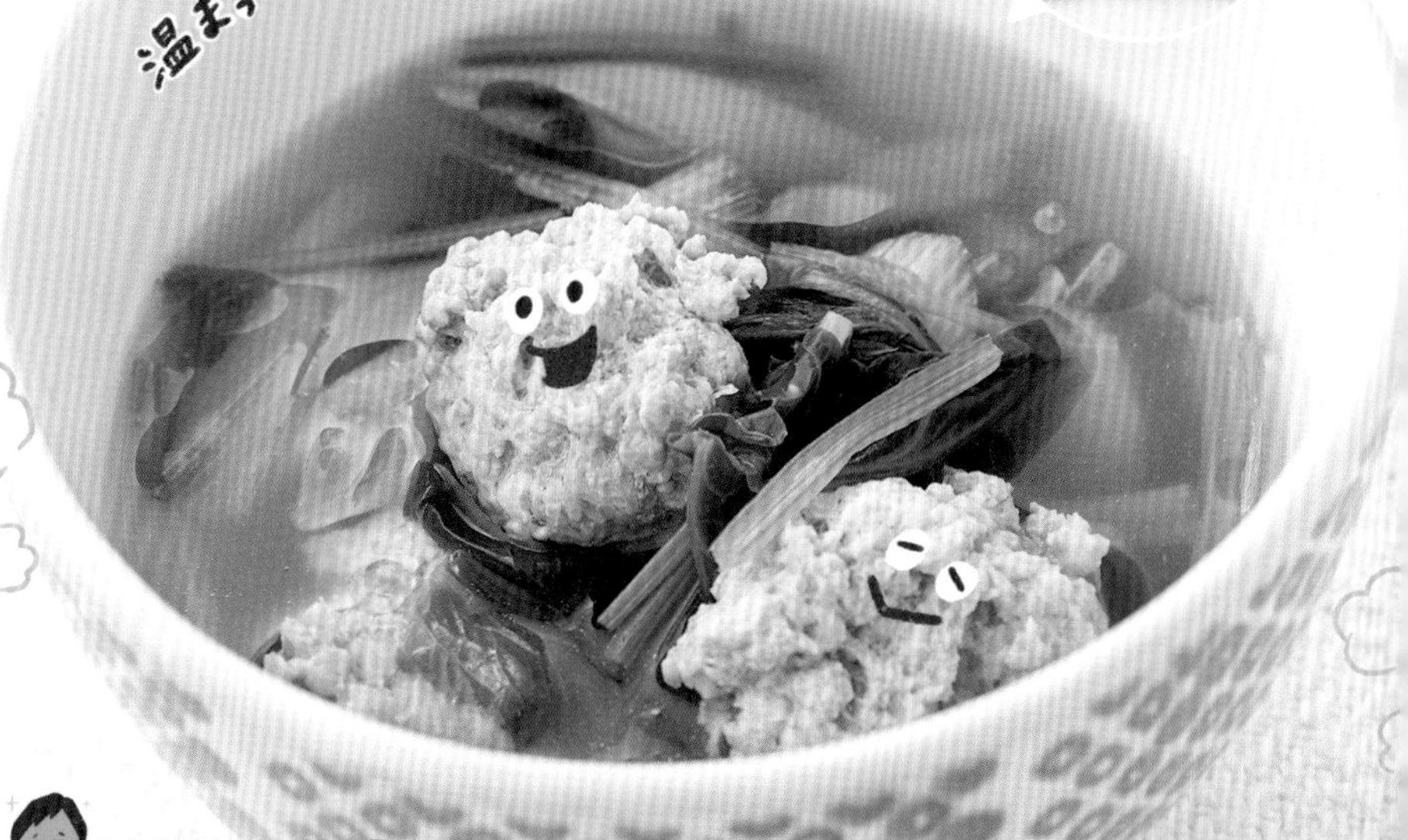

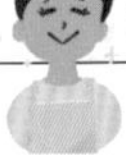

＼SOUP ADVICE／

バランス食材で細胞や粘膜を強化

ひき肉のたんぱく質で細胞や粘膜を守り、代謝を高めます。ほうれん草のビタミンAで免疫をアップし、長ねぎのアリシンの保温効果で体を温めます

お助け食材

ひき肉

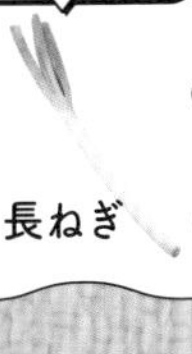

長ねぎ

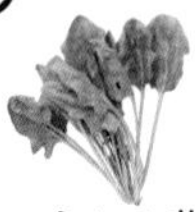

ほうれん草

冷蔵3日／冷凍3週間

白身魚のうまみが楽しめるよう、しょうが風味の薄いコンソメ味に

白身魚とブロッコリーのしょうがスープ

材料（2食分）

好みの白身魚……2切れ
塩、こしょう……各少々
ブロッコリー……150g
オリーブオイル……小さじ1
しょうが……2かけ

A
- コンソメ（顆粒）……小さじ1/2
- 塩……小さじ1/4
- こしょう……少々
- 水……300mℓ

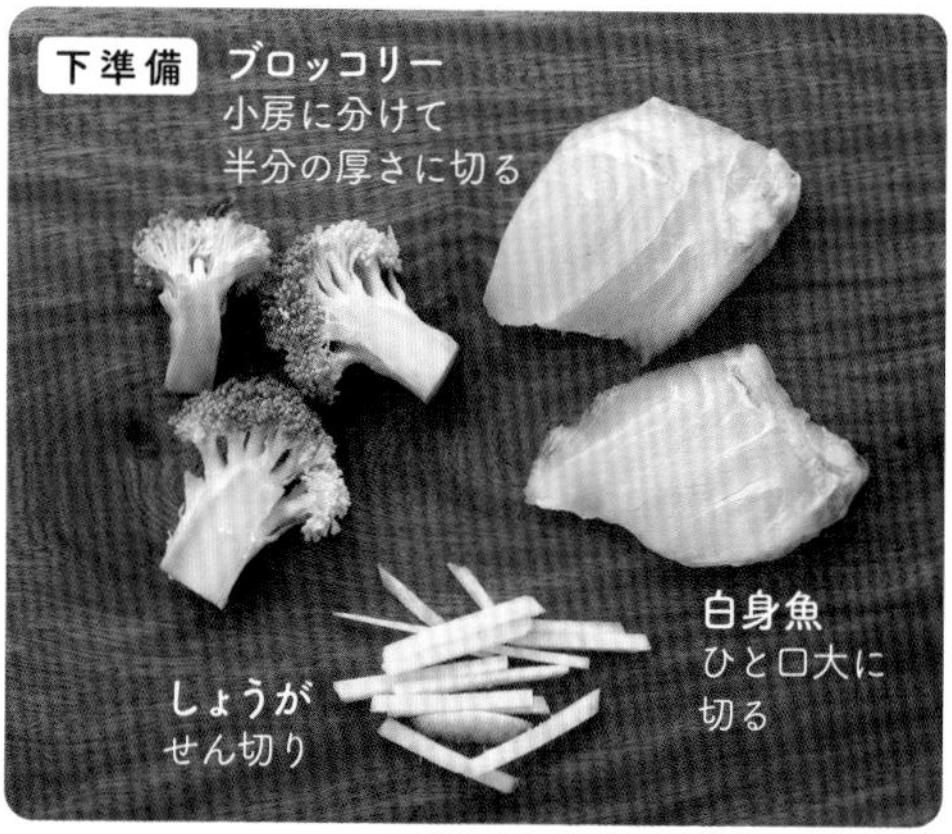
下準備
ブロッコリー
小房に分けて
半分の厚さに切る
白身魚
ひと口大に
切る
しょうが
せん切り

作り方

1

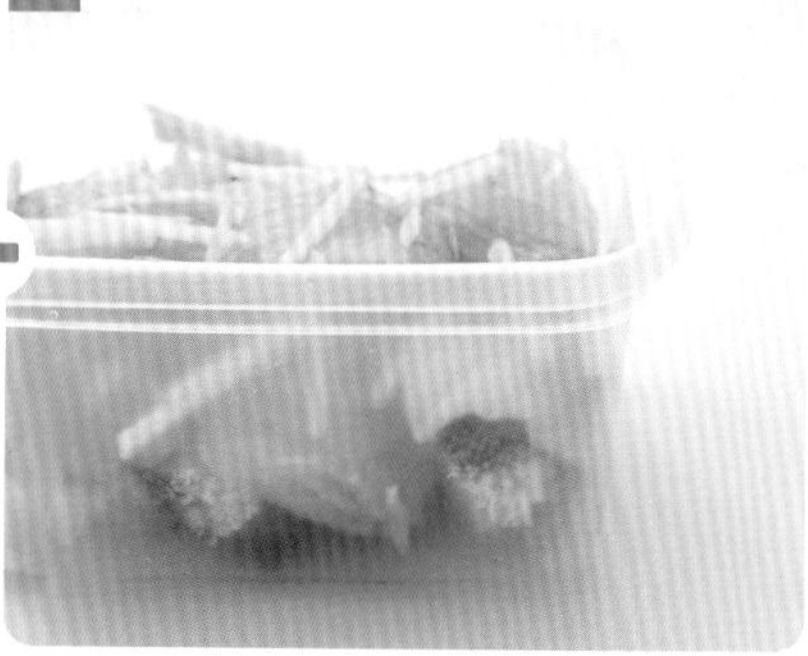

耐熱容器にブロッコリーを入れてオリーブオイルをかけ、塩、こしょうをふった白身魚、しょうがを順にのせる。

2

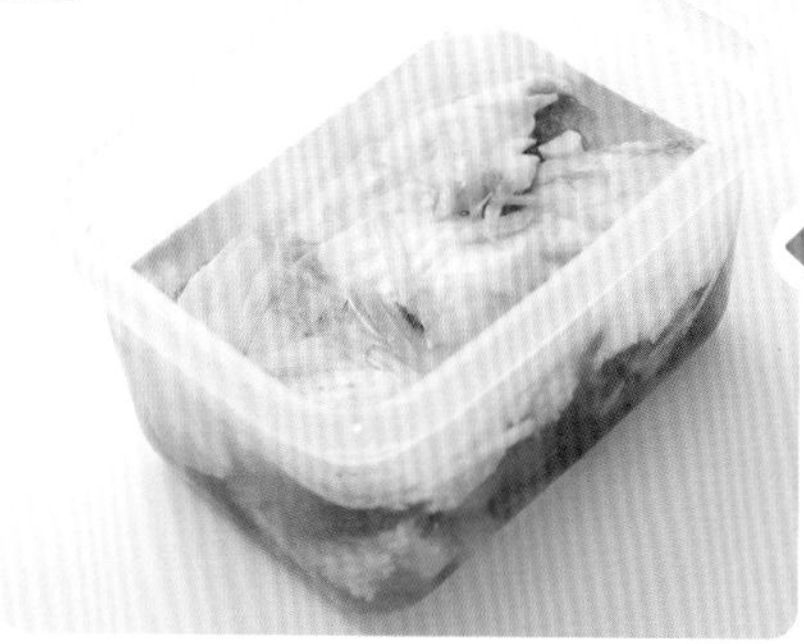

ふんわりラップをかけて電子レンジで3分加熱する。混ぜ合わせたAを加え、再度ラップをかけて2分30秒加熱する。

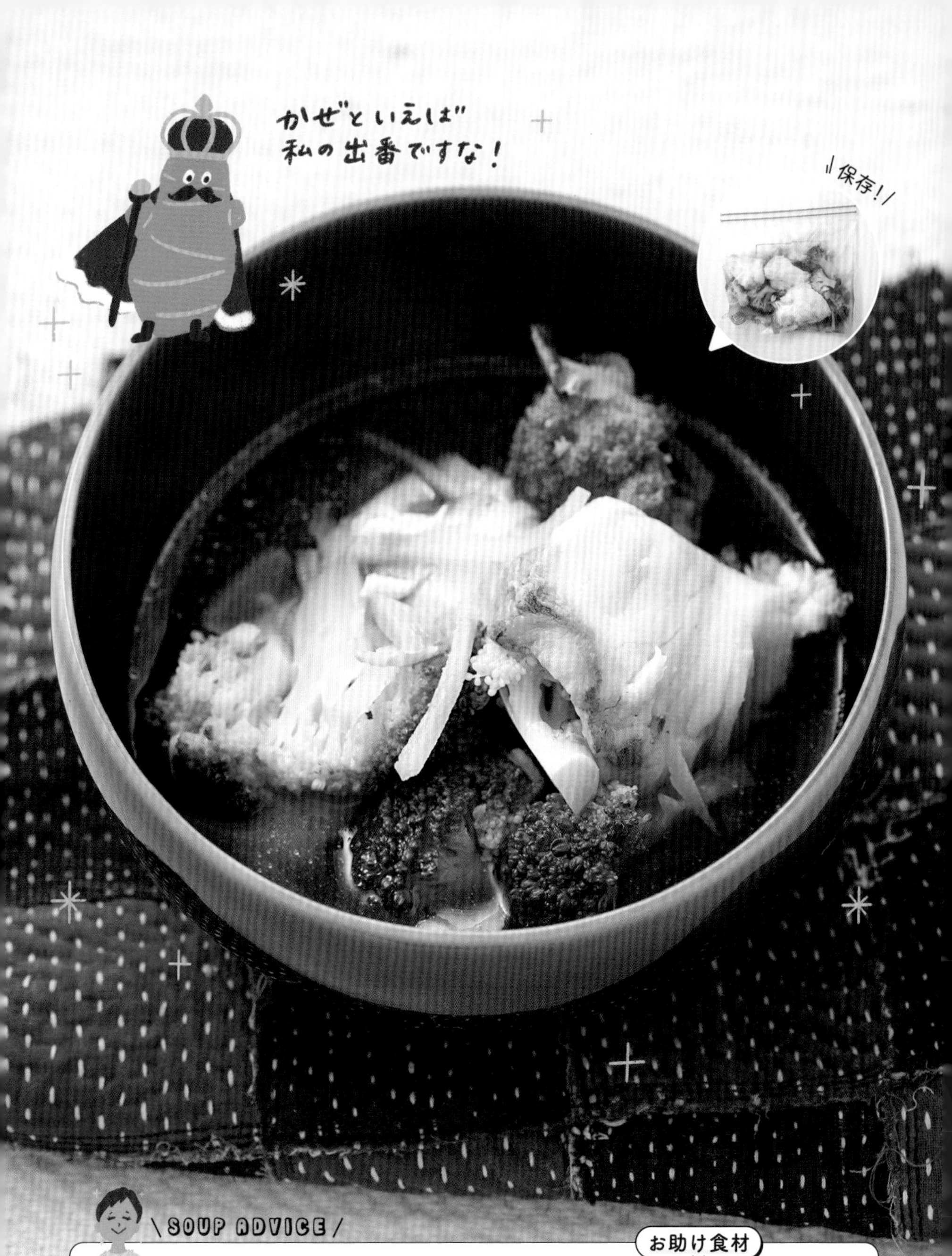
かぜといえば
私の出番ですな！
保存!!

\ SOUP ADVICE /

胃腸と粘膜を保護する食材で

かぜで弱った胃腸にやさしいたい、たらなど白身魚のたんぱく質、ブロッコリーの豊富なビタミンで細胞や粘膜を強化。しょうがで体内から温めます

お助け食材

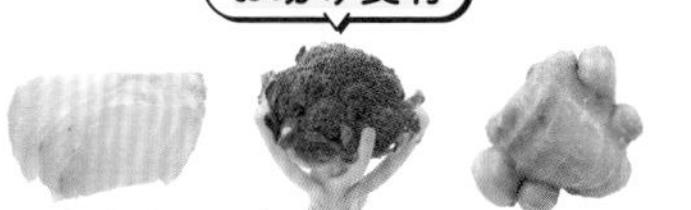

白身魚　ブロッコリー　しょうが

冷蔵3日／冷凍3週間

症状

4 胃腸の調子が悪い

下痢、胃もたれなど胃腸の具合が悪いときは、消化がよく温かいものを食べ、胃腸を休ませましょう。

食事は食物繊維や脂肪の少ない野菜、ささみ、白身魚などをやわらかく煮た、スープがベスト。

さといもやオクラのねばねば成分には、胃の粘膜を保護する働きがあります。

とろとろ野菜と淡泊ささみが胃にやさしい

白菜とさといも、ささ身のみそスープ

材料（2食分）

ささみ……100g
さといも……2個
白菜……2枚

A	みそ……大さじ1
	だしの素……2つまみ
	水……300mℓ

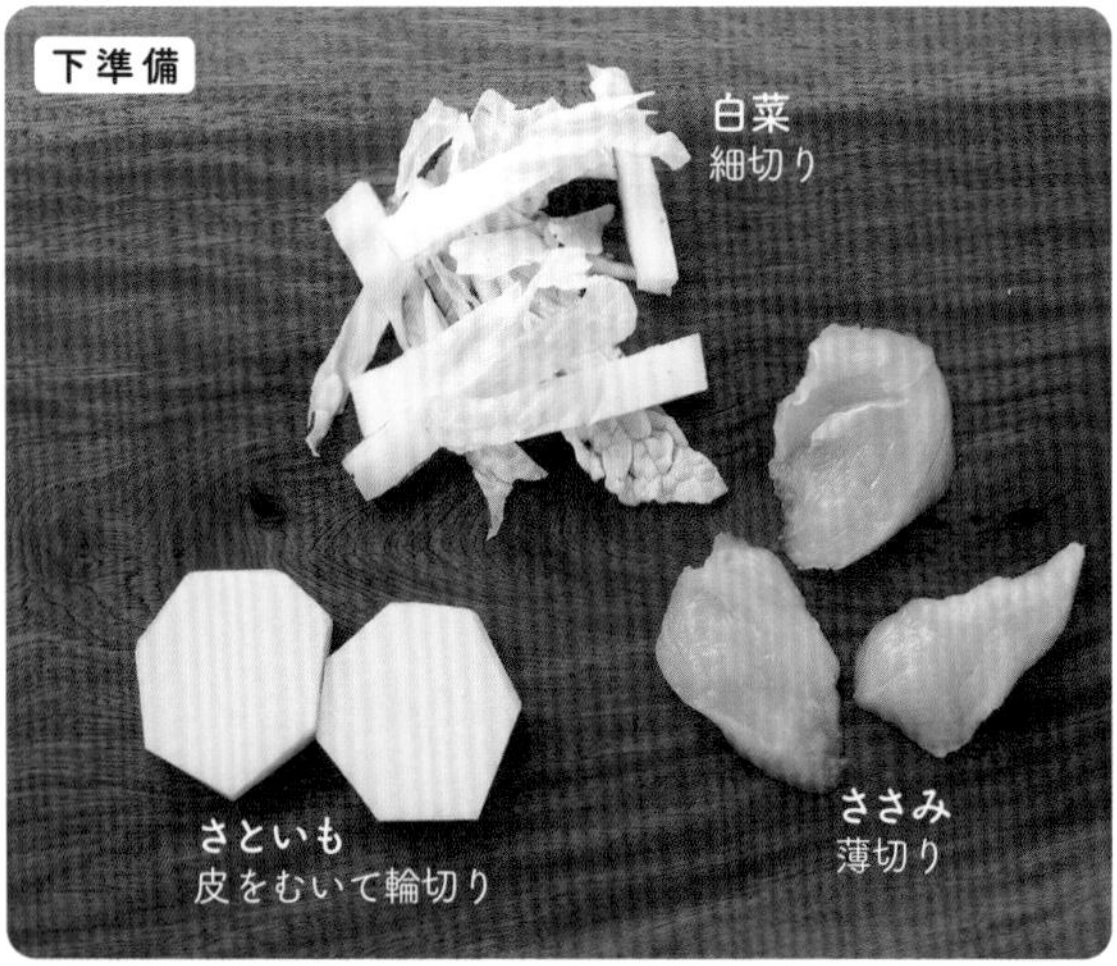

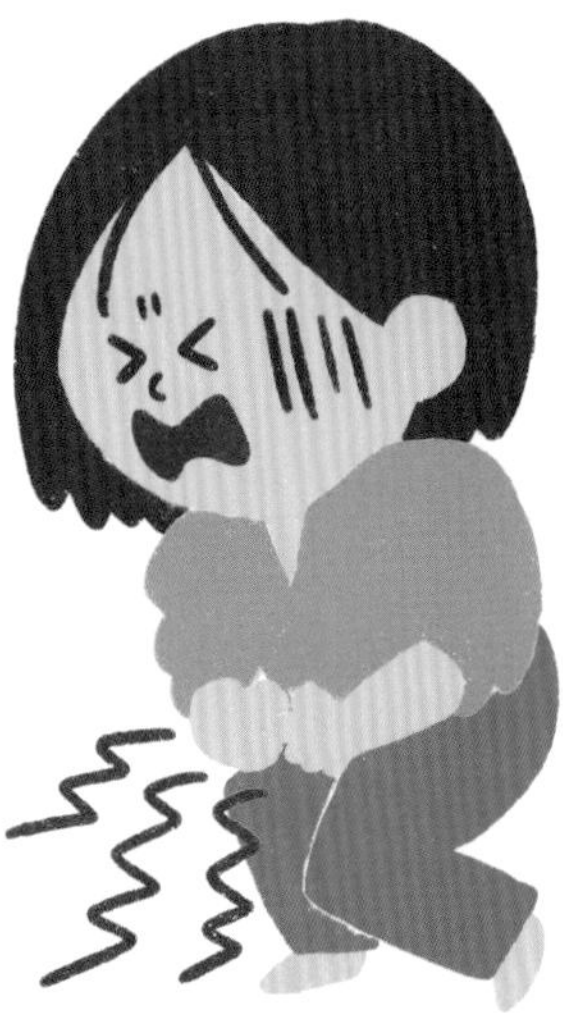

1

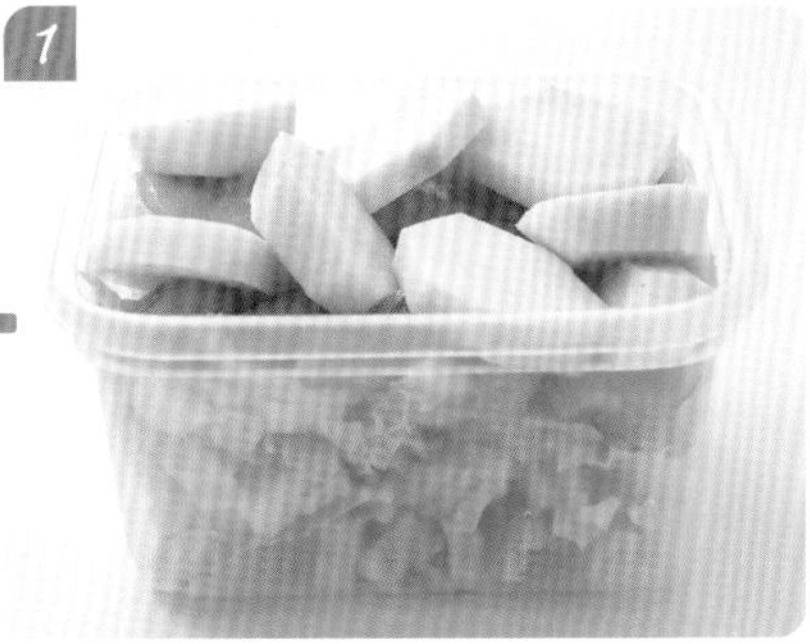

耐熱容器に白菜、ささみ、さといもの順に重ね、ふんわりとラップをかけて、電子レンジで5分加熱する。

2

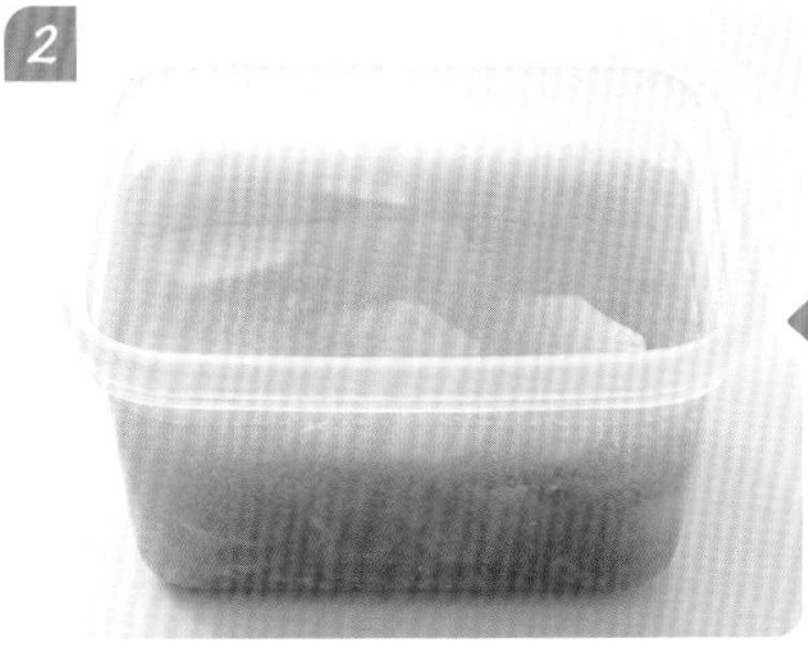

*A*を混ぜ合わせ、*1*に注ぐ。ふんわりラップをかけるか、ふたをずらしてのせ、3分加熱する。

\ 保存! /

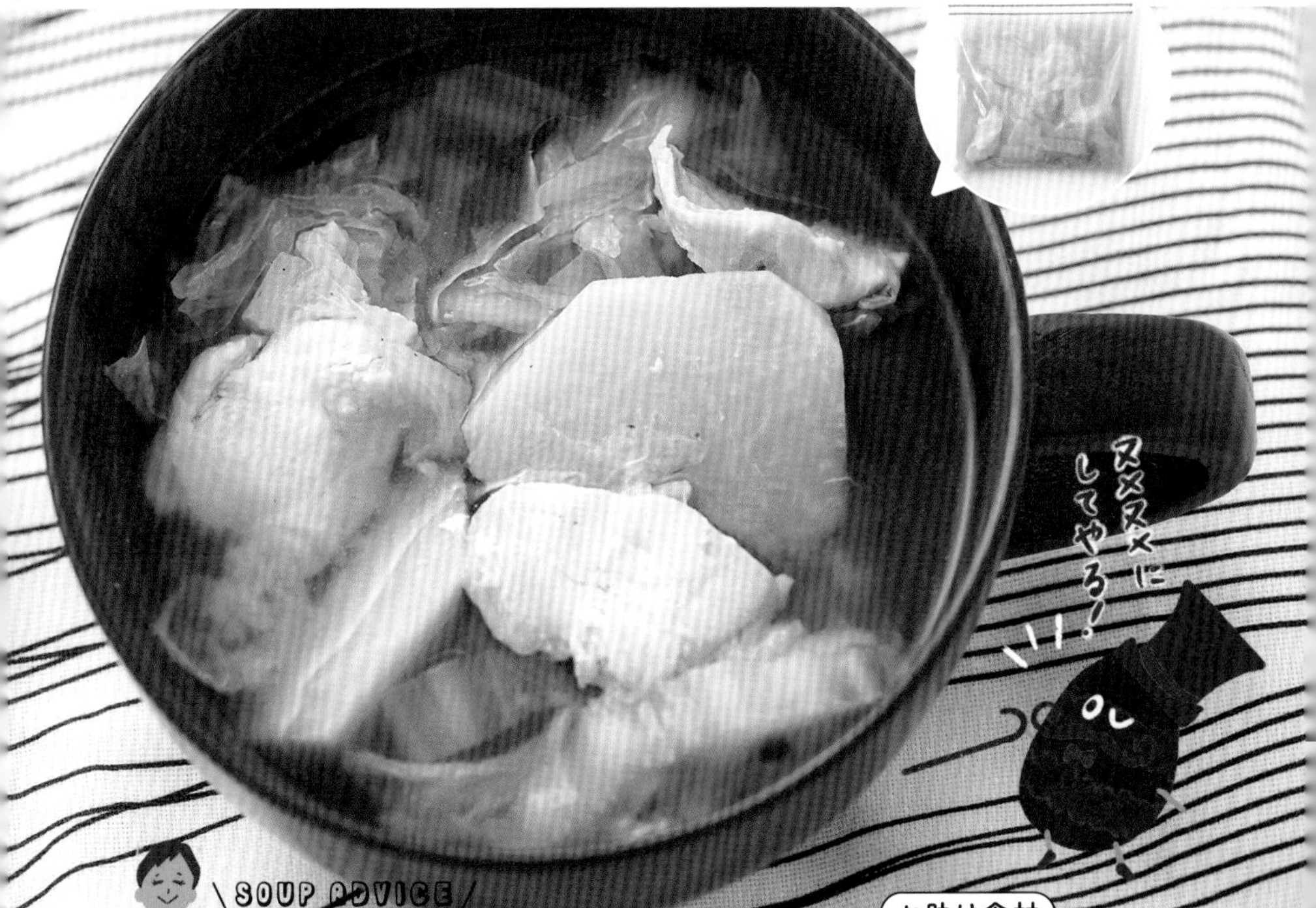

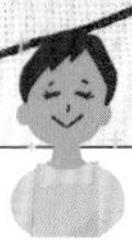

\ SOUP ADVICE /

さといものぬめりが胃腸をガード

さといものぬめりの成分は、水溶性食物繊維のガラクタンです。低脂肪高たんぱく質の鶏のささみとともに、胃腸の粘膜を守る働きがあります

お助け食材

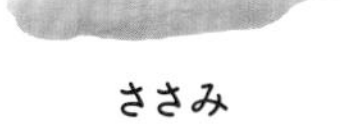

ささみ

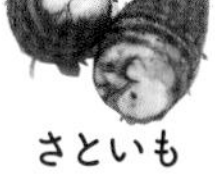

さといも

冷蔵3日／冷凍3週間

症状

5 気分が沈みがち

脳のエネルギー源は、ブドウ糖、たんぱく質、鉄、ビタミンB群などですが、不足すると脳内の神経伝達物質をうまく作れず、気持ちが沈んでしまいます。

そこで不足しがちな栄養素を含む食材を、スープストックにしておきます。いつでも味わえて、気持ちも上向きになります。

心落ち着く食材を合わせて。野菜をプラスしても！

鶏肉とあさり、セロリのスープストック

材料（4食分）

鶏むね肉……400g

セロリ……1本

水……800mℓ

あさりの水煮……1缶

塩……小さじ1

こしょう……少々

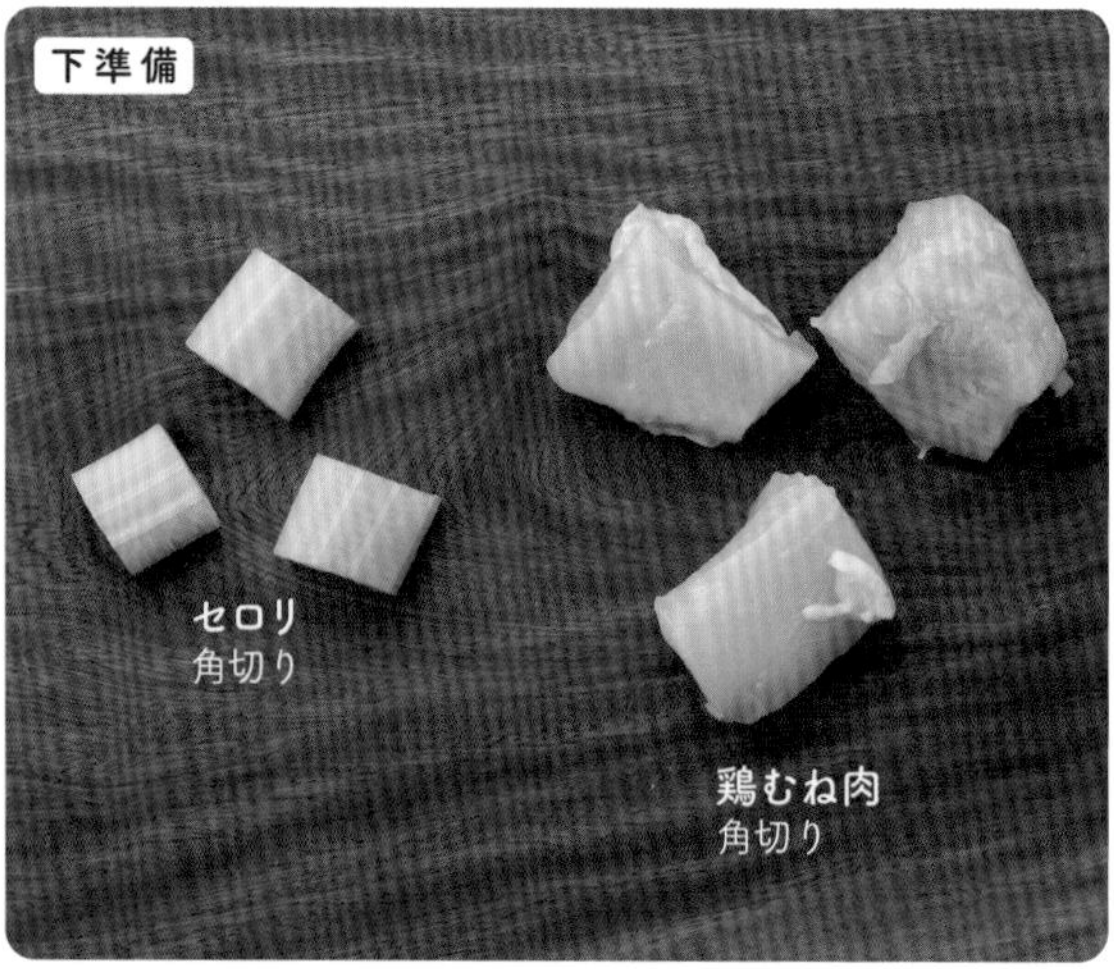

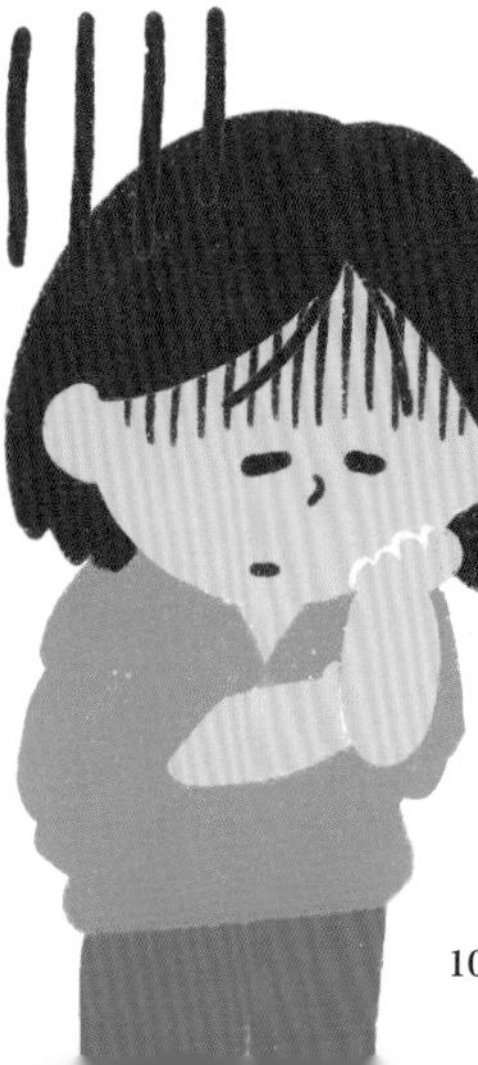

作り方

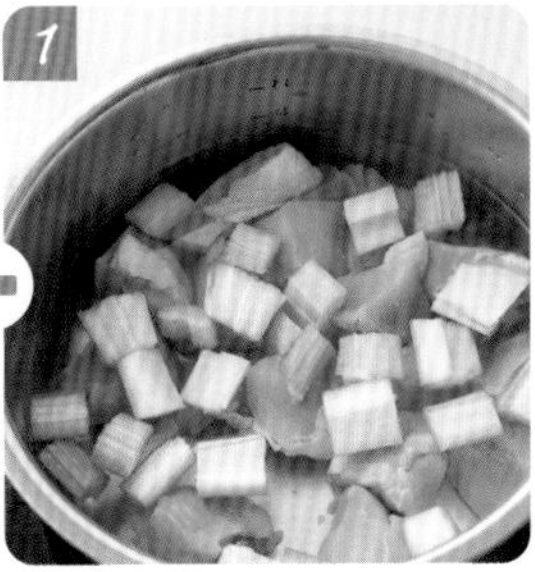

1

鍋に鶏肉、セロリ、水を入れて火にかけ、ふたをして煮立ったら弱火にして15分くらい煮る。

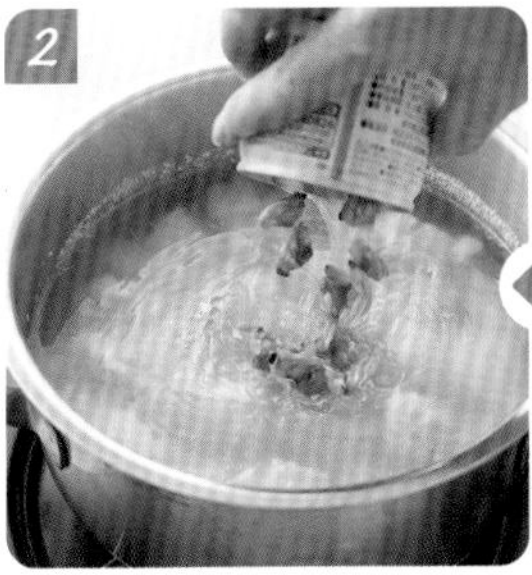

2

缶汁ごとのあさり、塩、こしょうを加え、ひと煮立ちさせる。

Soup stock アレンジ

すべてスープストック適量に加えて温めるだけ!

1食分の材料と作り方

＋グリーンアスパラガス2本

スープストックを温め、ぶつ切りにしたアスパラガスを加える。

＋とき卵1個分

＋ざく切りほうれん草40g、ピザ用チーズ20g

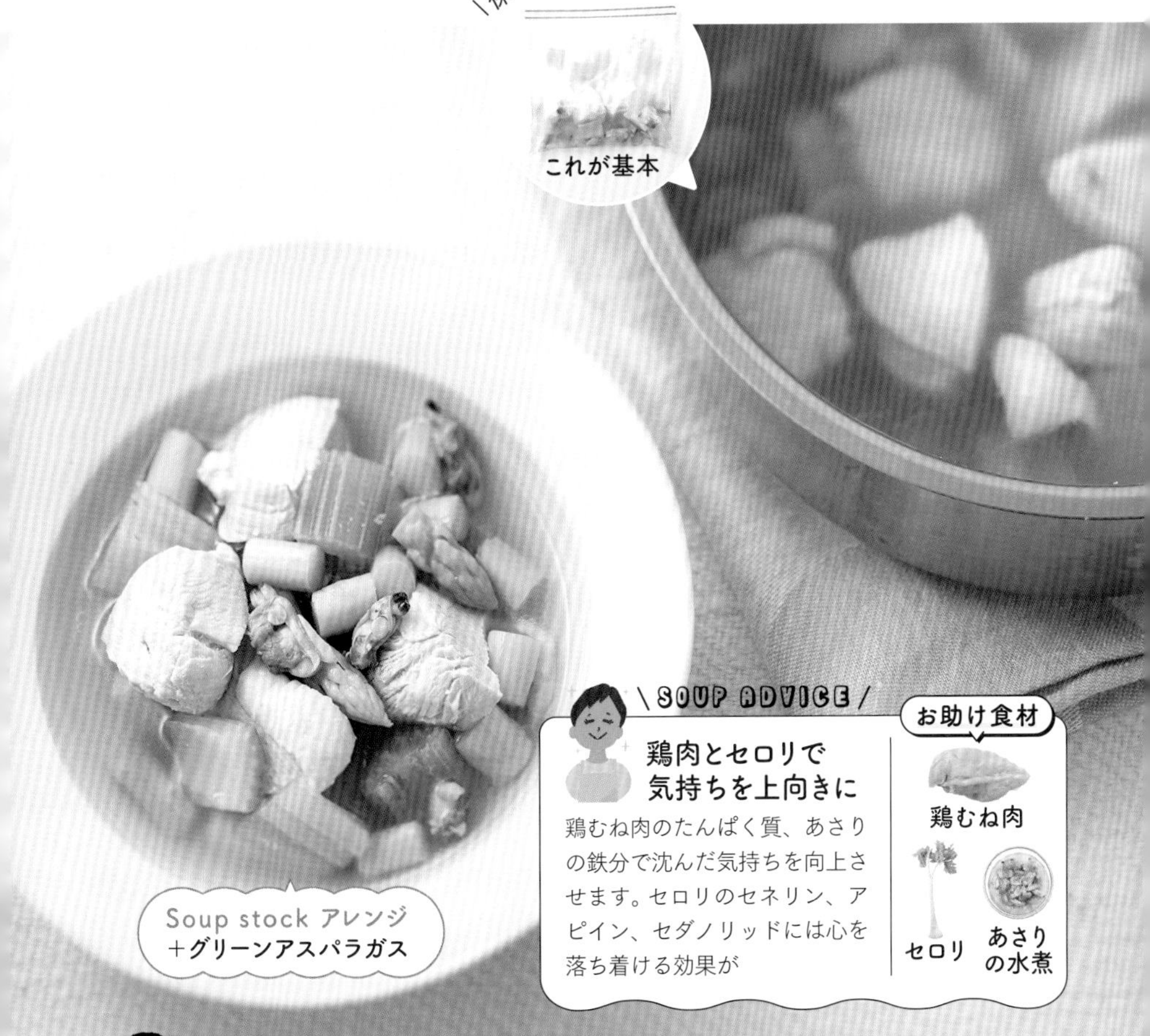

＼保存!／

これが基本

Soup stock アレンジ
＋グリーンアスパラガス

＼SOUP ADVICE／

鶏肉とセロリで気持ちを上向きに

鶏むね肉のたんぱく質、あさりの鉄分で沈んだ気持ちを向上させます。セロリのセネリン、アピイン、セダノリッドには心を落ち着ける効果が

お助け食材

鶏むね肉

セロリ

あさりの水煮

冷蔵3日／冷凍3週間

症状

6 気になる肌荒れ

肌の細胞は食事で摂った栄養成分で作られ、その栄養バランスが整っていれば、肌荒れを予防することができます。

美肌作りに必要な栄養素は、ビタミンA、C、B群、Eなどのビタミン類、肌細胞を作るたんぱく質など。これらを含んだ食事で、健康な肌を維持できます。

美肌効果のあるまっ赤な野菜をスープのベースに

にんじんとトマト、ベーコンのスープストック

材料（4食分）

にんじん……大1本
トマト……2個
ベーコン……2枚
オリーブオイル
……大さじ1

A
ローリエ……1枚
コンソメ（顆粒）……小さじ1
塩……小さじ3/4
こしょう……少々
水……800mℓ

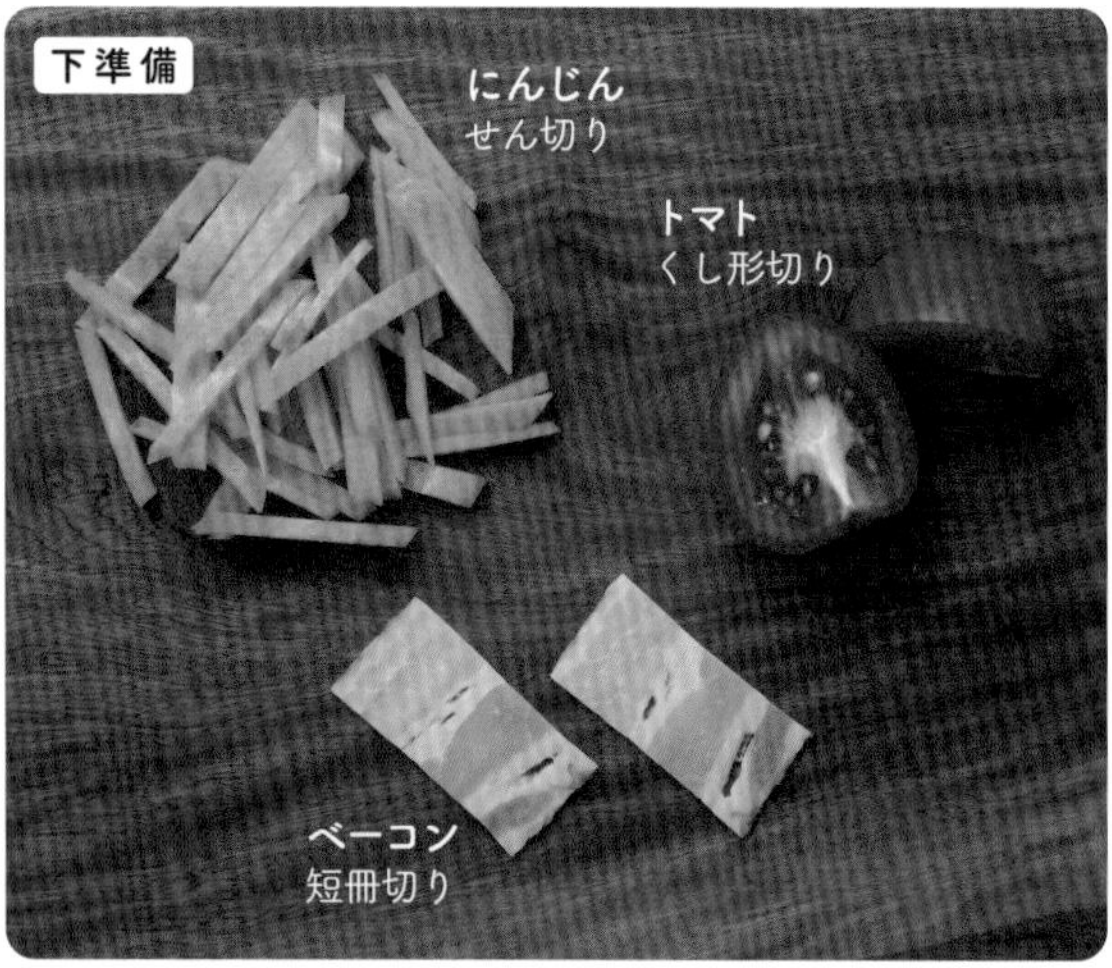

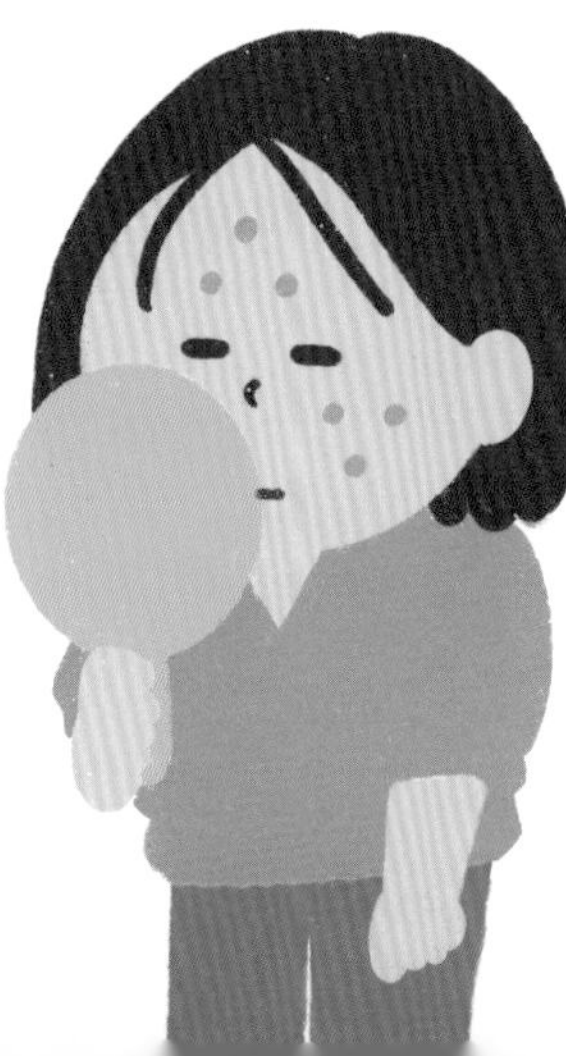

作り方

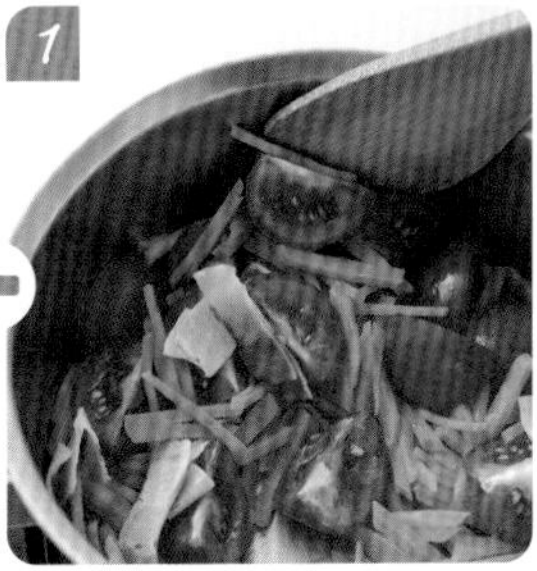

1 鍋を熱してオリーブオイルをひき、にんじん、ベーコンを炒め、トマトを加えさっと炒め合わせる。

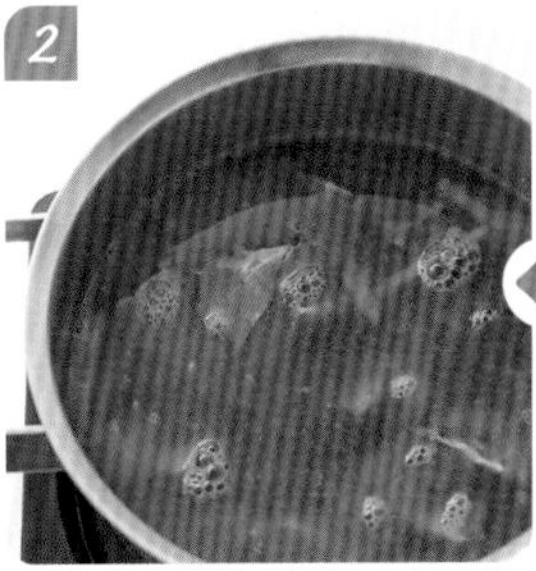

2 Aを入れてふたをし、煮立ったら弱火にして7〜8分煮る。

＼保存！／

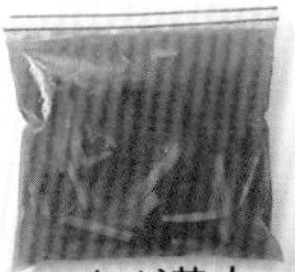

これが基本

Soup stock アレンジ

すべてスープストック適量に加えて温めるだけ！

1食分の材料と作り方

＋甘塩さけ1切れ、黒こしょう少々、オリーブオイル小さじ1
さけに黒こしょうをふり、オリーブオイルを熱したフライパンで焼く。温めたスープをかける。

＋ひと口大に切ったモッツァレラチーズ1/2個（50g）、バジル2枚

＋角切りの豆腐1/3丁、一味唐辛子少々

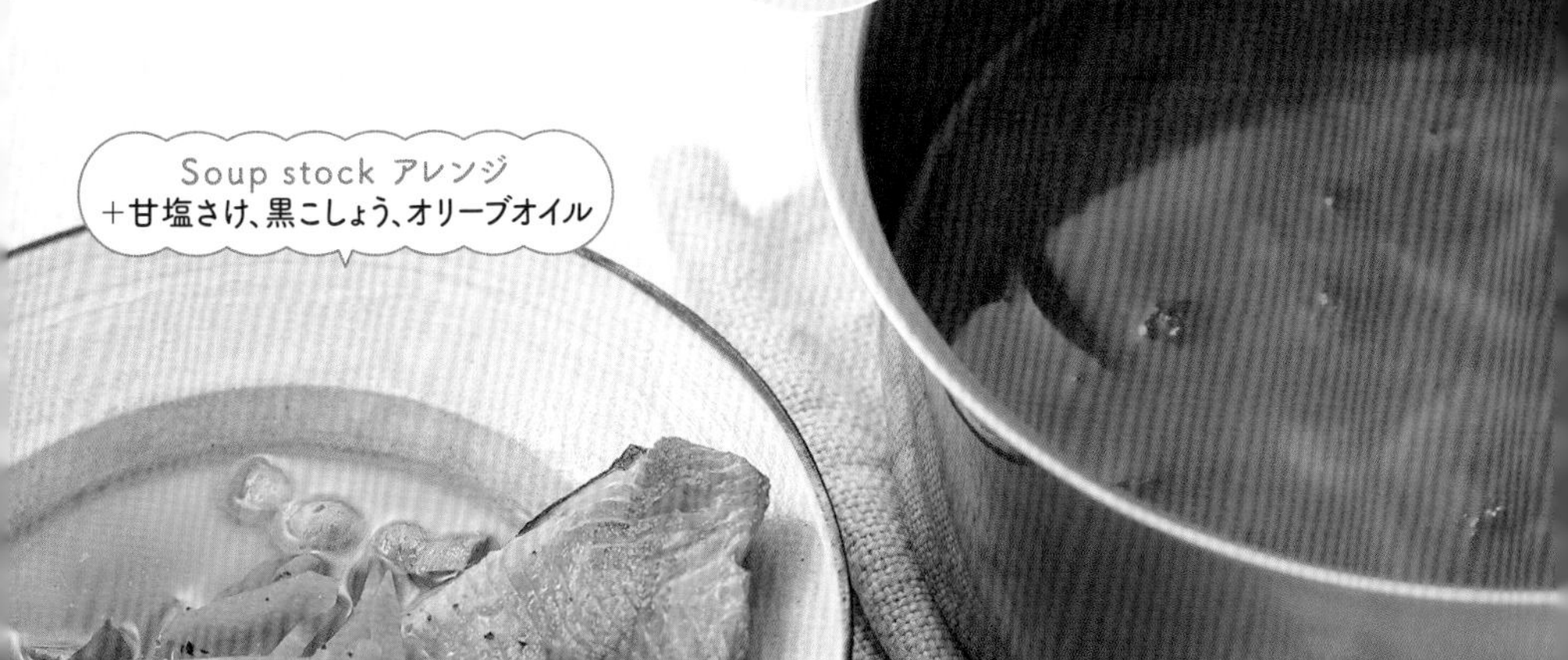

Soup stock アレンジ
＋甘塩さけ、黒こしょう、オリーブオイル

＼SOUP ADVICE／

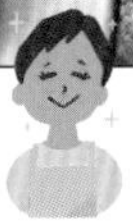

赤い野菜の、美肌効果成分が大活躍

にんじんとトマトのβ-カロテンやビタミンC、さらにトマトのリコピンで、肌の細胞や粘膜を活性化して修復。さらに再生してきれいな肌にしていきます

お助け食材

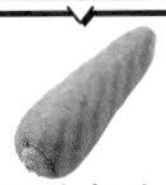

にんじん

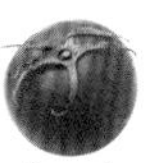

トマト

食材別さくいん

＊主材料を掲載しています

野菜・きのこ・海藻・くだもの

岩崎啓子（いわさきけいこ）

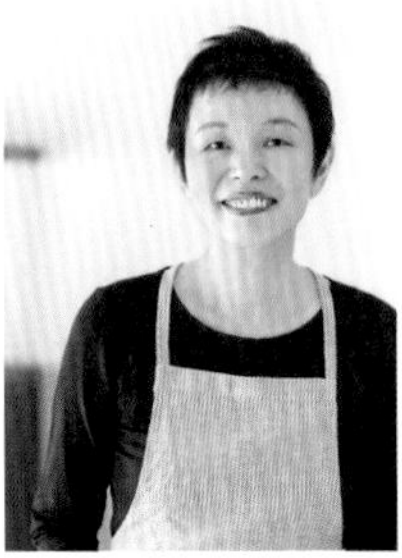

料理家。管理栄養士。
雑誌、書籍、メニュー開発などで提案する、簡単でからだにやさしい家庭料理で人気。とくに低カロリーや糖質オフのダイエット＆健康料理、食材の使いきりや冷凍保存の節約料理などに定評がある。保健所の料理教室、健康・栄養指導にも携わる。著書は『ちょっと具合のよくないときのごはん』（日東書院本社）、『ラクやせレンチン！ コンテナおかず 』（PHP研究所）、『せいろ蒸し大全』（河出書房新社）など多数。

［STAFF］

料理アシスタント	上田浩子　近藤浩美
デザイン	河南祐介　塚本望来（FANTAGRAPH）
イラスト	児島衣里
撮影	鈴木正美　重枝龍明（studio orange）
構成・編集・スタイリング	荒川典子（@AT-MARK）
校正	株式会社東京出版サービスセンター
撮影協力	青葉堂

朝・昼・晩　不調知らず
つくりおきできる　お助けスープ

2021年11月20日　第1版発行

著　者　岩崎啓子
発行者　河地尚之
発行所　一般社団法人 家の光協会
〒162-8448　東京都新宿区市谷船河原町11
電話　03-3266-9029（販売）
03-3266-9028（編集）
振替　00150-1-4724
印刷・製本　図書印刷株式会社

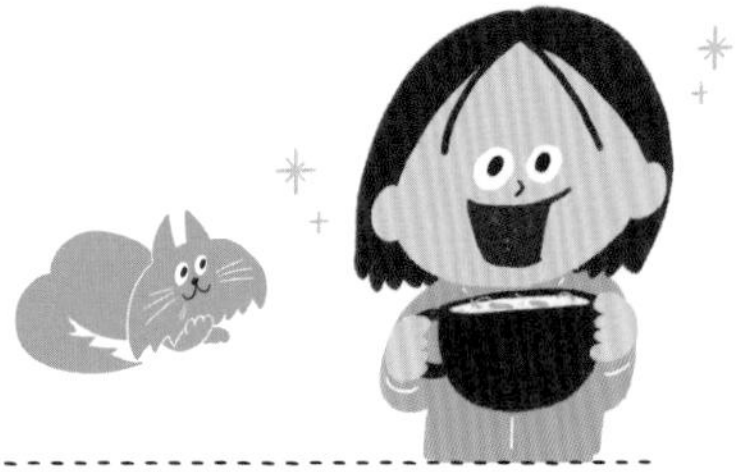

ISBN 978-4-259-56706-4 C0077